儿童护理

陆群峰　卢敏芳　蒋思琼　主编

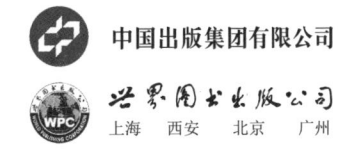

中国出版集团有限公司

世界图书出版公司
上海　西安　北京　广州

图书在版编目（CIP）数据

儿童护理 / 陆群峰，卢敏芳，蒋思琼主编. — 上海：
上海世界图书出版公司，2024.1
ISBN 978-7-5232-0483-2

Ⅰ. ①儿… Ⅱ. ①陆… ②卢… ③蒋… Ⅲ. ①儿科学
—护理学 Ⅳ. ①R473.72

中国国家版本馆CIP数据核字(2023)第127020号

书　　名	儿童护理 Ertong Huli
主　　编	陆群峰　卢敏芳　蒋思琼
责任编辑	李　晶
装帧设计	褚志娟　郁　悦
出版发行	上海世界图书出版公司
地　　址	上海市广中路88号9－10楼
邮　　编	200083
网　　址	http://www.wpcsh.com
经　　销	新华书店
印　　刷	江阴金马印刷有限公司
开　　本	787 mm× 1092 mm　1/16
印　　张	23.25
字　　数	520千字
版　　次	2024年1月第1版　2024年1月第1次印刷
书　　号	ISBN 978-7-5232-0483-2/R · 706
定　　价	68.00元

版权所有　侵权必究

如发现印装质量问题，请与印刷厂联系
（质检科电话：021-52715559）

护理专业"互联网+"融合型教材系列丛书编委会

主任/总主编：沈小平

上海市海外名师、国家外国专家局科教文卫类专家、全国医学高职高专教育研究会护理教育分会副会长、上海市高职高专医药健康类专业教学指导委员会副主任/医药分专业委员会主任、上海思博职业技术学院董事副校长兼卫生技术与护理学院院长

主审：章雅青

教育部护理学专业认证工作委员会副主任委员、教育部高等学校护理学类专业教学指导委员会委员、上海市护理学会护理教育专委会主任、《上海交通大学学报（医学版）》编辑部主任/常务副主编

副主任：

叶　萌　上海思博职业技术学院

杨　蕾　上海城建职业学院

蒋　颖　上海健康医学院

秘书长：

叶　萌　上海思博职业技术学院

编委（以姓氏拼音为序）：

白姣姣	复旦大学附属华东医院	王婷婷	上海立达学院
蔡　敏	上海中医药大学附属中西医结合医院	王　挺	上海城建职业学院
常嘉琪	吉林职工医科大学	王　莹	上海市第一康复医院
程　云	复旦大学附属华东医院	吴景芳	上海震旦职业技术学院
董　萍	上海交通大学医学院附属精神卫生中心	许方蕾	同济大学附属同济医院
顾妙娟	复旦大学附属华山医院	杨　雅	上海大华医院
郭智慧	上海国际医学中心	姚　淳	上海济光职业技术学院
侯黎莉	上海交通大学医学院附属第九人民医院	俞海萍	同济大学附属东方医院
胡三莲	上海交通大学医学院附属第六人民医院	张　捷	上海中侨职业技术大学
李　红	上海交通大学医学院附属国际和平妇幼保健院	张　林	复旦大学附属上海公共卫生临床中心
李晓静	上海市浦南医院	张伟英	同济大学附属东方医院
李玉梅	同济大学附属肺科医院	张晓宇	上海东海职业技术学院
林　斌	无锡卫生高等职业技术学院	张雅丽	上海思博职业技术学院
刘晓芯	上海交通大学医学院附属胸科医院	张　颖	复旦大学附属华东医院
卢敏芳	甘肃省武威职业学院	张玉侠	复旦大学附属中山医院
陆群峰	上海交通大学医学院附属儿童医院	周花仙	复旦大学附属浦东医院
栾　伟	上海中医药大学附属曙光医院	周文琴	上海中医药大学附属龙华医院
马志华	上海思博职业技术学院	周　璇	昆明卫生职业学院
毛燕君	同济大学附属肺科医院	周一峰	上海南湖职业技术学院
彭　飞	海军军医大学附属长征医院	朱凌燕	上海交通大学医学院附属第六人民医院
阮春凤	上海交通大学医学院附属仁济医院	朱唯一	上海交通大学医学院附属瑞金医院
孙　敏	上海市第四康复医院	朱晓萍	同济大学附属第十人民医院
王　蕾	同济大学附属皮肤病医院		

《儿童护理》编写委员会

主　编：陆群峰　卢敏芳　蒋思琼
副主编：唐文娟　戚　蓉
秘　书：江　艳
编　者：

陆群峰　上海市儿童医院

卢敏芳　武威职业学院

蒋思琼　上海市第六人民医院

唐文娟　上海市儿童医院

戚　蓉　昆明卫生职业学院

江　艳　上海市儿童医院

范　琴　上海市儿童医院

徐婷婷　上海市儿童医院

肖艳赏　上海市儿童医院

覃　倩　上海震旦职业学院

张　前　武威职业学院

薛晓燕　上海市儿童医院

范玲燕　上海市儿童医院

许玲玲　重庆市第五人民医院

邵珍珍　上海市儿童医院

上智云图
使用说明

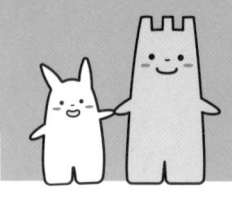

一册教材 ＝ 海量教学资源 ＝ 开放式学堂

微课视频
知识要点
名师示范
扫码即看
备课无忧

教学课件
教学课件
精美呈现
下载编辑
预习复习

在线案例
具体案例
实践分析
加深理解
拓展应用

拓展学习
课外拓展
知识延伸
强化认知
激发创造

素材文件
多样化素材
深度学习
共建共享

"上智云图"为学生个性化定制课程，让教学更简单。

PC 端登录方式：www.szytu.com

详细使用说明请参见网站首页
《教师指南》《学生指南》

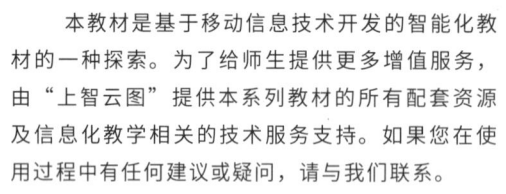

本教材是基于移动信息技术开发的智能化教材的一种探索。为了给师生提供更多增值服务，由"上智云图"提供本系列教材的所有配套资源及信息化教学相关的技术服务支持。如果您在使用过程中有任何建议或疑问，请与我们联系。

教材课件获取方式：
1. 课件下载 www.hedubook.com；
2. 上智云图 www.szytu.com；
3. 编辑邮箱 1626182826@qq.com；
4. 电话 （021）52718669。

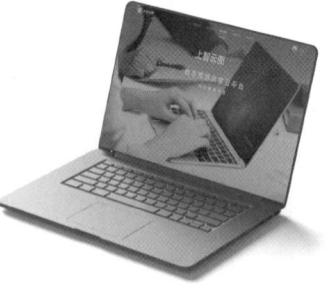

课程兑换码

微信二维码

总序
Prologue

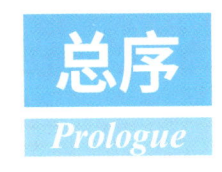

医学教育是卫生健康事业发展的重要基石，作为我国医学教育的重要组成部分，护理高职高专教育为我国医疗卫生行业输送了大批实用技能型人才。本人在国内外医学教育领域学习工作50年，从事护理高职高专教育20年，深感当前编写一套适应现代化、国际化人才培养需求的教材的重要性和迫切性。

2020年9月，国务院办公厅印发《关于加快医学教育创新发展的指导意见》，提出以新理念谋划医学发展、以新定位推进医学教育发展、以新内涵强化医学生培养、以新医科统领医学教育创新，同时强调要"大力发展高职护理专业教育，加大护理专业人才供给"。

为更好地适应新时期医学教育改革发展的要求，培养更多能够满足人民健康需求的高素质、实用型护理人才，上海市高职高专医药健康类专业教学指导委员会规划了护理专业"互联网+"融合型教材共26个品种，旨在更好地为护理教育事业服务，向各级医疗机构输送更多的护理专业人才。

护理专业"互联网+"融合型教材的开发背景及其特色主要表现在以下几个方面：

一、社会对护理人员素质的要求日益提高，护理专业课程备受关注。随着医疗行业的不断发展和升级，对护理人员素质的要求也越来越高，要求具备丰富的专业知识和实践技能，同时具备更高的职业素养。因此，护理专业"互联网+"融合型教材的开发是顺应时代要求的必然选择。

二、护理课程的理论与实际操作相结合，重视实践技能培养。传统的护理教育注重护理知识的掌握，但往往在实践技能培养手段方面有所不足。而护理专业"互联网+"融合型教材强调理论与实践同步，重视实践技能的培养，且教材融入了丰富的"互联网+"教学手段，使学生能够获得更加全面的护理知识和技能。

三、护理课程的国际化发展趋势，力求与国际接轨。随着国际化进程的不断推进，护理课程的国际化发展趋势也越来越明显。护理专业"互联网+"融合型教材融入了国际化教育理念，使学生的知识和技能具有更加广阔的国际视野和竞争力。

四、护理课程的多元化发展趋势，需要满足不同角色和层次的需求。新型护理类高校教材针对不同层次的学生需求，设置了不同难度和深度的知识点，更能满足学生的不同需求。

综上所述，新型护理类高校教材具备理论联系实践、国际化、多元化等特点，对于适应时代要求、提高护理人员素质、满足社会发展需求具有重要意义和价值。

总主编 沈小平

2023年6月于上海

前言

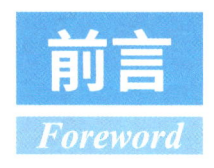

人的一生，0~18周岁的时段属于儿童范畴。这个时段是快速生长及发育的过程，会经历复杂的生理、心理变化。一切涉及儿童时期健康与卫生的问题都属于儿童护理学研究的范畴。儿童护理学的任务是通过研究儿童的生长发育规律、儿童保健及疾病防治规律，根据各年龄阶段儿童的体格、智力发育和心理行为特点，为其提供全方位整体护理，以增强儿童体质，最大限度降低儿童发病率和死亡率，保障和促进儿童健康成长。母婴、儿童保健水平是衡量一个国家卫生发展状况的重要衡量指标，《"健康中国2030"规划纲要》也对婴儿死亡率、5岁以下儿童死亡率等指标做了明确的要求。儿科护理人员是促进和维护儿童健康，达到健康中国规划目标不可或缺的力量。提升儿童护理从业人员职业技能与专业素质是摆在所有护理教育者、护理管理者面前的课题。

工欲善其事，必先利其器。一套好的教材在培养专业人才的过程中有着不可估量的作用。好的教材能激发学生学习的热情，便于获取，利于习得，界面友好，留有余地。基于此，"上智云图"组织全国高等院校护理专业骨干教师，编写具有权威性、引领性、指导性，符合时代要求的新型多媒体护理专业精品教材——"互联网＋"融合型教材，本书即是其中的专业核心课程教材。

本教材以人体各系统儿童常见疾病护理为落脚点，以引言展开每一章的内容，注重与护理专业的关联度及学生系统思维的培养，具有很好的实操性。此外，每一章均通过二维码链接丰富、多元化的数字资源，实时更新新技能、新知识，适合高职、高专护理专业学生使用。

我们非常荣幸地邀请到来自上海、重庆、云南、甘肃等地大专院校的专职护理教研室老师及三级甲等医院临床护理教师参与本教材的编写工作。合作过程中大家既有思想的碰撞，又有学术的共鸣，最终按照最优组合、最佳搭档原则进行分工与合作，院校老师在解剖、生理、机制等方面贡献智慧，临床老师在实操性部分及护理技术部分大挥笔墨，团队中每一位成员均本着对护理的热爱、对莘莘学子的热望参与教材编写。期间涌现的老师们勤于钻研、精于耕耘的故事不胜枚举，在此不做赘述。谨以此文表达对所有参编老师的敬意与由衷感谢！

此外，在编写本教材的过程中，编者参考、引用和借鉴了国内外出版物中的相关资料及网络资源，在此对相关著作权人表示深深的谢意。敬请相关著作权人与我们联系，我们将及时支付稿酬并寄赠样书。联系方式：021-52718669。

最后，祝愿护理学子们学有所获，习有所得，共同为儿童健康事业发展而不懈努力！

陆群峰

2023年8月

目录 Contents

1 第一章 绪论

- 第一节 儿科护理学的任务和范围/3
- 第二节 儿童年龄分期/3
- 第三节 儿科特点及儿科护理的一般原则/5
- 第四节 儿科护士的角色与素质要求/7
- 第五节 儿科护理学的发展与展望/9

11 第二章 儿童生长与发育

- 第一节 生物学的成长与发展/13
- 第二节 认知和心理学的成长与发展/23
- 第三节 社会学的成长与发展/32
- 第四节 儿童保健/35

48 第三章 患病儿童护理及其家庭支持

- 第一节 儿童医疗机构的设置及护理管理/50
- 第二节 与患儿及家长的沟通/52
- 第三节 儿童健康评估/54
- 第四节 患病儿童的心理反应及护理/59
- 第五节 住院患儿的家庭应对及护理/60
- 第六节 患儿安宁疗护及其家庭的情感支持/61
- 第七节 儿童疼痛评估及管理/63
- 第八节 儿童用药特点及护理/65

67 第四章 新生儿及新生儿疾病患儿的护理

- 第一节 新生儿分类/69
- 第二节 正常足月儿和早产儿的特点及护理/71
- 第三节 小于胎龄儿及大于胎龄儿的护理/74
- 第四节 新生儿窒息/76
- 第五节 新生儿颅内出血/79
- 第六节 新生儿感染性疾病/81

第七节 新生儿黄疸/88
第八节 新生儿溶血病/90
第九节 新生儿坏死性小肠结肠炎/92

95
第五章
消化系统疾病患儿的护理

第一节 儿童消化系统解剖生理特点/97
第二节 口炎/99
第三节 胃食管反流/101
第四节 婴幼儿腹泻/104
第五节 肠套叠/111
第六节 先天性巨结肠/113
第七节 胆道疾病/115
第八节 先天性直肠肛管畸形/119

122
第六章
呼吸系统疾病患儿的护理

第一节 儿童呼吸系统解剖生理特点/124
第二节 急性上呼吸道感染/126
第三节 急性支气管炎/128
第四节 肺炎/130
第五节 支气管哮喘/136

141
第七章
循环系统疾病患儿的护理

第一节 儿童循环系统解剖生理特点/143
第二节 先天性心脏病/144
第三节 病毒性心肌炎/153

157
第八章
泌尿系统疾病患儿的护理

第一节 儿童泌尿系统解剖生理特点/159
第二节 急性肾小球肾炎/161
第三节 肾病综合征/164
第四节 泌尿道感染/167
第五节 其他儿童泌尿系统常见异常病症/169

173
第九章
血液系统疾病患儿的护理

第一节 儿童造血和血液特点/175
第二节 儿童贫血/176
第三节 出血性疾病/182

187
第十章
神经系统疾病患儿的护理

第一节 儿童神经系统解剖生理特点/189
第二节 化脓性脑膜炎/190
第三节 病毒性脑炎/194
第四节 癫痫发作和癫痫/196
第五节 脑性瘫痪/200

204
第十一章
内分泌系统疾病患儿的护理

第一节　先天性甲状腺功能减低症/206
第二节　性早熟/209
第三节　儿童糖尿病/211

217
第十二章
免疫系统疾病患儿的护理

第一节　儿童免疫系统发育特点/219
第二节　原发性免疫缺陷病/220
第三节　继发性免疫缺陷病/223
第四节　幼年特发性关节炎/226
第五节　过敏性紫癜/229
第六节　皮肤黏膜淋巴结综合征/231

235
第十三章
遗传代谢性疾病患儿的护理

第一节　概述/237
第二节　21-三体综合征/239
第三节　苯丙酮尿症/241
第四节　糖原贮积症/243

247
第十四章
运动系统疾病患儿的护理

第一节　先天性肌性斜颈/249
第二节　发育性髋关节发育不良/251
第三节　先天性马蹄内翻足/254

257
第十五章
感染性疾病患儿的护理

第一节　病毒感染/259
第二节　细菌感染/266

271
第十六章
常见肿瘤患儿的护理

第一节　急性白血病/273
第二节　淋巴瘤/278
第三节　肾母细胞瘤/281
第四节　神经母细胞瘤/283

286
第十七章
危重症患儿的护理

第一节　惊厥/288
第二节　脓毒性休克/291
第三节　急性颅内压增高/293
第四节　急性呼吸衰竭/296
第五节　充血性心力衰竭/299
第六节　急性肾损伤/302
第七节　心跳呼吸骤停/306

311
第十八章
儿科常见护理技术

第一节　皮肤护理/313
第二节　婴儿抚触/317
第三节　儿童喂养/320
第四节　暖箱使用方法/327
第五节　光照疗法/330
第六节　静脉输液/332
第七节　婴幼儿灌肠法/340
第八节　小儿肌内注射/343
第九节　约束保护法/346
第十节　雾化吸入法/348
第十一节　小儿口服给药/351

356
参考文献

第一章 绪 论

章前引言

儿科护理学是研究儿童生长发育规律及其影响因素、儿童保健、疾病预防和护理，以促进儿童身心健康的科学。儿童护理的服务对象为胎儿至青春期的儿童，是以"儿童及家庭为中心"的护理，对患儿有益和无害是儿科护士的首要原则。随着医疗水平的不断发展，社会对儿科护士提出更高的要求，儿科护士的角色逐渐由单一的疾病护理者转变为具有专业知识和技能的多元化角色。在儿童护理人才培养中，逐渐出现高学历、高水平、高素质的儿童护理专家，未来应加强儿童专病护理及循证护理，促进儿童护理的科学性和专业性。

学习目标

1. 理解具备作为儿科护士应有的角色，了解儿科护士的素质要求。
2. 理解儿童护理的任务和范围，儿童护理特点和一般原则。
3. 识记儿童年龄的分期，并描述各期的特点。
4. 掌握关注和跟踪学科前沿，概括儿童护理发展趋势。

思政目标

培养良好的儿科护士素质要求，能够关注、跟踪学科前沿和发展趋势，带给患儿及家庭专业护理，提升护理质量。

案例导入

患儿，男性，2岁，以"咳嗽2天，发热1天"为主诉入院。

查体：体温38.3℃，脉搏101次/分，呼吸35次/分，血压91/60mmHg。听诊：双肺呼吸音粗，偶尔可闻及痰鸣音。辅助检查示：胸片提示双肺炎症；WBC 14.2×10^9/L，C反应蛋白88mg/L。经治疗和护理后，患儿体温恢复正常，护士查房测量生命体征及一般情况，告知家长体温监测与预防感染的方法，并与家长交流住院期间的感受，给予相应的健康指导。

思考题

1. 按儿童年龄分期，该患儿属于哪一期？
2. 护士在做健康指导时的角色是什么？

第一节　儿科护理学的任务和范围

一、儿童护理的任务

儿童护理的任务是从体格、智能、行为和社会等各方面来研究和保护儿童，为儿童提供综合性、广泛性的护理，以增强儿童体质，降低发病率和死亡率，保障和促进儿童健康，根据各年龄阶段儿童的体格、智力发育和心理行为特点提供"以家庭为中心"的全方位整体护理。

二、儿童护理的范围

我国把出生至满12周岁的儿童作为医院儿科临床服务对象。儿童护理研究的对象范畴更广，是从胎儿期到青春期（18～20周岁）结束。随着医学和护理学的不断发展，一切涉及儿童健康促进、保健和疾病预防的问题都属于儿童护理的研究和实践范畴，包括儿童生长发育、儿童营养与喂养、儿童保健、儿童疾病的防治与护理，并与妇产科、儿童心理学、教育学、社会学等多学科密切相关。多学科协作是儿童护理发展的必然趋势，也对护理人员提出更高的要求，儿童护理工作者应树立整体护理的观念，不断学习并掌握新理论、新知识、新技术，不断了解最新的进展，同时将科学育儿相关知识普及到社区、家庭，并取得社会各方面及政府的支持和协作，实现保护和促进儿童健康的目的。

第二节　儿童年龄分期

一、胎儿期

从受精卵形成至胎儿娩出为胎儿期，正常胎儿期约为40周（40±2周）。胎儿周龄，又称为胎龄或妊娠龄。整个胎儿期分为3个阶段：①妊娠早期：此期为12周，为胎儿发育关键期，如受感染、创伤、药物、放射线、化学物质、严重疾病或遗传等不利因素影响，发育受阻，可导致流产或先天畸形。②妊娠中期：此期为13～28周，胎儿各器官迅速生长，功能也渐成熟，但肺发育不成熟，若早产存活率较低。③妊娠后期：此期为29～40周，胎儿以肌肉发育和脂肪积累为主，出生后大多能存活。确定妊娠分期，有利于采取不同的保健措施，保护母婴健康。

二、新生儿期

临床上将出生后脐带结扎至生后28天称为新生儿期,此期实际包含在婴儿期内。在此阶段,新生儿脱离母体独立生存,由于其生理调节和适应能力尚未成熟,抵抗力较差,易发生低体温、黄疸、溶血、感染等健康问题,先天性畸形也常在此期表现。另外,胎龄满28周至出生后7天,称为围产期,此期包括了妊娠后期、分娩过程和新生儿早期3个阶段,须重视优生优育,做好围产期保健。

三、婴儿期

自出生到1周岁前为婴儿期。此期是生长发育旺盛的时期,生后第一年是体重增长最快的时期,为第一个生长高峰,因此对能量和营养素的需要相对较多,但其消化吸收功能尚未完善,易发生消化紊乱和营养不良,需提供母乳喂养和合理的营养指导。另外,来自母体的抗体逐渐减少,而自身免疫功能尚不成熟,易发生感染和传染性疾病。因此,需有计划地接受预防接种,重视良好卫生习惯的培养和注意消毒隔离。

四、幼儿期

1~3周岁为幼儿期。此期接触周围事物的机会增多,智能发育较前突出,语言、思维和社会适应能力增强,自主性和独立性不断发展,但对危险的识别能力尚缺乏,自我保护能力不足,应注意防止意外伤害。另外,由于接触外界较广,而自身免疫仍低,传染病发病率仍较高,防病仍为保健重点。此期儿童体格生长发育速度较前稍减慢,消化系统功能仍不完善,营养的需求量仍相对较高,因此合理喂养仍是保证正常生长发育的重要环节。

五、学龄前期

自满3周岁至6~7周岁入小学前为学龄前期。此期智能发育更趋完善,语言和思维能力进一步发展,自理能力和初步社交能力得到锻炼。儿童具有较大的可塑性,因此应加强早期教育,培养良好的生活自理能力和道德品质,是性格形成的关键。其防病能力有所增加,但自身免疫病,如急性肾炎、风湿热等开始出现。因此,应根据这些特点,做好相应的预防保健工作。

六、学龄期

自入小学(6~7周岁)开始至青春期前为学龄期。此期智能发育较前更成熟,可接受系统的科学文化教育,阅读时间明显增多,应注意预防近视眼和龋病(龋齿),端正坐、立、行姿势，安排有规律的生活、学习和锻炼，保证充足的营养和休息。其体格生长速度相对缓慢，除生殖系统外，各系统器官外形均已接近成人。

七、青春期

从第二性征出现至生殖功能基本发育成熟、身高停止增长的时期称为青春期，年龄范围一般为10~20周岁，女孩一般从11~12周岁到17~18周岁，女孩的青春期开始和结束年龄都比男孩早2年左右。此期体格生长发育再次加速，出现第二个生长高峰，同时生殖系统发育加速并趋于成熟，除了保证足够营养满足生长发育所需，常出现心理、行为、精神方面的问题，应及时进行生理、心理卫生和性知识的教育，建立健康的生活方式。

第三节 儿科特点及儿科护理的一般原则

儿童护理的对象为小儿。小儿从生命开始到长大成人，整个阶段都在不断生长发育，在解剖、生理生化、免疫、病理、疾病、诊治、预后、预防、心理行为发育等方面均与成人不同，且各年龄期的儿童之间也存在差异。因此，其护理上有独特之处，并遵循着一定的原则。

一、儿童护理特点

（一）儿童解剖、生理及免疫特点

1.解剖特点 小儿生长发育过程中，各器官遵循一定规律发育，熟悉小儿的正常发育规律，才能做好保健护理工作。如骨骼的发育、牙齿的萌出，小婴儿头部相对较大，颈部肌肉和颈椎发育相对滞后，因此在抱小婴儿时注意保护头颈。儿童髋关节附近的韧带较松，臼窝较浅，易发生脱臼和损伤，护理动作应轻柔，避免过度牵拉。

2.生理生化特点 熟悉儿童生理生化特点才能做出正确的判断和处理，做好疾病预防和相应的护理措施。儿童生长发育快且代谢旺盛，对营养物质及热量的需要量相对成人多，但胃肠道消化功能尚不成熟，易发生营养缺乏和消化紊乱；婴儿代谢旺盛而肾功能不完善，易发生水和电解质紊乱；年幼儿神经系统功能不成熟，受刺激后神经传导易于扩散兴奋，故高热易导致惊厥。另外，不同年龄的儿童有不同的生理生化正常值。

3.免疫特点 新生儿可从母体获得IgG（被动免疫），因此在出生后6个月内患某些传染病的机会较少；但母体IgM不能通过胎盘，故新生儿血清IgM浓度低，易患革兰阴性细菌感染；婴幼儿期SIgA也缺乏，因此易患呼吸道及胃肠道感染，在护理中应注意消毒隔离及感染的预防，同时做好计划免疫的健康教育和指导。

（二）病理、疾病、诊治及预后特点

1.病理特点 由于小儿发育不成熟，对相同致病因子的反应往往与成人不同，从而引起不同的发病过程和病理变化。如维生素D缺乏时，婴儿患佝偻病，而成人则表现为骨软化症。

2.疾病特点 儿童疾病特点与临床表现与成人有很大的不同，如婴儿患急性传染病或感染性疾病时往往起病急，缺乏将疾病局限的能力，易并发败血症；心血管疾病中婴幼儿以先天性心脏病多见，而成人则以冠心病多见。另外，儿童病情发展有反复、波动及变化多端的特点，故应密切观察才可及时发现问题并处理。

3.诊治特点 年龄因素是临床诊断中的重要因素，同一症状发生在不同年龄所考虑的临床诊断不同。发生在新生儿期的惊厥首先考虑为产伤、缺血缺氧性脑病、颅内出血等；发生在婴儿期的无热惊厥首先考虑为手足抽搐症；发生在年长儿则首先考虑为癫痫。另外，儿童语言表达能力受限，往往不能主动、准确地报告病情，应考虑代为陈述者所表达内容的可靠性。学龄期儿童虽然能简单描述病情，但部分儿童可能因害怕打针吃药而隐瞒病情或因逃避上学而谎报或夸大病情，因此在诊治过程中还应细致观察儿童的表情、姿势、动作，并结合全面的体格检查、必要的辅助检查和向家长详细询问病史，作出准确判断。

4.预后特点 由于儿童生长发育特点及疾病特点，病情转归及预后有正反两方面的倾向，与医护人员严密的监护、病情观察和及时抢救密切相关。一方面，儿童患病虽起病急、变化多，但如诊疗及时、有效，护理恰当，度过危险期后，因恢复功能旺盛而较快康复，后遗症一般较成人少；另一方面，年幼、体弱、急危重症患儿病情变化迅速，可能未见特异性临床表现前而急剧恶化甚至死亡。

（三）疾病预防特点

加强预防措施是使儿童发病率和死亡率下降的重要环节，同时发现成年后出现的疾病往往与儿童时期有关，因此儿童时期的疾病预防及健康促进已成为儿童护理工作的重点。

（四）儿童心理行为发育特点

儿童时期是心理行为发育和个性发展的重要时期，由于儿童身心发育未成熟，缺乏适应及满足需要的能力，依赖性强，需特别的保护和照顾；小儿好奇、好动等发育特点易导致意外事件的发生。同时，儿童心理行为发育易受家庭、学校和社会的影响。因此，在护理过程中应以儿童及家庭为中心，全社会共同参与，促进儿童身心健康发展，并根据不同年龄阶段的儿童心理行为发育特点，采取相应的护理措施。

二、儿童护理的一般原则

（一）实施以儿童及家庭为中心的护理

家庭是儿童最重要的社会支持系统，是影响儿童体格、心理行为和社会适应性发育的重要场所。以儿童及其家庭为中心的护理通过强调家长是照顾患儿的主要力量，儿科的医护人员需为家庭成员提供针对性的疾病护理知识，使其有效地参与到护理决策及实际的照护中来，并在患儿出院后进行定期的跟踪随访，使患儿获得从医院到家庭的持续性优质护理服务。其核心概念包括尊严与尊重，信息分享，患儿及家属参与到护理决策和实施，照护者、患儿及家属三方面密切合作。

（二）实施整体护理

在儿童护理中，护士除关注儿童生理需要、机体各系统器官的协调平衡，还应维护和促进儿童心理行为的发展和精神心理的健康，心理活动持续状态与社会环境相适应，重视环境对儿童的影响。

（三）遵守儿童相关的伦理与法律

伦理是研究道德、道德判断、道德问题的核心，伦理问题出现在道德冲突的过程中。护理道德的原则是自主原则、有利原则、无害原则、知情同意原则及公正原则。在实际临床工作中，护理对象是未成年的儿童，往往由家长代替作出决定，而对这些问题的抉择，对儿童而言可能是不合理的，因此儿科护士必须从伦理的角度为患儿考虑，当遇到伦理冲突时，依据的首要原则是对患儿有益无害。

随着社会主义法制的不断完善，许多保护儿童和促进儿童健康的相关法律和规定也不断完善。《儿童权利公约》由联合国于1989年通过，是有史以来最为广泛认可的国际公约。1991年9月4日第七届全国人民代表大会常务委员会第二十一次会议通过《中华人民共和国未成年人保护法》。儿科护士有法律上的责任，应用所学的科学知识和技能，使儿童得到最佳的生理和心理上的照护，了解儿童与成人患者一样具有生命权、身体权、健康权、医疗权、疾病认知权、知情同意权、隐私权，儿童具有受法律保护的权益，儿科护士也有义务维护儿童的各项权益。

第四节 儿科护士的角色与素质要求

一、儿科护士的角色

随着医学模式的转变和护理学科的不断发展，儿科护士的角色已由单纯的疾病护理者转变为具有专业知识和技能的多元化角色的实践者。

（一）直接专业照护者

对患儿提供直接护理是儿科护士的主要角色。儿童处于生长发育阶段，生活自理能力不足，儿科护士的角色就是在帮助儿童保持和恢复健康的过程中提供各种照顾。

（二）健康教育者

在儿童护理中，儿科护士对不同年龄、不同理解能力的患儿及其家属进行健康教育，通过教育改变患儿及家属的某些行为。

（三）护理计划者

为促进儿童身心健康发展，儿科护士需运用专业知识和技能，收集小儿的生理、心理及社会状况等方面的信息，全面评估其健康状况及家庭在面对疾病和伤害时的反应，寻找健康问题，制定系统、全面、可行的护理计划及护理措施。

（四）健康协调者

为促进儿童健康维持和恢复，需要多学科协同，如医生、护士、营养师、康复师、社区工作人员、学校及家庭等。儿科护士需联系并协调与有关人员及机构的相互关系，使对患儿所患疾病的诊断、治疗、救治与有关的儿童保健工作得以相互协调、配合。

（五）健康咨询者

健康咨询是健康教育的另一种形式，包括鼓励、支持、教育儿童表达情感和想法，帮助家庭应对危机和压力。当家长和儿童提出与疾病和健康有关的问题，儿科护士应认真倾听、耐心解答他们的问题，并给予相关的健康指导。

（六）患儿及其家庭的代言人

儿科护士是儿童权益的维护者，在儿童不能很好地表达自己的意愿和要求时，护士有责任维护儿童及其家庭的权益，帮助患儿及其家庭做出合适的决定。

（七）护理研究者

在儿童护理工作中，儿科护士应积极发现和探讨儿童疾病和健康有关的真正问题，通过研究验证有效的护理措施，扩展护理理论和知识，发展儿科护理新技术，实施基于循证的护理措施，实现证据转化，指导改进护理工作，提高儿童护理质量。

二、儿科护士的素质要求

（一）掌握丰富的科学知识和精湛的业务技术

由于社会环境的不断变化、护理模式的转变，尤其是儿童在生长发育中的变化，生理、心理和社会的需要，护士需具有一定的文化素养。除系统地掌握儿童护理专业知识外，还要掌握基本的自然科学、社会科学及人文科学等方面的知识，掌握熟练的儿童护理专业实践技能，不断充实自己，努力学习和掌握新知识和新技术，更好地为儿童服务。

（二）具有崇高的思想道德素质

儿童护理人员要发自内心的热爱、关心患儿，具有强烈的责任感，具有慎独的工作精神，为儿童及其家庭提供帮助，坚持以儿童服务就是幸福为宗旨，具有为儿童健康服务的奉献精神。

（三）具备良好的身体心理素质

具备健康的身体和心理，有积极乐观的心理、宽容的胸怀和优秀的容忍能力和自我调节能力。有充满热情的工作态度，善于随机应变，强大的上进心。

（四）掌握有效的沟通技巧

由于患儿年龄小，不能完整有效的表达自己的病情和需要，儿童护理要求运用各种语言和非语言的交流技巧与患儿沟通，在交流沟通中仔细观察患儿，了解其需求。良好的医患沟通可使家属更好地配合医院治疗。除此以外，还应重视医护沟通、护际沟通等对儿童健康恢复的重要性。

第五节　儿科护理学的发展与展望

追溯儿科的历史距今已有2000多年，从我国丰富的医学典籍及历代名医传记中，经常可见有关儿童保健、疾病预防等的记载。19世纪，随着西方医学传入并逐渐在我国发展，在医院中设立产科、儿科门诊及病房，并逐渐形成了我国的护理事业和儿童护理。

新中国成立以来，党和政府高度重视儿童健康事业，建立完善儿童医疗机构，并按照预防为主的方针，建立儿童保健机构，实现儿童的生长发育监测、先天性遗传疾病的筛查、疫苗的接种等，儿童常见病、多发病得以早诊断早治疗。2011年我国国务院颁发了《中国儿童发展纲要（2011—2020年）》，提出完善覆盖城乡儿童的基本医疗卫生制度，提高儿童身心健康水平的总目标。

随着社会经济的发展、新技术的出现及临床实践领域分工的细化，护理进入一个专业化发展的阶段，专科护士的职能在广度和深度上都有很大的延伸，儿科专科护士已成为专科护士发展的重要组成部分。儿童护理应将儿童视为一个整体，关心与儿童健康相关的生理、心理、社会与家庭问题，促进儿童护理的发展更要以家庭为中心，以患儿安全为核心，以儿童健康问题及护理趋势为导向，将循证护理的理念应用于临床。①关注儿童健康，呼吁"医教结合"，关心儿童生长发育；②随着对儿童慢性疾病的关注日益增加，应提供延展性服务，将慢病治疗由医院拓展到社区、家庭及学校；③培训网络时代的儿童护理者，关注儿童情绪和行为异常、网络与家庭暴力的问题；④关心儿童营养变化，预防儿童超重与肥胖；⑤推广儿科循证护理，以科学的方法改善临床实践及患儿健康结局；⑥发展儿科优质护理等。总之，儿科护士应熟悉并追踪国内外儿童护理所关注的问题及有待改善的领域，关心儿科医疗领域的发展，为提高儿童身心健康水平做出贡献。

案例回顾

该患儿为幼儿期。在实际工作中一般将儿童年龄分为7个时期，分别为胎儿期（从受精卵形成至胎儿娩出）、新生儿期（出生后脐带结扎到出生后28天）、婴儿期（自出生到1周岁前）、幼儿期（1～3周岁前）、学龄前期（自满3周岁至6～7周岁入小学前）、学龄期（自入小学开始至青春期前）、青春期（从第二性征出现至生殖功能基本发育成熟、身高停止增长的时期，年龄范围一般为10～20周岁）。

护士在做健康指导时的角色为健康教育者。儿科护士具有多元化的角色，主要包括直接专业照护者、护理计划者、健康教育者、健康协调者、健康咨询者、儿童及家庭代言人、护理研究者。

第二章
儿童生长与发育

章前引言

发展存在于生命的整个过程，是个体在生存期间因年龄的增加及与环境的互动而产生的身心变化过程。不仅包含了量和质的改变，也是学习与成熟的结果，具有多样性和多维性，存在很大的个体可塑性。

儿童的健康与其生长发育息息相关，儿童处于不断的生长发育过程中，这一过程非常复杂，并受许多因素影响。从生理、认知、心理和社会各层面学习和理解儿童生长发育各个阶段的特征、发展的任务，了解其生理、认知、心理和社会发展的相互联系、相互影响，能协助儿科工作者识别儿童异常的生长发育，监测和促进儿童健康发展。

学习目标

1. 识记儿童生长发育规律及体格发育常用指标。
2. 识记计划免疫程序及预防接种准备与注意事项。
3. 识记儿童能量与营养素的需要。
4. 识记母乳喂养的优点及食物转换的原则。
5. 理解各年龄期儿童生物学、认知和心理学、社会学发展特点。
6. 理解儿童体格发育常用指标的正常值、计算方法及临床意义。
7. 理解儿童免疫方式及常用制剂。
8. 理解儿童游戏的功能。
9. 理解食物转换方法。
10. 掌握正确评价儿童生长发育及营养状况,并能根据儿童具体情况为其制订合理的保健方案。
11. 掌握为儿童选择适合的玩具和游戏方式。
12. 掌握正确处理预防接种反应。

思政目标

培养儿科护理人员敏锐的观察能力,综合分析的判断能力,快速的反应能力和良好的沟通能力,能以理解、友善、平等的心态与儿童及家长建立良好人际关系,并为其提供指导和帮助。

案例导入

成成的妈妈带他到儿保门诊进行体格检查。结果为:体重12kg,身长85cm,头围48cm,胸围49cm,前囟已闭,乳牙已出齐。另外,成成以前安静听话,近期突然变得固执,经常发脾气,妈妈担心成成是不是有什么心理问题,还带他去看儿童心理门诊。据了解,妈妈是全职太太,对成成期望很高,要求严格。从成成1岁开始进行大小便训练,且经常强迫成成一直坐在坐便器上,当尿裤子时就斥责成成。由于成成乳牙已出齐,妈妈已不再给他单独做饭,认为他能接受成人饮食,这样有利于营养均衡。

> **思考题**
>
> 1. 衡量儿童营养状况的最佳指标是什么？
> 2. 成成最可能的年龄是几岁？
> 3. 成成能完成哪些粗大运动和精细运动？
> 4. 应如何为成成提供适合的保健方案和膳食指导？

第一节　生物学的成长与发展

生物学的成长与发展是个体成长与发展的一个重要方面，虽然个体会存在差异，但遵循共同规律。儿童时期的生长发育规律表现在四个方面：具有连续性和阶段性；各系统器官发育呈现不平衡性；生长发育通常遵循由上到下、由近到远、由粗到细、由低级到高级、由简单到复杂的顺序性；受遗传、环境影响，生长发育存在个体差异。

一、胚胎、胎儿及新生儿期

妊娠前8周的孕体称为胚胎，是主要器官结构完成分化的时期。妊娠第9周起至出生称为胎儿，是各器官进一步发育逐渐成熟的时期。胚胎、胎儿的发育与母体的健康、营养状况、生活环境和情绪等因素密切相关。如孕母生活环境舒适、营养丰富、心情愉悦、身体健康，胎儿发育良好。如孕母营养缺乏、抽烟、酗酒、滥用药物、感染、创伤、接触放射线物质和环境中毒物可致胎儿流产、畸形、发育迟缓或先天性疾病。

新生儿系胎儿出生后断脐到满28天这一阶段。自母体娩出后，新生儿需经历各方面的巨大变化，才能适应宫外的新环境，保证生长发育。正常足月新生儿体重在2 500g以上，身长在47cm以上，哭声响亮，肌肉有一定张力，四肢屈曲，皮肤红润，胎毛少，指、趾甲达到或超过指、趾端，整个足底有较深的足纹，男婴睾丸下降，女婴大阴唇覆盖小阴唇。常见几种特殊生理状态，如生理性黄疸、生理性体重下降、上皮珠和牙龈粟粒点、乳腺肿大及假月经等。

二、婴儿期

从出生后28天至满1岁为婴儿期。婴儿期是生理变化非常迅速的阶段，尤其是出生后头6个月。在这个阶段中，婴儿的各个器官系统和各种粗细动作迅速发展，以便更好的适应环境。

（一）生理变化

1.体格发育

（1）体重：是各器官、系统、体液的总重量。体重是反映儿童营养状况最易获得的敏感指标，是衡量儿童体格生长最重要的指标，也是儿科临床计算药量、输液量等的重要依据。婴儿年龄越小，体重增长越快。一般生后3个月时体重约为出生时的2倍（6kg），1岁时体重约为出生时的3倍（9kg）。生后第1年是体重增长最快的时期，为第一个生长高峰。婴儿的体重可按以下公式粗略计算：

1~6个月婴儿体重（kg）=出生体重（kg）+月龄×0.7（kg）

7~12个月婴儿体重（kg）=6（kg）+月龄×0.25（kg）

（2）身高（长）：指头顶至足底的垂直距离。3岁以下儿童应采用仰卧位测量，称身长；3岁以后采用立位测量，称身高。身高（长）的增长规律体重相似，也在婴儿期呈现第一个生长高峰。婴儿出生时平均身长为50cm。6个月为65cm，12个月为75cm。

身高（长）包括头部、脊柱与下肢的长度。这三部分发育速度不一致导致身体各部分比例的差异。出生后第1年头部生长最快，脊柱和下肢较慢。1岁时，头约占身体比例的1/4（图2-1），婴儿体形呈现头大、身体长、下肢短的特点。临床上通过测量上部量和下部量来衡量头、脊柱、下肢所占身高（长）的比例。上部量为头顶至耻骨联合上缘的长度，反映头和脊柱的发育；下部量为耻骨联合上缘至足底的长度，反映下肢的发育。

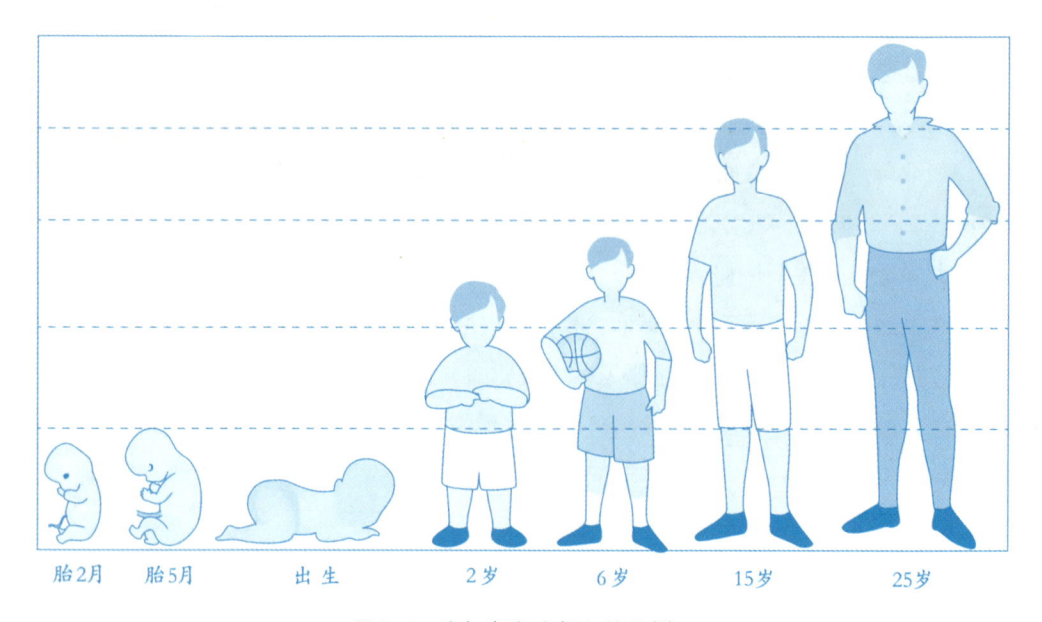

图2-1 头与身高（长）的比例

身高（长）的增长受遗传、种族、内分泌、宫内生长水平的影响较明显，而短期的疾病与营养波动不易影响身高（长）。

（3）头围：指自眉弓上缘经枕后结节绕头一周的长度，是反映脑和颅骨生长的重要指标。脑的发育在婴儿期速度最快，头围监测最有价值。出生时头围平均33～34cm，6个月时约43cm，1岁时约46cm。头围过小常提示脑发育不良；头围过大则提示存在脑积水。

（4）胸围：指沿乳头下缘经肩胛骨下缘绕胸一周的长度，反映肺和胸廓的发育状况。出生时胸围约32cm，较头围小1～2cm，1岁时与头围相等，1岁以后渐较头围大。胸廓的发育与营养和上肢及胸廓锻炼有关。胸廓畸形常见于佝偻病和先天性心脏病等。

2.神经系统　胎儿期神经系统最早发育，出生时大脑重量约为成人的25%，神经细胞数量与成人相同，但树突和轴突少而短。1岁时脑重量为出生时的2倍，完成其50%的脑发育。此期髓鞘形成不完善，神经冲动传导慢且易泛化，不宜形成兴奋灶，故婴儿睡眠时间长，且易发生惊厥、昏迷。

婴儿的某些无条件反射，如觅食反射、拥抱反射、握持反射、吸吮反射等会随年龄增长而消失，否则会影响动作发育。腹壁反射、提睾反射、腱反射等在婴儿期不明显，至1岁时才稳定。3～4个月前的婴儿肌张力较高，克氏征（Kernig）可为阳性。

3.骨骼系统

（1）颅骨：颅骨随脑的发育而增长。颅骨缝出生时尚分离，于3～4个月时闭合。后囟是由顶骨和枕骨构成的三角形间隙，出生时即已很小或已闭合，最迟生后6～8周闭合。前囟是由额骨和顶骨形成的菱形间隙（图2-2），其对边中点连线长度在出生时约为1.5～2cm，后随颅骨发育而增大，6个月后逐渐骨化而变小，1～1.5岁闭合。前囟检查可提示某些疾病，如前囟早闭或过小常见于小头畸形等；前囟迟闭或过大常见于佝偻病、脑积水、甲状腺功能减退等；前囟饱满多见于颅内压增高；前囟凹陷多见于脱水或极度消瘦者。

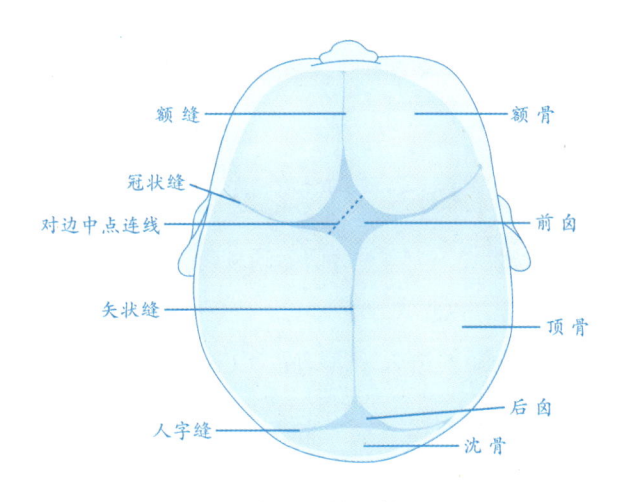

图2-2　颅骨骨缝、前囟和后囟

（2）脊柱：脊柱的增长反映脊椎骨的发育。生后第一年脊柱生长快于四肢，此后四肢生长快于脊柱。脊柱在发育过程中形成3个弯曲，新生儿脊柱仅轻微后凸，3个月时随抬头动作的发育出现颈椎前凸，6个月会坐时出现胸椎后凸，1岁左右行走时出现腰椎前凸，至6~7岁时这3个生理弯曲才由韧带固定。任何影响小儿抬头、坐、立、走的情况都会影响脊柱生理弯曲的正常形成。

（3）长骨：长骨的发育主要依靠其干骺端软骨骨化和骨膜下成骨作用使之增长、增粗。干骺端骨性融合，标志长骨停止生长。随年龄增长，长骨干骺端的骨化中心按一定顺序和部位有规律的出现，反映长骨生长成熟程度。通过X线测定不同年龄儿童长骨干骺端骨化中心的出现时间、数量、形态变化和干骺端融合时间，可判断骨骼发育情况，测定骨龄。

4.牙齿　牙齿的发育与骨骼发育有一定关系。乳牙共20颗。一般在婴儿4~10个月开始出牙，平均6个月，2~2.5岁出齐，12个月仍未萌牙为出牙延迟。乳牙萌出一般下颌先于上颌、自前向后进行（图2-3）。2岁以内乳牙数量约为月龄-（4~6）。乳牙萌出时间与遗传、内分泌及营养状况等因素有关，存在较大个体差异。出牙为生理现象，个别儿童可伴有低热、流涎、睡眠不安等。

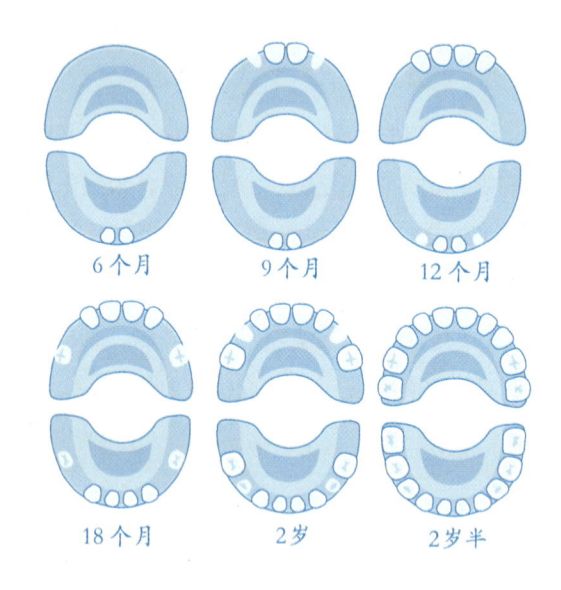

图2-3　乳牙萌出顺序

5.呼吸系统　婴儿呼吸系统发育不完善，呼吸运动较弱，而代谢旺盛，需氧量高，故婴儿呼吸频率较快，约为30~40次/分，以腹式呼吸为主。

6.循环系统　婴儿体液约占体重的70%，细胞外液所占比例高于成人，易因体液丧失而致脱水。婴儿心脏体积较成人大，2岁前心脏多呈横位，心尖搏动位于左侧第4肋间锁骨中线外侧，心率为110~130次/分。由于婴儿心搏出量较少，动脉壁弹性较好，血管口径相对较大，故血压偏低，随年龄增长而逐渐升高。新生儿收缩压平均60~70mmHg，1岁时70~80mmHg；收缩压的2/3为舒张压。

7.消化系统　3个月以下婴儿唾液分泌少，唾液淀粉酶含量低，不宜喂淀粉类食物；5~6个月时分泌增多，但婴儿不能及时吞咽全部唾液，常发生生理性流涎。婴儿食管呈漏斗状，其下段贲门括约肌发育不成熟,控制能力差,常发生胃食管反流。婴儿胃呈水平位,吸乳时又常吞咽过多空气,故易发生溢乳和呕吐。婴儿肠道相对较长,固定差,活动度大,易发生肠套叠和肠扭转。婴儿肝脏相对较大,可在右肋下触及,但肝功能不完善,解毒能力差。婴儿期胆汁分泌较少,对脂肪的消化和吸收能力较差。胰腺分泌量随年龄增长而增加,婴儿期胰蛋白酶和胰脂肪酶活性较低,对蛋白质和脂肪的消化和吸收能力较差。

8. 泌尿系统　婴儿肾脏相对较大,位置较低,易扪及。肾小球滤过率仅为成人的1/4,肾小管的重吸收、排泄、浓缩和稀释功能均不成熟,对水、电解质及酸碱平衡的调节能力较差。婴儿每日尿量约为400~500mL,肾功能在1岁到1岁半时接近成人水平。婴儿输尿管长而弯曲,管壁肌肉和弹力纤维发育不全,易扩张、受压及扭曲,造成尿潴留而诱发感染。婴儿膀胱位置相对较高,尿液充盈后可在耻骨联合上触及。女婴尿道较短,外口暴露且接近肛门,易上行感染;男婴常有包茎和包皮过长,积垢时也易引起感染。

(二) 身体动作发展

运动发育可分为粗大运动和精细运动两大类(图2-4)。婴儿运动功能的发育取决于骨骼、肌肉、神经系统的状况,并遵循由上到下、由近到远、由简单到复杂、由低级到高级的规律,且与感知觉、情感和感知的发展密切相关。

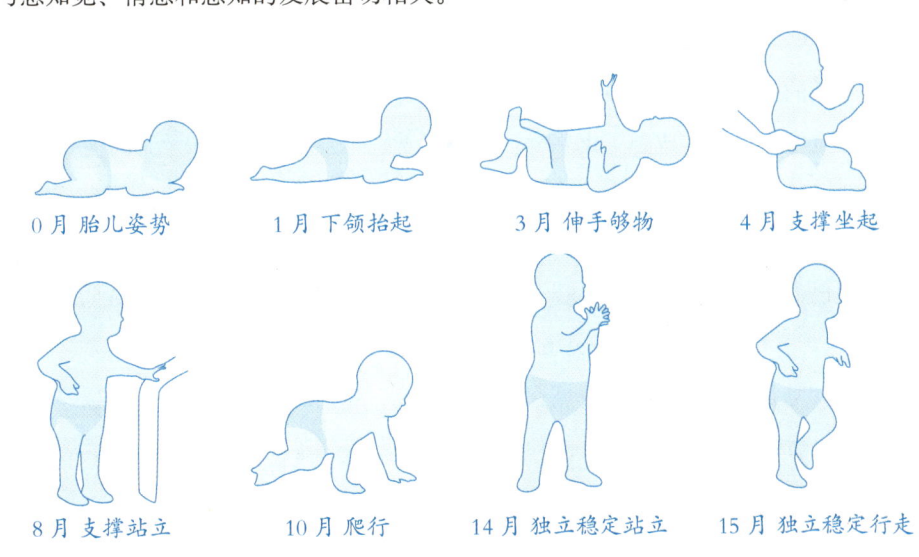

图2-4　儿童运动发育图

1. 粗大运动　粗大运动的发展按照一种可预测的有规律的顺序发展:抬头、翻身、从仰卧或者俯卧状态到翻身坐起、爬行或腹部触地式爬行、扶站、独站、扶走、自行行走。

(1) 抬头:新生儿俯卧时能抬头1~2秒;3个月抬头较稳。

(2) 翻身:4个月可由仰卧翻身至侧卧位。

(3) 坐:6个月能靠双手向前支撑独坐;8~9个月能坐稳。

(4) 爬:8~9个月时能用双上肢支撑爬行;12个月时能手膝并用向前爬。

17

(5) 站立与行走：9个月时可扶着家具站立；11个月时可扶着物体行走；1岁以后可自行行走。

2.精细运动　婴儿认识周围事物的能力是和双手精细运动的发展相关的。其中，够物动作开拓了婴儿探索环境的新途径；通过抓握、翻转和松开物体后观察结果等方式，婴儿可以了解有关物体的情景、声音以及感觉等方面的信息。

婴儿3~4个月握持反射消失后，试用全手掌抓握物体；6~7个月能独自玩弄小物体；出现换手与捏、敲等探索性动作；9个月时能用拇指和示指取物；1岁后可学会用匙、乱涂、翻书等。

（三）感知觉发展

1.视觉　新生儿已有视觉感应功能，瞳孔有对光反应，有眼球震颤现象，于3~4周内自动消失，在安静状态下有短暂注视能力，但只能看清15~20cm范围内物体。第2个月开始出现头眼协调；3~4个月时头眼协调较好，可追物180°，可辨别彩色和非彩色物体；6~7个月时可随上下移动物体垂直转动，出现眼手协调动作，开始认识母亲，喜鲜艳明亮的颜色；8~9个月时开始出现视深度的感觉，能看到小物体。

2.听觉　出生时因鼓室无空气，听力较差；3~7天后听力已良好；1个月时能分辨"吧"和"啪"的声音；3~4个月时头可转向声源（定向反应），听到悦耳声会微笑；6个月时对父母言语有清楚的反应；7~9个月时能确定声源，区别语言的意义；1岁时能听懂自己的名字。

3.味觉和嗅觉　出生时味觉已发育完善。新生儿对不同味道可产生不同的面部表情；4~5个月时对食物味道的微小改变已很敏感，是味觉发育关键期，可适时添加各类转乳期食物。

出生时嗅觉发育已基本成熟；出生后1~2周可辨别母亲气味；3~4个月时能区别愉快和不愉快的气味；7~8个月开始对芳香气味有反应。

4.皮肤感觉　皮肤感觉包括触觉、痛觉、温度觉和深感觉。新生儿眼、口周、手掌、足底等部位的触觉已很灵敏，而前臂、大腿、躯干部位触觉较迟钝。新生儿已有痛觉，但较迟钝，2个月后逐渐改善。新生儿温度觉很灵敏。

5.知觉　知觉是个体对事物各种属性的综合反映。知觉的发展与听、视、触等感觉的发育密切相关。出生后的前几个月，婴儿的知觉能力迅速发展，逐渐能将周围的感觉信息聚集并意会；5~6个月时可通过看、摸、闻、咬、敲击等逐步了解事物各个方面的属性；7~8个月时已能分辨各种复杂的视觉形态；1岁末开始有空间和时间知觉的萌芽。

三、幼儿期

自1~3周岁为幼儿期。幼儿的身体发育速度较之前放缓，但身体动作逐渐发展到有自主行动的能力，语言也在快速发展。

（一）生理变化

1.体格发育

(1) 体重：幼儿2岁时体重约为出生时的4倍（12kg），2岁后到青春期体重每年增长

2kg。2～12岁儿童体重可按以下公式粗略计算：

体重（kg）=年龄×2+8（kg）

（2）身高（长）：1岁后幼儿身高增长速度减慢，平均增长10cm，2岁时身长约85cm，2岁后身高（长）稳步增长，平均每年增长5～7cm。2～12岁儿童身高（长）可按以下公式粗略计算：

身高（长）（cm）=年龄×7+75（cm）

1岁以后幼儿下肢迅速生长，伴随行走下肢的弯曲消失，膨隆的腹部回收，身体逐渐变得瘦长。2岁时，幼儿身体中心点稍低于脐部。

（3）头围：幼儿2岁时平均头围48cm，前囟在幼儿1～1.5岁闭合。

（4）胸围：1岁以后幼儿胸围逐渐增加且超过头围，外形因横径超过前后径而变为椭圆形。

2.神经系统　幼儿神经细胞的分化成熟及脑神经内部组织协调性的增加，是其认知能力发展的生理基础。幼儿期脑部继续发育，但速度减慢。75%的脑部发育在幼儿期完成。脊髓神经的髓鞘化在3岁时基本完成，使神经冲动的传导更快、更有效。

3.骨骼系统　幼儿期处于旺盛的骨化时期，骨骼中含大量胶质，但缺少矿物质，易因外伤造成弯曲。1岁以后幼儿面部骨骼生长速度比脑组织快，下颌开始生长，约2岁半时20颗乳牙出齐，脸型看起来更像父母或其他家庭成员。

4.呼吸系统　随着呼吸系统逐渐成熟，呼吸道易感性较婴儿期降低，呼吸频率为25～30次/分，仍以腹式呼吸为主。

5.循环系统　2岁时，幼儿的心尖搏动位置约在左侧第五肋间锁骨中线稍内侧，2岁后心脏逐渐由横位转为斜位。2～3岁幼儿心率为100～120次/分。2岁以后收缩压可按公式计算：收缩压=（年龄×2+80）mmHg，舒张压为收缩压的2/3。

6.消化系统　幼儿期消化系统功能逐渐成熟，可形成每日奶类两餐+主食两餐的进食规律，但仍须在添加两次点心，即四餐两点制。幼儿已能逐渐控制肠道排泄，可进行排便训练。

7.泌尿系统　幼儿期肾功能趋于成熟，1～1.5岁时可达成人水平。膀胱位置逐渐下移至骨盆内，容积增加，贮尿时间延长，幼儿1.5～3岁时可控制排尿，3岁时膀胱功能接近成人。

（二）身体动作的发展

1.粗大运动　1岁以后，幼儿开始学习独立行走，是其运动功能发展的里程碑，但常跌倒，经2～3个月练习后能平稳的独立行走，进而能后退行走、跑和跳。

2.精细运动　12～15个月幼儿会用勺进食，喜欢涂画、翻书；1岁半时能叠2～3块方积木；2岁时能叠6～7块方积木，能握杯喝水；3岁时能在帮助下穿衣服。

3.感官及认知能力　幼儿手眼协调和定位能力逐渐发展，能将大运动和观察、思维能力结合到一起，喜欢重复同一活动，并借此探求环境，增加对身体的控制感，有助于练习身体动作技巧以达到熟练灵巧的程度。

（三）感觉的发展

1. **视觉** 幼儿期视觉呈远视状态，调节能力较婴儿期成熟。1岁时幼儿眼部肌肉的功能已发育成熟；15个月时目光能准确定位，从而抓取物体；1岁半时能区别各种形状，喜看图画；2岁时可区别垂直线和横线。

2. **听觉** 听觉和儿童的语言发育直接相关。听力障碍如不能在语言发育关键期之前及时干预，可因聋致哑。1岁幼儿的听力技巧可让他模仿环境中的不同声音，可听懂自己名字；13~16个月时可寻找不同声响的声源；2岁时能区别不同声调的声音，能听懂简单指令。

3. **嗅觉和味觉** 幼儿期嗅觉和味觉因受社会背景、文化及认知发展的影响，表现出较大的个体倾向性，后天环境较先天味觉能力更能影响个体对口味的选择。

4. **触觉** 幼儿期触觉更灵敏。2~3岁时，幼儿能通过触觉区分物体的软硬和冷热等属性，能对较小或局部触觉刺激有反应。

四、学龄前期

自满3周岁到6~7岁入小学前为学龄前期。儿童的生长发育日趋成熟。

（一）生理变化

1. **体格发育** 学龄前期儿童每年体重增加2~3kg，身高增长5~7.5cm，4岁时身高约为出生时的2倍，5岁时体重约为出生时的6倍。学龄前期儿童的腹部逐渐变平，肩膀变宽，腿拉长，体形变得修长而强健。6岁时身体比例与成人相近。

2. **神经系统** 学龄前期新的神经元不再形成，但脑部仍继续发育。3岁时，脊髓神经髓鞘化基本完成。4岁时，联结小脑与大脑皮质间的纤维髓鞘化可使手指随意移动来画画。5岁时，脑部重量达成人的90%。4~6岁，儿童左右大脑半球的发展影响优势手（惯用手）的建立。高级神经活动的基本过程（兴奋和抑制功能）也不断增强，儿童觉醒时间延长，并能较好地控制自己的行动。

3. **运动系统** 学龄前期儿童软骨转化成骨的速度加快，骨骼更加坚硬，但骨化过程仍未完成，易变形。此外，女童体脂多于男童，男童则有更多的肌肉组织。

4. **牙齿** 乳牙的钙化在3岁左右完成，6岁左右第一颗恒磨牙萌出。学龄前期乳牙的保护非常重要，将影响恒牙的生长和排列。

5. **呼吸系统** 学龄前期呼吸系统逐渐发育完善，呼吸频率稳步减慢，为20~25次/分。各项呼吸功能储备能力进一步提高。仍以腹式呼吸为主。

6. **循环系统** 学龄前期心脏渐由横位转为斜位，心尖搏动位于左侧第5肋间锁骨中线。心率为80~100次/分，体循环量扩大，左心室负荷增加，血管壁增厚。收缩压为100~110mmHg，舒张压约为收缩压2/3。

7. **消化系统** 学龄前期吞咽和咀嚼功能逐渐完善，消化酶分泌量和活性增加，饮食结构接近成人，但胃容积仍比成人小，胃排空速度较快，应采用三餐两点制。

8.泌尿系统　学龄前期肾功能已达成人水平，每日尿量600～800mL，肾浓缩功能和膀胱贮尿能力增强，每日排尿次数6～7次。4～5岁时，大多数儿童已能控制夜间排尿。

（二）身体动作的发展

学龄前期是各种基本动作技能和习惯动作定型的初期，儿童的粗大运动和精细运动进一步完善和提高，活动也能促进儿童心智的发展。学龄前期大肌肉已有较大发展，儿童喜欢跑、跳、投等大肌肉动作。5～7岁时小肌肉逐渐发展，应提供相应机会训练，但注意避免时间过长造成儿童疲劳和产生厌烦情绪。

（三）感知觉的发展

1.感觉　4岁时，视觉发育完善，味觉更灵敏，儿童对有害刺激可从容退缩；6岁时，视深度进一步发育，视力可达1.0。

2.知觉　学龄前期儿童的知觉发展主要表现在颜色知觉、空间知觉、时间知觉等方面。儿童对颜色正确命名的能力提高。6岁时形状认知能力的发展趋于稳定，能正确分类各种形状。3岁前儿童仅能辨别上下方位，4岁时开始能辨前后方位，5岁时开始以自身为中心辨别左右方位。学龄前儿童对时间顺序的知觉发展较早，但对时间间隔的估计及利用时间标尺的能力发展较慢。

五、学龄期

自6～7岁入小学到进入青春期前为学龄期。儿童身体发展缓慢而稳定，生长发育尚未成熟，成长发展的速度受营养、休息与睡眠时间等多因素影响。

（一）生理变化

1.体格发育　学龄期儿童头部与身体比例逐渐接近成人，颅腔缩小，颜面骨拉长，额窦发育完全，体形受遗传、环境和文化的影响，逐渐与成人相似。身高和体重缓慢而规律增长，身高、体重和身体质量指数（body mass index，BMI）具有明显的性别差异，女孩身体比男孩更圆润柔细。

2.神经系统　脑部大小在6岁时已达成人的90%，之后生长速度放慢，但大脑皮质沟回随智慧增长持续发展。12岁时神经髓鞘化完成，动作协调能力更完善。

3.牙齿　学龄期儿童乳牙逐渐脱落，恒牙迅速生长。牙齿问题可包括因缺牙所致的自我形象紊乱和发音不准，咬合异常以及龋齿。

4.运动系统　学龄期儿童骨骼肌肉的发育使粗大运动和精细运动技巧均有很大发展。能跑步、打球、骑自行车，也能写字、绘画以及弹奏乐器。

5.循环系统　心尖搏动在7岁时移至第5肋，9岁时心脏重量是出生时的9倍。儿童剧烈活动后易疲倦。生命体征与成人相似，心率为70～80次/分，呼吸频率为18～20次/分，收缩压为

95～110mmHg，舒张压为50～60mmHg。

6.呼吸系统　学龄期儿童肺重量为出生时的10倍，肺容积与身体比例逐渐增大，呼吸节律和频率随潮气量增加而变深、变慢，从而使儿童的耐力有所增加。

7.消化系统　学龄期儿童胃肠道的分泌、消化、吸收及排泄功能趋于成熟，随胃容积增加，食量也相应增加。胃痛是常见问题，可能原因为心因性或病理性。

8.泌尿系统　5～10岁儿童肾脏和尿道已接近成人，部分儿童可出现蛋白尿。由于神经系统发育延迟，或因情绪困扰、缺乏训练等，10岁时仍有3%男孩和2%女孩发生尿床。

9.免疫系统　7岁时淋巴细胞数量超过成人，但由于上呼吸道及耳部腺体和扁桃体淋巴组织扩大，生长过度，黏膜脆弱，此处易发生充血及感染。抗体IgG和IgA在9岁时发育已达成人水平，但免疫系统尚未完全成熟。

（二）身体动作发展

学龄期儿童身体动作尚未完全发展，其手眼协调性、反应性和对空间距离的判断均不及成人。在粗大运动方面，7～8岁儿童更喜欢坐着玩的游戏；8～10岁时能参与更长时间的活动，动作姿态优美并有节律；10～12岁时更愿意与同伴活动，动作与成人相似，身体能自主活动。精细动作方面，6岁儿童能系鞋带、写字及绘画；7岁时写字的字体成形并逐渐缩小，字体颠倒现象减少；10岁以后能熟练编织和弹奏乐器。

六、青少年期

青少年期始于12岁终于18～20岁，经历2～4年的青春早期（青春期或思春期）至青春晚期。

（一）生理变化

青少年期生理发生巨大变化，一般持续2年，女生比男生早1～2年。对其发展具有重要意义。

1.体格发育　青少年期出现第二个生长高峰，女生在10～14岁期间体重增加约17kg，男生在12～16岁增加约19kg。女生在10～14岁，男生在12～16岁期间身高平均增长24cm，约25%，至青少年期结束，身高已达成年期的75%～80%，女生通常比男生高。

青少年面部特征为鼻子大而突出，下巴长而厚，两颊颧骨高耸。由于腿部的生长速度快于其他部位，使体形发生改变：头占身高的1/8，腿长比例增加，约为身高的1/2，身体重心降至耻骨联合处。

2.运动系统　青少年的骨骼发育3～4年后如成人体形、样式和比例。由于骨化程度不及骨骼生长快，故青少年易发生运动性损伤，造成压力性骨折。女生肌肉发育高峰为月经初潮开始前1年，男生为遗精前半年。随着雄性激素分泌的增加，至17岁左右，男生肌肉质量约为女生两倍，肌力为女生2～4倍。

3.呼吸系统　肺部外观增大，肺活量增加，呼吸变深变慢，频率为16～20次/分。

4.循环系统　心脏体积增加1倍，心输出量增加，血压增高。女生血压为100～120/

50~70mmHg，男生收缩压略高于女生。脉搏慢而稳定，频率为60~68次/分，女生较男生略高。

5.其他系统　神经系统，脑的质和量趋于成熟；消化系统，胃容积增大，胃酸分泌增多，肠道长度增加，肝脏大小和质量发展为成人；血液系统，女生体液占体重的50%，男生的占60%，血液容积男生增加幅度较女生大，红细胞沉降率女生较男生快；泌尿系统，膀胱容积在青少年期可达1 500mL；基础代谢率与成人几乎相同，男生比女生快约10%。

（二）第二性征与性成熟

在遗传、性别、个体健康状态及环境等因素互动影响下，形成青少年生殖器官发育和成熟的个体生物时间。乳房、阴毛、体毛、骨盆、皮肤、声音等，男女发育顺序基本相同，但出现时间不同。11~13岁，男女生殖器官开始发育并逐渐成熟。

1.女性　女性的乳房是青少年时期第一项身体变化，随着体重快速增长，乳晕和乳头开始发育，皮下脂肪增加，使女性乳房在初潮来临时呈圆锥状，之后乳腺随月经周期逐渐发育，乳房持续增大；阴毛在乳房发育的同时开始长出，色淡、稀疏而微卷，约3年后，阴毛颜色变深，逐渐浓密而卷曲，并覆盖大部分会阴部；腋毛也随之生长至成熟；月经来潮象征女性生殖器官发育完成。女性初潮平均年龄为10~14岁；到性成熟时，有些女性会在手臂、腿部出现体毛。其他变化包括骨盆内径增加且呈圆形，臀部变宽，声音变得尖锐，皮肤跟细腻。

2.男性　约65%的男性乳房在14岁以前会经历增大，至16岁时消失；阴毛发育同女性，但需约6年发育成熟，之后腋毛和胡须开始长出；体毛可陆续在手臂、腿部和胸部出现，发育时间最晚，其质和量受遗传影响；射精现象是男性性发育完成的象征，一般发生在睡梦中，是一种自然舒解的调节动作，与性刺激无关，在13岁左右出现；声音逐渐变得低沉，到18岁左右逐渐稳定。其他变化包括喉结突出，骨架变宽使得肩膀变阔，皮肤厚且粗糙，毛孔较大。

（三）身体动作发展

青少年的身体各部分快速生长，身体动作和生理发育，尤其是运动系统的发育密切相关。女生力量增加约45%，男生增加约65%，而男生力量和耐力均比女生大，负重是女生的1.7倍。因骨骼发育比肌肉发育快，可产生肌肉痉挛和疼痛，以致出现弯腰托背等不良姿势。此外，由于身体各部位发育速率不一致，青少年自身控制可出现不协调，也易发生运动性伤害。当逐渐熟悉个体生理变化后，身体动作日趋精准，并随认知的发展，更易完成复杂的技巧性动作。

第二节　认知和心理学的成长与发展

在儿童成长过程中，认知和心理的发育多反映为日常的行为，其发育的基础是神经系统，尤其是脑的发育，与先天遗传因素及环境密切相关（表2-1）。

表2-1　儿童神经精神发育进程

年龄	粗、细动作	语言	适应周围任务的能力与行为
新生儿	无规律、不协调动作；紧握拳头	能哭叫	铃声使全身活动减少
2个月	直立及俯卧位能抬头	发出和谐的喉音	能微笑，有面部表情；眼随物转动
3个月	仰卧位变为侧卧位；用手摸东西	咿呀发音	头可随看到的物品或听到的声音转动180°；注意自己的手
4个月	扶着髋部时能坐；可在俯卧位时用两手支持抬起胸部；手能握持玩具	笑出声	抓面前物体；自己玩弄手，见食物表示喜悦；较有意识的哭和笑
5个月	扶腋下能站得直，两手各握一玩具	能喃喃地发出单词音节	伸手取物；能辨别人声；望镜中人笑
6个月	能独坐一会，用手摇玩具		能认识熟人和陌生人；自拉衣服；自握足玩
7个月	会翻身；自己独坐很久；将玩具从一手换入另一手	能发"爸爸""妈妈"等复音，但无意识	能听懂自己的名字；自握饼干吃
8个月	会爬；会自己坐起来、躺下去；会扶着栏杆站起来，会拍手	重复大人所发简单音节	注意观察大人的行动；开始认识物体，两手会传递玩具
9个月	试独站；会从抽屉中取出玩具	能懂几个较复杂的词句，如"再见"等	看见熟人手会伸出来要人抱；或与人合作游戏
10~11个月	能独站片刻；扶椅或推车能走几步；拇、示指对指拿东西	开始用单词，一个单词表示很多意义	能模仿成人的动作，招手、"再见"；抱奶瓶自食
12个月	独走；弯腰拾东西；会将圆圈套在要棍上	能叫出物品的名字，如灯、碗；指出自己的手、眼	对人和食物有喜憎之分；穿衣能合作，用杯喝水
15个月	走得好；能蹲着玩；能叠一块方木	能说出几个词和自己的名字	能表示同意、不同意
18个月	能爬台阶；有目标地扔皮球	能认识和指出身体各部分	能表示大小便；懂命令；会自己进食
2岁	能双脚跳；手的动作更准确；会用勺子吃饭	会说2-3个字构成的句子	能完成简单的动作，如拾起地上的物品；能表达喜、怒、怕、懂
3岁	能跑；会骑三轮车；会洗手、洗脸、脱、穿简单衣服	能说短歌谣，数几个数	能认识画上的东西；认识男、女；自称"我"；表现自尊心、同情心、害羞
4岁	能爬梯子；会穿鞋	能唱歌	能画人像；初步思考问题；记忆力强、好发问
5岁	能单腿跳；会系鞋带	开始写字	能分辨颜色，数10个数；知物品用途及性能
6~17岁	参加简单劳动，如扫地、擦桌子、剪纸、泥塑、结绳等	能讲故事；开始写字	能数几十个数，可简单加减；喜独立自主

一、胚胎、胎儿及新生儿期

（一）行为发育

胎儿的行为发育可分为三个阶段。第一阶段，是妊娠6~16周，胎儿对刺激出现肌肉收缩反应，随后出现侧弯运动，呼吸和吞咽运动，妊娠11周以后，胎儿全身的自主运动频繁、多变，母亲可感到胎动。第二阶段，是妊娠17~24周，胎儿的活动突然减少，由全身运动转变为身体各部分独立而有控制的动作。第三阶段，妊娠24~36周，胎儿眼睛开始睁开，活动持续时间更长，可有啼哭、打哈欠、舔大拇指等。

新生儿的一些行为和应答仍与胎儿相似。健康足月新生儿觉醒—睡眠周期约为45~50分钟，有一定规律，表现出深睡、浅睡、瞌睡、安静觉醒、活动觉醒和哭6类明显不同的行为状态。是反映新生儿大脑功能整合的指标，与后期的神经发育特别是大脑的发育密切相关。

（二）能力发展

妊娠1个月时，胎儿在子宫开始进行原始的蠕动；妊娠2个月时，胎儿可进行游泳样运动；妊娠3~4个月的胎儿开始有面部表情；妊娠5个月时，胎儿已能熟练吮吸手指。胎儿视觉发育在第32~34周完成，能通过母亲的活动感觉到昼夜的周期。妊娠4个月时，胎儿的听觉系统基本发育成熟，并可听到子宫外的声音。第10周左右胎儿皮肤已有压觉、触觉功能。妊娠6个月时胎儿能嗅到母亲的气味并记忆在脑中。妊娠30周胎儿已有较发达的味觉，对羊水的味道有一定鉴别力。胎儿的大脑在第20周左右形成，妊娠5个月起脑的记忆功能开始工作。

新生儿一出生即存在某些原始反射，如吮吸反射、觅食反射、拥抱反射、握持反射等，这些神经发射的检查对评定新生儿发育程度和有无脑损伤有一定价值。随着年龄的增长和大脑皮质高级神经中枢发育的成熟，这些神经发射逐渐消失，并在无条件反射的基础上产生了各种各样的条件反射。如出生2周左右的新生儿在被抱起喂奶时出现吮吸动作，形成第一个条件反射，表示大脑皮质功能在进一步发展，使新生儿能够更好的熟悉并适应环境。

二、婴儿期

（一）认知的发展

1.智力的发展　智力是人们适应环境的能力，包括学习能力，抽象思维和推理能力，以及问题解决和决策能力。影响婴儿智力发展的因素包括：遗传、气质、与父母的互动关系及社会与情感发展等。由于婴儿尚未掌握语言，行为能力有限，以及动机难以控制，测量婴儿的智力较为困难。

2.认知发展　认知发展包含了与年龄相关的心理活动变化。著名瑞士心理学家皮亚杰认为婴儿依靠感知动作适应外部环境，构筑动作格式，开始认识客体永久性，后期出现智慧结构。

3.思维和记忆的发展　婴儿的思维和记忆随着生长发育逐渐发展，其中，分类能力、推理能力和记忆能力的发展更为显著。3个月的婴儿能对图形进行认知和辨识，可根据相似的整体外观或物体的明显部分对物体加以区分。10～12个月的婴儿能以简单的方式进行类比推理。新生儿能够表现出对疼痛的心理反应，婴儿能够保留曾经受过创伤的记忆。

4.语言的发展　在掌握语言之前，有一个语言发生的准备阶段，一般为从出生到能够说出第一个具有真正意义的词的时期（0～12个月）称为"前语言阶段"。婴儿出现"牙牙学语"、非语言性声音与姿态交流等现象。语音的获得是从最初的哭声中逐步分化语音，并按照"单音节音→双音节音→多音节音→有意义语音"顺序发展。在婴儿的语言发展过程中父母，尤其母亲的交流互动非常重要。

（二）心理学的成长与发展

1.弗洛伊德的性心理发展理论　奥地利心理学家弗洛伊德认为性本能是个性发展过程中具有重要意义的因素。他用"性心理"来描绘所有感官愉悦的体验，认为人的性心理发展分为5个阶段，即口腔期（0～1岁）、肛门期（1～3岁）、性蕾期（3～6岁）、潜伏期（6～12岁）、生殖期（12岁以后）。如果某一阶段的需求未得到满足，儿童会产生心理及情绪问题，并影响下一阶段的发展。

在婴儿期为口腔期。婴儿专注于与口有关的活动，通过吸吮、咀嚼、吞咽等经口活动来获得愉悦和安全感。断乳和喂食是此期最重要的两大问题。如发展顺利，有助于婴儿情绪及人格的正常发展。如处理不当，则易造成以后悲观、被动、退缩、猜疑等人格特征。

2.艾瑞克森的心理社会发展理论　艾瑞克森将弗洛伊德的理论扩展至社会方面，形成了心理社会发展理论。他将人的一生分为8个心理社会发展阶段，认为每个阶段均有一个在儿童健康人格的形成和发展过程中必然遇到的挑战和危机，成功解决每一阶段的发展问题，就能健康进入下一阶段。反之，将造成不健康的结果并影响下一阶段的发展。

婴儿期的主要心理社会发展问题是信任与不信任，主要发展任务是与照顾者建立信任感，学习爱与被爱。如果照顾者的喂养、抚摸等使婴儿的各种需要得到及时满足，并且这些活动是连续和可预知的，则可发展信任感，总的结果是乐观和信心。反之，如果婴儿经常感受到痛苦、危险和无人爱抚，则会产生不信任感和不安全感，并把对世界的怀疑和害怕情绪带入以后的发展阶段。

3.自我意识　自我意识是人类特有的意识，是作为主体的我对自己及自己与周围事物的关系。包含了儿童所有自身感受的观点、信仰和信念，并影响着他们的人际关系。

婴儿的自我意识是在进行社会接触过程中建立的对个体独立存在的意识。婴儿根据自我探索以及他人的感官刺激了解自己的身体，是主我的萌芽。

4.气质　气质是婴儿对环境进行反应和与环境互动的特有模式，是个体思考、行为、反应的方式，是个性发展的基础。当婴儿的气质与周围环境不协调时，婴儿对变化的适应会与其能力相冲突并产生压力感，易发生心理行为问题。如果婴儿的气质与环境的期望和需求，以及父母采取的调节方式相适应，婴儿的心理行为会向正性的、积极的方向发展。

5.情绪　婴儿先天具有情绪反应能力，依靠这些情绪反应，向成人发出各种心理信息，使自己生存；并在与成人的各种情绪交流中，使自己成长。婴儿期开始出现陌生人焦虑和分离性焦虑，父母帮助和指导婴儿积极应对，可促使其独立性的发展，并为进入下一个自主性的发展阶段做好准备。

三、幼儿期

（一）认知的发展

1.皮亚杰的认知发展理论　瑞士心理学家皮亚杰认为儿童的智力源于他们的动作或行为，智力的发展就是儿童与经常变化着的、促使其不断做出新反应的外部环境相互作用的结果。他把认知发展过程分为4个阶段，即感觉运动期（0~2岁）、前运思期（2~7岁）、具体运思期（7~11岁）、形式运思期（12岁以上）。每个阶段是对前一阶段的完善，并为后一阶段打下基础。幼儿期的认知发展经历了感觉运动期和前运思期。在感觉运动期，幼儿的思维活动仅限于正在和他发生互动的人或事。在感觉运动期末，幼儿逐渐有保留物体形象的能力，并从具体动作中摆脱出来，凭借"表象性思维"来模仿不在眼前的事物。

2.思维和记忆的发展

（1）分类能力：幼儿期的图形识别能力进一步发展。能基于物体共同的功能和行为进行概念性区分。如鸟和飞机模型外形差异不大，但幼儿已能区别。

（2）推理能力：随着知识的积累，幼儿的类比性推理能力有很大拓展，并且能够在接触新的客观物体时，利用与已知物体的相似属性来进行推理。

（3）记忆力：幼儿期开始有重现，并随年龄增长，重现能力相应增强。幼儿期记忆特点为时间短、内容少，易记忆带有强烈情绪的事情，且以机械记忆为主，精确性差。

3.语言的发展　1岁以后，幼儿进入语言学习关键期，并经历单词句和多词句阶段，3岁时初步掌握本民族基本语言。

（二）心理学的发展

1.弗洛伊德的性心理学发展理论　幼儿期的愉悦中心转移到肛门，愉悦感主要来自排泄所带来的快感及对排泄的控制。排泄环境和氛围对儿童个性形成和发展有着深远影响。如父母对幼儿的排便训练恰当，则幼儿能与父母产生和谐关系，养成有序的习惯，学会控制自己，成为以后人际关系的基础。如幼儿有与排便相关的不愉快经历或父母在幼儿排便训练时出现问题，可能在日后形成缺乏自我意识或自以为是、冷酷、顽固等人格特征。

2.艾瑞克森的心理社会发展理论　幼儿期的主要心理社会发展问题是自主—羞愧或怀疑，基本任务是发展自主性。幼儿通过爬、走、跳等动作探索外部世界，通过模仿他人的动作和行为进行学习，任性行为达到高峰，喜欢说"不"。此阶段父母应对幼儿合理的自主行为给予支持和鼓励，避免过分干预，同时应用温和、适当的方式约束幼儿，使其适应社会规则。此期顺利发展的结果是自我控制，建立健康的自主感，反之，将会使幼儿产生羞愧和疑虑，怀疑自己的能力，并停止各种尝试和努力。

3.自我意识的发展　1岁以后，幼儿开始构建"客我"，意识到自己的一些外在特征。2岁时"客我"概念逐渐完善，掌握代名词"我"是幼儿"客我"概念发展的重要里程碑。18~30个月幼儿能根据自己的外在特征，如年龄、性别等进行归类，以区别自己和他人。幼儿期以自我为中心，所有积极的体验对其自尊的发展都是重要和有价值的。12~18个月幼儿能听从简单的指令和要求，出现自我控制，已作好学习社会规则的准备。

4.道德的发展　1~2岁幼儿以自我为中心，随个人需求而活动。2岁以后，幼儿从集中自身逐渐转向集中权威（父母或其他照料者），无条件的遵从制定规则的权威人物的要求只是为了回避惩罚。其行为与道德未发生联系，没有语言和行为一致的观念，只根据行为结果判断其好坏。

5.情绪的发展　幼儿的情绪趋于多样化，学习经验和身体状况也会影响情绪的发展。1岁幼儿已具有愉快、兴奋、得意、喜爱、厌恶、惧怕、苦恼、愤怒等情绪。1.5~2岁时，情绪日渐多元化，分化程度接近成人。但情绪很不稳定，且以外在行为为主。父母应协助幼儿正确表达和控制情绪，促进情绪良好发展。

四、学龄前期

（一）认知的发展

1.智力的发展　智力发展的速度在10岁前最快，之后逐渐减慢。至学龄前期末，智力发展80%左右，儿童已能较为自如的运用语言。

2.皮亚杰的认知发展理论　皮亚杰认为学龄前期处于前运思期，儿童已能由以自我为中心逐渐转变为考虑他人，能利用不同的符号系统，如语言、绘画、幻想等来呈现所经历的事情，但思考方式出于直觉，缺乏逻辑推理能力。

3.思维的发展　学龄前儿童的抽象逻辑思维开始发展，概念、判断和推理的发展也遵循着从直觉行动到具体形象，再到抽象的发展趋势。

4.语言的发展　学龄前期是口头语言发展的关键时期。儿童已能掌握本民族口头语言，对句子的结构及文法的运用，语言表达及理解能力均有明显进步，语言逐渐成为与社会互动的主要模式。

5.前阅读能力的发展　学龄前期儿童已能领会他人的话，也可以向他人表达自己的意思，逐渐理解直观画面的局部或整体的内容，并通过口头语言将其表达出来。学龄前期儿童的读物主要是图画材料，且有时需成人帮助来阅读，是前阅读期，其发展水平直接影响以后真正意义上阅读能力的发展。

（二）心理学的发展

1.弗洛伊德的性心理发展理论　3～6岁儿童处于弗洛伊德性心理发展理论中的"性蕾期"。本我的冲动转向生殖器，性器官成为儿童获得满足的主要来源，并注意到男女在生理上的差别。男孩经由恋母情结而模仿父亲，女孩经由恋父情结而模仿母亲，逐渐学会男、女应有的行为类型，并对同性产生认同。此期顺利发展有利于形成正确的性别行为和道德观念，如发展不顺利，则会导致日后的许多行为问题，如攻击，以及自大、自恋、同性恋等各种"性偏离"。

2.艾瑞克森的心理社会发展理论　学龄前期的主要心理社会问题是主动—内疚或罪恶感。主要特征是活跃的入侵性行为。其顺利发展的结果是建立方向感和目标感。随着社会技巧的增加，学龄前期儿童乐于自己创造游戏活动并热情主动地学习很多事情，也能够意识到危险和威胁。如果鼓励儿童尝试新的知识技能和获得新经验，给予他们学习如何计划和实施活动的空间和机会，可使其获得更多自信和创造力。反之，如果成人总是指责或严格限制儿童的行为，会使其产生内疚感、缺乏自信、态度消极、怕出错而过于限制自己的活动。

3.自我意识的发展　学龄前期儿童的自我意识发展非常迅速，其中4～5岁是加速期。但自我意识的各个因素发展并不同步：首先是自我评价（主要是自我概念）的发展，其次是自我体验（主要是自尊）的发展，最后是自我控制的发展。

4.情绪的发展　学龄前期儿童的情绪复杂程度和社会化程度都较前一年龄段有所提高，对其人际交流、社会化发挥重要作用，从而影响其心理、行为的发展。父母应协助儿童克服不良情绪，导向建设性的宣泄，并学习控制自己的行为。

5.道德的发展　随着认知水平的提高，学龄前期儿童对社会标准有了一定概念，道德判断能力也有所提高，但往往不明白哪种行为可接受或不可接受，因此，父母应帮助儿童抑制不当行为，指示何种行为可接受，学习团体对是非的评价，有助于其建立人格特质。

6.性别认同的发展　学龄前期儿童已有强烈的按性别进行玩耍的观念，开始有了性别角色认同，并有性别明确的玩具和游戏偏好。男孩更喜欢球类运动，女孩更喜欢洋娃娃；男孩喜欢参与攻击性游戏，女孩更喜欢以关怀主题为取向的游戏。此时儿童对自己和同伴的身体很好奇，父母应向其灌输"隐私"和"公共"的观念以保护儿童安全和预防性虐待。

五、学龄期

（一）认知发展

1.皮亚杰的认知发展理论　学龄期儿童的认知发展从前运思期进入具体运思期。儿童不再以自我为中心，能较客观的看待周围事物，理解事物的转化，并能凭借具体形象进行逻辑推理活动，形成守恒概念，即能认识到客体外形变化，但特有属性不变，能进行可逆性思维。

2.智力　智力不固定且不易被测量，不能简单地和成功相联系。智商应在专家的引导下谨慎使用，使其能分析和获悉儿童能力和需要，从而使儿童受益。

3.创造力　创造力与家庭气氛、亲密情感及出生顺序有关，学校教育方针、内容和方法等也会影响儿童创造力的发展。应采取包容、鼓励和尊重态度引导学龄期儿童思想和行为，减少不必要干涉，允许提出不同问题和见解，使他们感到自己的思想和行为有价值。

4.记忆力　学龄期儿童能运用不同方式进行学习，经过同化作用和调试作用，将旧知识和新知识重新组合整理，纳入自己的认知领域。对于记忆运作方式的理解，有助于寻求对自身有利的记忆策略。应帮助儿童先理解再记忆，多给予练习机会，并注意适当休息，以加强记忆力的效果。

5.语言与沟通　学龄期是精炼语言阶段，儿童已能注意到单词意义的多样性，开始理解含义抽象的概念，如玩笑、谜语、双关语及隐喻等。能掌握结构复杂的语句，并能用较艰深的文字进行描述，也能灵活运用逻辑分析能力，而较少使用感觉及动作特性的文字。

9岁以后，儿童能了解复杂语句和语意，在沟通能力上有很大进步，更喜与人沟通，有助其学习和思考。应提供更多社交机会，父母也可常与儿童阅读书报、讨论问题、发表意见，使其将内心情绪正确完整表达，促使儿童语言发展、人际沟通和人格发展趋于成熟。

（二）心理发展

1.弗洛伊德的性心理发展理论　弗洛伊德认为学龄期儿童处于性潜伏期，儿童早期的性欲冲动被压抑到潜意识里，把精力放到智力和身体的活动上，其兴趣不再限制于自己的身体，而转移至周围事物，愉快感来自对外界环境的体验，喜欢与同性别伙伴游戏或活动。此期如发展顺利，可获得很多人际交往经验，促进自我发展。反之，则会造成强迫性人格。

2.艾瑞克森的心理社会发展理论　艾瑞克森认为学龄期儿童的主要心理社会发展问题是勤奋对自卑，是成长过程中的一个决定性阶段。儿童迫切的学习各种知识和技能，学会遵守规则，从完成任务中获得乐趣和满足感。如果此期儿童能出色完成任务并受到鼓励和赞扬，则可发展勤奋感，结果应是学会与他人竞争，求得创造和自我发展，形成有能力的品质；如果无法胜任指定任务，遭受挫折和指责，则会产生自卑感，结果可能无法持续某项工作、缺乏耐心、易怒等；或可能成为工作狂，出现偷窃、说谎等行为。

3.性别角色　学龄期儿童开始学习不同的性别角色，并将这些信息纳入自我概念中。男孩的态度和行为越来越富有阳刚之气，女孩则没有显示出阴柔之气的相应变化，而偏爱男孩的爱好和活动，使女孩参与更多的混合性游戏。

4.自我发展　进入学校后，学龄期儿童会从父母、老师和同学对自己的态度和观点，以及和同伴竞争的结果中，逐渐形成自我意识，从而逐渐区分出自己与他人的观点和需要。

5.情绪　随认知及交往的发展，学龄期儿童情绪出现起伏变化和多样化，表现更为复杂，方式也有所不同，且有强烈动机去学习控制情绪。应引导和营造积极的环境，培养正向情绪，适当表达负向情绪，有助于以后形成成熟稳定的情绪，建立健全"自我概念"和"情绪管理"能力。

6.道德　7岁以后，儿童进入科尔伯格道德发展理论中的道德循规期，其特点是以取悦和帮助他人为导向。儿童观察他人的标准，并将其内化，希望得到权威人士的赞同，能分辨和评判他人意图，发展自我想法。随后开始发展社会体系和良心的认知，道德价值观进入利他阶段，知道做好事或尽义务，以维持传统秩序和他人期待。

7.兴趣　　随着智力和认知能力的发展，学龄期儿童的兴趣爱好进一步拓展，除游戏和活动外，还喜欢收集特殊东西，喜欢唱歌、跳舞、绘画、手工艺等艺术。喜欢阅读、看电影等。

六、青少年期

（一）认知发展

1.皮亚杰的认知发展理论　　青少年的认知发展是智力发展的最后阶段，皮亚杰将其称为形式运思期。青少年的思维能力接近成人水平，不仅能思考具体的（现存的）事物，也能思考抽象的（可能发生的）情境，并具有综合性的思维能力、逻辑推理能力及决策能力。

2.智力　　随着神经系统的髓鞘化与分化，大脑功能逐渐完善，青少年的智力发展呈现稳定的持续增长状态。先天遗传与生理成熟规划了智力发展的范畴，而文化、教育等后天环境因素决定了在此范畴内智力发展的程度。个体的天赋能力、内在动机、接受刺激的质与量、练习机会等都会影响智力的发展。

3.语言　　随着青少年思维能力的提高，语言和交流能力进一步增强。男生的交谈更富有竞争性，喜欢比较知识和经验，女生则更喜欢谈论自己、个人感受和她们的关系。

（二）心理发展

1.弗洛伊德的性心理发展理论　　弗洛伊德认为青少年进入了成熟性欲的两性期，潜意识中的性冲动开始涌现，对异性发生兴趣，进而与异性建立较亲密的友谊，随后发展为与异性的感情。这会使青少年极度焦虑，进而采取包括知性化和禁欲在内的防卫行动。通过对政治、哲学、宗教、人生意义等高谈阔论的知性化，寻找和建立青少年自己的价值观，同时应对性冲动。此外，青少年通过禁止或放弃某种喜爱的事物，来学习自我控制，以此建立信心，这种行为也可视作消除依恋的努力之一。

2.艾瑞克森的心理社会发展理论　　艾瑞克森认为青少年期主要的心理社会发展问题是角色认同对角色混淆。随着身体迅速而显著的变化，青少年开始关注自我，在意别人对自己的看法，并与自我概念相比，在适应自己承担的社会角色的同时，又想扮演自己喜欢的形象，为追求个人价值与社会概念的统一而困惑和努力。此期顺利发展可建立青少年独立自主的人生观念，完善社会能力，发展自身潜能，形成忠诚的品质。反之，则会导致角色混淆，没有安全感和自控力。

3.自尊　　青少年自尊的发展受到父母支持、控制及参与，对家庭凝聚力的感知，对家庭的归属感，相貌吸引力，同伴的欢迎程度等因素影响。高自尊的青少年能自信、自爱，也能尊重和爱他人，在群体中较受欢迎，并能在相应环境中与人合作，遵守道德和伦理。低自尊的青少年对自己满意度低，没有自信，常产生自弃，表现出与权威人士价值观相反的行为，如偷窃、打架等。

4.独立　青少年期逐渐形成个体化认同，选择自己的朋友，归属于自己的同伴团体，脱离对父母的依赖，以表示自己成熟和长大。此时父母与青少年的联系以及家庭氛围现状会影响认同形成的个体化，与青少年建立常规沟通渠道，寻求平衡点，有助于其独立性的发展和表达，促进认同的形成。

5.情绪　认知的发展使他们具有逻辑推理能力，拥有成熟判断潜能，然而这种潜能因经验和自律缺乏而大受影响。内分泌系统在青少年期发展迅速，激素分泌旺盛，尤其睾酮，使男生比女生更容易冲动和情绪失控。生理上的变化和障碍使青少年易产生情绪压力。

6.道德　青少年道德发展是范围更广、层次更高的对错判断能力的发展，开始面临没有明确是非答案的道德困境，并受人格、情绪、文化及认知发展的影响。多接触道德思考推理层次较高的人，广泛深入讨论、辩论、阐明或参与和扮演道德两难的困境等方式，均有助于青少年的道德发展。

7.兴趣　心智发育逐渐成熟，抽象思考能力，分析、归纳和演绎能力进一步增强，引发青少年对生命、信仰、社会现象等领域的思考和答案寻求。青少年通过与他人沟通，与自己对话，同时运用具体或象征的方式理解自己与他人兴趣的差异，自然产生各种兴趣，并达到思考的成熟层次。

第三节　社会学的成长与发展

一、胚胎、胎儿及新生儿期

（一）亲子关系

创设良好的亲子关系，不仅影响儿童以后各种人际关系的形成，而且关系到儿童的生存状态及健康心理的形成。胎儿在生长过程中熟悉母亲的自然节律，如心跳等。在新生儿期，触摸、眼神交流、父母与新生儿之间声音和气味反应等方式有助于建立良好的亲子关系。

（二）社会支持系统

社会支持系统是指一个人从社会网络中所获得的支持和帮助，被广泛认为是一个对人类健康有益的社会因素。每个孩子都孕育和出生在一个家庭环境中，在家庭中刺激和支持是最重要的需求。胎儿和新生儿都要求父母对他们有所反应，新生儿尤其需要父母与之交谈，以及一个健康并能够满足其需求的生长环境。此外，围产期的社会支持系统，如亲戚、近邻和朋友以及社区等，也可及时提供安全有效的服务，内容可涉及孕期保健、分娩过程、产褥期保健及喂养知识等。

二、婴儿期

（一）亲子关系

婴儿与母亲或母亲代理人之间形成的由爱连接起来的永久性心理联系称为依恋。婴儿和母亲之间的温暖、亲密、持续的依恋情感关系对以后的人格发展至关重要。婴儿的脸部特征，性格特征，握持、吸吮等反射以及其他与母亲之间的互动；母亲与婴儿的目光接触和交流，稳定的情绪；家庭中支持性的伴侣关系都可促进婴儿安全型依恋关系的形成。

（二）同伴关系

同伴关系是儿童早期除亲子关系外的重要社会关系，有利于形成良好的社会适应性和积极的情感，有助于认知能力、自我评价和自我调控系统的发展。

婴儿在出生后前半年能够与同伴相互接触、注视，但其行为是单向的，不具有真正的社会性。6个月以后，婴儿通过相互的微笑和"咿呀"，开始初步的社会性的相互反应。1岁以后，婴儿开始有协调的互动行为，他们相互注视的次数和时间都会增加，会相互微笑及发声示意。

三、幼儿期

（一）亲子关系

幼儿期仍处于依恋阶段。1岁以后，幼儿开始具有物体恒存在的概念，知道母亲在看不见的时候仍然存在，会回到自己身边。陌生人焦虑和分离性焦虑逐渐缓解，与他人的社会交往逐渐增多。

（二）同伴关系

1岁以后，幼儿社会性交流更加复杂，范围更大，同伴间互动的时间和强度也随之增长。幼儿间出现互惠性游戏，如一人骑车，一人推车。幼儿在游戏间互换角色，积极交往，同时常伴语言和情绪反应。其与同伴协调行为的能力进一步发展，学会更多社会化技能及人际交流的次序。同伴既是幼儿学习社会化技能的强化物和榜样，又是认识自己、发现自己、完善自己的镜像，是儿童在社会化发展和人格形成过程中不可缺少的一部分。

四、学龄前期

（一）依恋关系

学龄前期儿童开始与依恋对象（通常是父母）建立确定关系，能预测依恋对象的行动，洞察其情感和动机，形成对依恋对象的一种永远联系和持续性反应系统。此时父母的教养方式在儿童社会化进程中发挥重要作用，可促进儿童健康依恋关系的发展。

鲍姆令德将父母的教养方式分为4类，即权威型、专制型、溺爱型和忽视型。其中权威型是最理想的教养方式。在学龄前期，父母应采取与儿童协商的方法共同做出决定，在合理范围内满足儿童独立自主的要求，同时对其保持一定的控制度。

（二）同伴关系的发展

学龄前期儿童认为同伴就是朋友，一起玩就是友谊，尚未形成友谊的概念。儿童与照顾者安全的依恋关系，教师对儿童公正、客观的评价以及信任和鼓励，与同伴良好的游戏活动，都能促进儿童健康的同伴关系形成和发展。

五、学龄期

（一）同伴关系

学龄期儿童喜欢同性友伴，并从中选择相处愉快的儿童，逐渐发展友谊关系，使儿童变得敏感、友爱，能给予并期待对方分尊重。学龄期儿童友谊的变化分为：3～7岁的暂时性玩伴友谊；4～9岁的单项支持，6～12岁的双向公平合作，9～15岁的亲密、相互分享关系，以及12岁以后的自主与相互依赖。

随着社会性的快速发展，儿童合作性增加，有很多成熟的行为，乐于与同辈群体相处，并希望被接受。同辈群体提供了成人无法给予的知识和慰藉，使其掌握社会技能的同时，启发群体归属感，影响儿童心理的健康发展。

（二）家庭与学校

学龄期儿童对母亲的中心形象逐渐转移，对爱护和讲理的母亲，仍会尊重；对严厉的母亲，则会抗拒和反驳。儿童与同伴相处时间逐渐增加，与父母相处时间减少，但仍然依赖父母无条件的爱，把父母作为知识和权威的来源，其成长与发展仍然需要父母提供安全和权威。

学校在儿童正确的社会化过程中起着重要作用。儿童必须在学校学会遵守规章制度，回应老师的要求，成功的与同龄人互动，并学会料理日常事务。同时，老师的鼓励和信任有助于发觉他们的潜能，提高在校表现。

六、青少年期

（一）同辈关系

同辈互动提供了家庭内不可获得的知识，使青少年学会性关系、同情、领导、冲突以及其他事情的解决方法，有助于建立其价值观和态度，产生正向的自我意识。同时，同辈群体为青少年独立、自主和归属提供了支持性情景，提供了一个可以表达观点、宣泄自我情感，并和同伴分享的场所。

（二）两性关系

青少年发展的同伴友谊较前期更密切，由同性交往逐渐转为异性交往，并可形成固定一对的少男少女。随交往频率和彼此契合度的增加产生异性间的感情。当两性关系非常亲密后，青少年开始试探性从事包括牵手、拥抱、爱抚直至性交等性活动，以满足生理快慰，增进彼此间沟通，提供证明成熟和认同的新经验，以及排除压力等。

（三）家庭与学校

青少年开始进入获得更多自主性的过程，放行和保留控制之间的平衡极具挑战。民主家庭结构使父母和子女能平等参与家庭决策，而父母仍保持最后的权威。培养青少年日后具有健康自主感。如果青少年的改变和独立需求难以被父母接受，则会使其共享活动减少，情感表达频率降低，亲子冲突在所难免。

学校是青少年建立自尊和同伴友谊，发展认知及角色认同的场所，也是为青少年职业生涯提供准备和咨询的场所。老师、同学以及青少年自己的在校表现和成就等均能影响其认同能力、社会交往能力、社会关系以及职业规划等，并对其未来阶段产生影响。

第四节 儿童保健

一、各年龄期儿童特点及保健

（一）胚胎、胎儿及新生儿期特点及保健

1. 胚胎、胎儿特点及保健　胚胎、胎儿的发育与孕母的健康、营养状况、生活环境和心理卫生等密切相关，故此期保健重点为孕母的保健，目的使胎儿在宫内健康生长发育，直至安全娩出，降低围产儿死亡率。

（1）产前保健：定期产检，加强观察和随访，预防遗传性疾病与先天畸形，保证孕母充足营养和良好的生活环境。

（2）产时保健：帮助孕母选择正确的分娩方式，合理使用器械助产，预防产伤及产时感染。

（3）胚胎、胎儿期心理卫生：做好优生准备和适宜的胎教。

2. 新生儿特点及保健　新生儿各组织和器官功能发育不成熟，对外界环境变化的适应性和调节性差，抵抗力弱，易患各种疾病，且病情变化快，发病率和死亡率较高，尤其是第1周的死亡率占新生儿死亡总数的75%左右。保健重点在生后第1周。

（1）产后保健：产房温度保持在26~28℃；新生儿娩出后迅速清除口鼻分泌物，保证呼吸道通畅；严格消毒、结扎脐带；记录出生时Apgar评分、体温、呼吸、心率、体重及身长；经评估正常者予以母婴同室，尽早母乳喂养；高危儿送入监护室密切观察。

（2）居家保健：①保证良好环境：房间应阳光充足，通风良好，温湿度适宜。保持温度在22~24℃，湿度在55%~65%。冬季注意保暖，夏季避免室温过高。②日常护理：指导家长观察新生儿精神状况、面色、呼吸、体温、哭声及大小便等情况；每日沐浴保持皮肤清洁；衣服柔软、易穿脱且不妨碍肢体活动；勤换尿布以防尿布性皮炎。③预防感染和疾病：保持新生儿居室及用具清洁卫生；减少探视，接触新生儿前应洗手；按时计划免疫及新生儿疾病筛查。

④早期教养：鼓励家长与新生儿进行眼与眼的交流及皮肤接触，鼓励对新生儿说话、唱歌等，促进新生儿的感知觉和智力发育以及与父母的情感连接。

（3）家庭访视：新生儿家访一般为4次，高危儿或检查发现异常者适当增加访视次数。通过了解新生儿出生情况及出生后生活状况、预防接种、喂养与护理等情况；观察新生儿一般情况，有无产伤、黄疸、畸形、皮肤与脐部感染等；新生儿体格检查；喂养与日常护理指导等，早期发现和干预问题，降低新生儿疾病发生率或减轻疾病的严重程度。

（二）婴儿特点及保健

婴儿的生长发育最迅速，对能量和营养素尤其是蛋白质的需要量较多。随月龄增加，婴儿从母体获得的免疫物质逐渐减少，而自身免疫功能尚未成熟，易患各种感染性疾病和传染病。

1．合理喂养　4～6个月婴儿提倡纯母乳喂养，人工喂养儿首选配方奶粉。6个月以后及时正确添加转换期食品，为离乳做准备，并使其适应多种食物。

2．日常护理　每日沐浴，保持皮肤清洁；注意口腔护理，4～10个月乳牙萌出后，每晚用指套或软布清洁乳牙；婴儿衣物应舒适、宽松，便于穿脱及四肢活动，按季节增减衣服和被褥；保持充足睡眠，培养良好睡眠习惯；每日进行户外活动，以增强体质，预防佝偻病。

3．早期教育　婴儿大便次数减少至每日1～2次时可开始训练定时大便，会坐后可以练习大便坐盆，每次3～5分钟。通过游戏、沟通和有目标的训练，可促进婴儿视觉、听觉、动作和语言的发展。

4．预防疾病　按时计划免疫，定期体格检查，检测婴儿生长发育，以便早期发现问题，及时干预和治疗。

（三）幼儿特点及保健

幼儿生长发育速度减慢，但神经心理发育迅速，对周围事物产生好奇，乐于模仿，行走和语言能力增强，活动范围增加，其心理社会发育最迅速，但因免疫功能不完善，且对危险事物识别能力差，易发生感染性和传染性疾病，事故发生率增加。

1．合理膳食　幼儿生长发育仍较快，应注意供给足够的能量和优质蛋白质，保证营养充足且均衡。同时，注意培养良好进食习惯和就餐礼仪，就餐前避免过度兴奋或疲惫，就餐时不玩耍，鼓励自用餐具，成人做好榜样。

2．日常护理　衣着舒适，易于穿脱和自理。幼儿夜晚睡眠10～12小时，白天小睡1～2次，用低沉的声音重复讲故事可助其入眠。注意口腔保健，2～3岁可培养幼儿自己早晚刷牙，饭后漱口的习惯，少吃易致龋病（龋齿）食物，定期口腔检查。

3．早期教育　1～2岁幼儿可开始进行大小便训练，应给幼儿穿易脱的裤子，并注意采用赞赏和鼓励的方式，以利于排便习惯的培养。通过游戏、讲故事、唱歌等多种方式促进幼儿语言发育。为幼儿选择合适的玩具促进其动作发展。同时，注意培养幼儿良好的行为和生活自理能力。

4．预防疾病和事故　每6个月为幼儿做健康检查，监测生长发育，预防疾病。指导家长防止异物吸入、外伤、中毒、溺水等意外事故的发生。注意预防幼儿违抗、发脾气和破坏性行为等常见心理行为的发生。

（四）学龄前期儿童特点及保健

学龄前期儿童体格发育速度较前减慢，但语言、动作、神经精神发育较快，具有好奇、多问的特点。易患急性肾炎、风湿病等免疫性疾病。且因活动范围增大，喜模仿而无经验，易发生各种事故。学龄前期可塑性大，是性格形成关键时期。

1.合理膳食　食品制作多样化，搭配合理，以保证能量和蛋白质的摄入。注意培养健康饮食习惯和良好的进餐礼仪。

2.日常护理　鼓励儿童自理。保证良好睡眠环境和睡眠质量，学龄前期儿童每日睡眠时间在11～12小时。

3.早期教育　通过游戏有意识的提高其思维能力、动手能力和自理能力，培养良好的学习习惯和道德品质。

4.预防疾病和事故　加强体格锻炼。每年进行1～2次体格检查，防治近视、龋病、缺铁性贫血、寄生虫等疾病。监测生长发育，加强预防接种。开展安全教育，预防外伤、溺水、中毒、交通等事故发生。同时注意防治学龄前期常见心理行为问题，如吮拇指、咬指甲、遗尿、手淫、攻击性或破坏性行为等。

（五）学龄期儿童特点及保健

学龄期儿童大脑皮质功能发育更成熟，认知和社会心理发展迅速，是接受科学文化教育的重要时期。学龄期儿童机体抵抗力增强，发病率降低，但仍需注意用眼和口腔卫生，端正坐、立、行姿势，防治精神、情绪和行为等问题。

1.合理膳食　膳食要求营养且均衡，重视早餐和课间加餐，补充强化铁食品。

2.体格锻炼　每日进行户外活动和体格锻炼，如体操、跑步、游泳、球类活动等，注意内容和强度适当，循序渐进。

3.预防疾病和事故　继续按时预防接种和定期体格检查，培养正确的坐、立、行走和读书等的姿势，预防近视及脊柱异常弯曲等畸形的发生；学习交通规则和事故的防范知识，预防车祸、溺水等意外事故，学习发生地震、火灾时的安全逃生知识；防治常见心理行为问题，如拒绝上学、注意缺陷多动障碍、情绪行为问题及特殊发育障碍等。

（六）青少年特点及保健

青少年期是个体由儿童过渡到成人的时期，是体格发育的第二个高峰期，也是体格、体质、心理和智力发育和发展的关键时期。其特点包括：体格及性器官发育迅速；心理与社会适应能力发展相对缓慢；神经内分泌调节不稳定。

1.保证充足营养　膳食营养充足且均衡，以满足青少年体格生长、脑力劳动和体力运动的消耗；保持良好饮食习惯，避免偏食、挑食和厌食。

2.培养良好习惯　保证充足睡眠和休息，每日睡眠时间8小时以上，以满足青少年迅速生长的需求；培养良好卫生习惯，加强少女经期卫生指导。

3.青少年期生理和心理卫生教育　进行正确的性教育，使青少年在生理、心理方面健康发展；接受系统法制教育，树立正确的人生观、价值观，培养良好道德品质，形成健康的生活方式。

4.预防疾病和事故　定期健康检查，防治急性传染病、沙眼、屈光不正、龋病、肥胖、神经性厌食和脊柱侧弯等疾病；进行安全教育，预防运动创伤、车祸、溺水、打架斗殴等意外事故；防治常见心理行为问题，如出走、自杀及对自我形象不满等。

二、儿童营养

（一）能量与营养素的需要

1.能量的需要　人体能量主要由食物中的宏量营养素供给。宏量营养素在体内产能分别为蛋白质4kcal/g（16.8kJ/g）、脂肪9kcal/g（37.8kJ/g）、糖类（碳水化合物）4kcal/g（16.8kJ/g）。它们所提供的能量是维持儿童健康的前提，缺乏或过剩均会影响儿童健康。儿童对能量的需要包括基础代谢率、食物热力作用、生长发育、活动和排泄5个方面。其中，生长发育所需的能量为儿童所特有，其需要量与儿童生长发育的速度成正比。

2.营养素的需要

（1）宏量营养素：①蛋白质：是构成人体细胞和组织的重要成分，与各种生命的功能和活动密切相关，且有供能作用，占总能量的8%~15%。②脂类：包括脂肪、胆固醇和磷脂，是机体的第二供能营养素，是构成人体细胞的重要成分，是必需脂肪酸的来源和脂溶性维生素的载体，也是神经系统发育必不可少的物质。婴儿期脂肪所提供的能量占总能量的35%~50%，随年龄增长，此比例有所下降，年长儿为25%~30%。③碳水化合物：是能量的主要来源，可与脂肪酸或蛋白质合成糖脂、糖蛋白和蛋白多糖，从而构成细胞和组织。2岁以上儿童膳食中，糖类供能应占总能量的50%~65%。

（2）微量营养素：①维生素：是维持人体正常生理功能所必需的一类有机化合物，体内含量极少，不产生能量，主要功能是调节人体新陈代谢。根据其溶解性可分为脂溶性（维生素A、维生素D、维生素E、维生素K）与水溶性（B族维生素和维生素C）两大类。其中脂溶性维生素排泄较慢，缺乏时症状出现较慢，过量易中毒。水溶性维生素排泄迅速，需每日供给，缺乏时症状出现快，过量不易中毒。维生素A、维生素D、维生素C、维生素B_1是儿童容易缺乏的维生素。②矿物质：包括占人体总重量0.01%以上的常量元素和占体重0.01%以下的微量元素。常量元素有7种，分别是钙、磷、镁、钠、钾、氯、硫。其中钙和磷接近人体总重量的6%，构成人体的骨骼和牙齿等组织，婴儿期钙的沉积高于生命的任何时期，保证钙的补充非常重要，但摄入过量可能造成危害，应控制在2g/d以下。微量元素有14种，分别是碘、锌、硒、铜、钼、铬、钴、铁、锰、镍、硅、锡、钒、氟，需通过食物摄入，具有非常重要的生理功能。其中铁、锌、碘缺乏症是全球最主要的微量营养素缺乏病。各种维生素和矿物质的作用和来源见表2-2。

表2-2 各种维生素和矿物质的作用和来源

年龄	粗、细动作	语言
维生素A	促进生长发育和维持上皮组织的完整性,为形成视紫质所必需的成分,与铁代谢、免疫功能有关	肝、牛乳、奶油、鱼肝油;有色蔬菜和水果。动物来源占一半以上
维生素B_1（硫胺素）	是构成脱羧辅酶的主要成分,为糖类代谢所必需,维持神经、心肌的活动功能,调节胃肠蠕动,促进生长发育	米糠、麦麸、葵花籽仁、花生、大豆、瘦猪肉含量丰富;其次为谷类 鱼、菜和水果含量少;肠内细菌和酵 母可合成一部分
维生素B_2（核黄素）	为辅黄酶的主要成分,参与体内氧化过程	乳类、蛋、肉、内脏、谷类、蔬菜
维生素B_3（烟酸、尼克酸）	是烟酰胺腺嘌呤二核苷酸及烟酰胺腺嘌呤二核苷酸磷酸的组成成分,为体内氧化过程所必需;维持皮肤、黏膜和神经的健康,防止烟酸缺乏症,促进消化 系统的功能	肝、肾、瘦肉、鱼及坚果含量丰富,谷类
维生素B_6	为转氨酶和氨基酸脱羧酶的组成成分,参与神经氨基酸及脂肪代谢	各种食物中,亦由肠内细菌合成一部分
维生素B_{12}	参与核酸的合成、促进四氢叶酸的形成等,促进细胞及细胞核的成熟,对生血和神经组织的代谢有重要作用	动物性食物
叶酸	叶酸的活性形式四氢叶酸是体内转移"一碳基团"的辅酶,参与核苷酸的合成,特别是胸腺嘧啶核苷酸的合成,有生血作用胎儿期缺乏引起神经管畸形	绿叶蔬菜、水果、肝、肾、鸡蛋、豆类、酵母含量丰富
维生素C	参与人体的羟化和还原过程,对胶原蛋白、细胞间黏合质、神经递质（如去甲肾上腺素等）的合成,类 固醇的羟化、氨基酸代谢、抗体及红细胞的生成等均有重要作用	各种水果及新鲜蔬菜
维生素D	调节钙磷代谢,促进肠道对钙的吸收,维持血液钙浓度,有利骨骼矿化	人皮肤日光合成,鱼肝油、肝、蛋黄
维生素K	由肝脏利用、合成凝血酶原	肝、蛋、豆类、青菜;肠内细菌可合部分
钙	凝血因子,能降低神经、肌肉的兴奋性,是构成骨骼、牙齿的主要成分	乳类、豆类为主要来源,某些绿色蔬菜
磷	是骨骼、牙齿、细胞核蛋白、各种酶的主要成分,协助糖、脂肪和蛋白质代谢,参与缓冲系统,维持酸碱平衡	乳类、肉类、豆类和五谷类
铁	血红蛋白、肌红蛋白、细胞色素和其他酶系统的主要成分,帮助氧的运输	肝、血、豆类、肉类、绿色蔬菜,动 物来源吸收好
锌	为多种酶的成分	贝类海产品、红色肉类、内脏、干果类、谷类芽胚、麦麸、豆、酵母 等富含锌
镁	构成骨骼和牙齿的成分,激活糖代谢酶,与肌肉神经 兴奋行为有关,为细胞内阳离子,参与细胞代谢过程	谷类、豆类、干果、肉、乳类
碘	为甲状腺素的主要成分	海产品含量丰富,蛋和奶含量稍高,植物含量低

（3）其他膳食成分：①膳食纤维：指不易被消化的食物营养素，主要来自植物的细胞壁，包括纤维素、半纤维素、果胶、树脂和木质素等。其主要功能是吸收水分、软化大便、增加大便体积和促进肠蠕动等。②水：是人体不可缺乏的物质，参与新陈代谢和体温调节。婴儿新陈代谢旺盛，水的需要量相对较多，约为150mL/（kg·d），以后每3年减少25mL/（kg·d）。

（二）儿童营养与膳食安排

1. 婴儿喂养　婴儿喂养的方式有母乳喂养、部分母乳喂养及人工喂养3种。

（1）母乳喂养：母乳是满足婴儿生理和心理发育最好的天然食物，母乳喂养可以满足6个月婴儿全部液体、能量和营养素的需要，是全球范围内提倡婴儿健康饮食的重要方式。①母乳成分的变化：分娩后7天内的乳汁为初乳，乳量少，色淡黄，质地黏稠，含蛋白质高（90%为乳清蛋白）而脂肪低，维生素A、牛磺酸和矿物质含量丰富，并含有初乳小球（充满脂肪颗粒的巨噬细胞和其他免疫活性细胞），对新生儿生长发育和抗感染能力非常重要。7~14天为过渡乳，脂肪含量增加，蛋白质和矿物质逐渐减少。14天以后为成熟乳，脂肪含量最高，泌乳量可达每日700~1 000mL，6个月以后，每日泌乳量及营养成分随时间减少。②母乳喂养的优点：营养丰富，易消化吸收；增强婴儿抵抗力；增进母婴感情，利于婴儿心理健康发育；喂养方便经济，温度适宜；可加快母亲子宫复原，减少再受孕机会。③母乳喂养禁忌：母亲感染HIV或患有严重疾病如活动性肺结核、癌症、精神类疾病以及重症心、肾疾病等不宜哺乳。④断乳：婴儿6个月开始引入半固体食物，并逐渐减少哺乳次数，增加引入食物的量，继续母乳喂养至24月龄。断乳后仍应保证充足的乳制品摄入。

（2）部分母乳喂养：母乳与配方奶或牛乳、羊乳等动物乳同时喂养婴儿，有2种情况。①补授法：是补充母乳量不足的方法。母乳哺喂次数不变，每次先哺母乳，将两侧乳房吸空后，再以配方奶或动物乳补足。②代授法：用配方奶或动物乳一次或数次替代母乳的方法。可为断离母乳做准备。

（3）人工喂养：6个月以内的婴儿由于各种原因不能母乳喂养时，以配方奶或动物乳（牛乳、羊乳等）完全替代母乳喂养的方法。①动物乳的特点：人工喂养常用牛乳，但其乳糖含量低，宏量营养素比例不当，增加肾脏负荷，缺乏免疫因子，成分不适合婴儿。羊乳营养价值与牛乳相似，但叶酸含量很少，长期单独以羊乳喂养易致营养性巨幼细胞性贫血。②牛乳的改造：包括以牛乳为基础改造的配方奶，其成分接近人乳，是人工喂养和婴儿断乳时的首选；以及全牛乳的稀释、加糖、加热改造。③乳量摄入的估算：婴儿每日需能量约100kcal（418kJ）/kg。采用配方奶喂养时，因一般市售配方奶粉100g供能约500kcal（2 029kJ），故婴儿每日需配方奶粉约20g/kg，可满足其能量需要。采用全牛乳喂养时，因8%糖牛乳100mL供能约100kcal（418kJ），故婴儿每日需8%糖牛乳100mL/kg，且应在两次喂乳之间加水，婴儿每日总液量150mL/kg，减去喂乳量即为饮水量。

（4）婴儿食物转换：婴儿4~6个月后，随着生长发育逐渐成熟，需由出生时的纯乳类喂养向固体食物转换。婴儿的食物转换过程是使其逐渐适应和喜爱各种食物,并培养自行进食及良好的饮食习惯,最终顺利过渡到以固体食物为主的食物过程。①不同喂养方式婴儿的食物转换:纯母乳喂养婴儿是以配方奶逐渐直至完全替代母乳,同时引入其他食物;部分母乳喂养和人工喂养婴儿是逐渐引入其他食物。②食物转换原则:引入食物的质与量应循序渐进,由少到多、由稀到稠、由细到粗、由一种到多种,逐渐过渡到固体食物。天气炎热及婴儿患病时应暂停引入新食物。③食物转换的步骤和方法:换乳期食物是除母乳或配方奶外,为过渡到成人固体食物所添加的富含能量和各种营养素的泥状食物(半固体食物)。引入食物的时间和过程应适应婴儿的接受能力,具体步骤和方法见表2-3。

表2-3 婴儿换乳期食物引入

年龄	6月龄	7~9月龄	10~12月龄
食物形状	泥状食物	末状食物	碎状、丁块状、指状食物
餐次	尝试,逐渐增加至1餐	4~5次奶,1~2餐其他食物	2~3次奶,2~3餐其他食物
谷类	选择强化铁的米粉,用水或奶调配;开始少量(1勺)	强化铁的米粉、稠粥或面条,每日30~50克	软饭或面食,每日50~75克
蔬菜水果类	尝试,逐渐增加到每天1餐	每日碎菜25~50克,水果20~30克	每日碎菜50~100克,水果50克
肉类	开始尝试蔬菜泥(瓜类、根茎类、豆荚类)1~2勺,然后尝试水果泥1~2勺,每日2次	开始添加肉泥、肝泥、动物血等动物性食品	添加动物肝脏、动物血、鱼虾、鸡鸭肉、红肉(猪肉、牛肉、羊肉等),每日25~50克
蛋类	尝试添加	开始添加蛋黄,每日自1/4个逐渐增加至1个	1个鸡蛋
喂养技术	暂不添加	可坐在高椅子上与成人共进餐,开始学习用手自我喂食。可让婴儿手拿条状或指状食物,学习咀嚼	学习自己用勺进食;用杯子喝奶;每日和成人同桌进餐1~2次咀嚼

2.幼儿膳食安排 幼儿膳食中能量和营养素的配比和摄入需满足幼儿的生理需要。蛋白质约40g/d,其中优质蛋白占50%。蛋白质、脂肪、糖类产能比约为1:3:6。一日四餐(奶类2餐,主食2餐)两点为宜,食物种类多样,注意色、香、味、形且富于变化,以刺激幼儿食欲。进餐时应鼓励幼儿自主进食,培养良好生活习惯和进食技能。

3.学龄前儿童膳食安排 学龄前儿童正处于生长发育阶段,营养素的需要量高于成人。一日三餐两点为宜,应以谷类食物为主,并注意粗细合理搭配,保证充足蛋白质、维生素和水的摄入,注意食量与体力活动的平衡,促使体重增长。同时培养不挑食、不偏食的良好饮食习惯。

4.学龄儿童和青少年膳食安排 青少年期是儿童体格和智力发展的关键时期,也是行为和生活方式形成的重要时期。青少年生长发育速度加快，对营养素的需求增加。应三餐定时定量，保证早餐质量，多饮白开水，进食富含钙、铁、锌和维生素C的食物。保持健康体重，避免盲目节食，预防和控制肥胖。

（三）儿童营养状况评估

用于衡量儿童每日平均摄取的营养素与其生理所需是否相称。常用方法包括健康史咨询和营养调查。

1. 健康史咨询　询问儿童每日进食种类和数量，换乳期食物引入情况，有无偏食、腹泻及便秘等，以此了解儿童进食情况，评估有无消瘦、面色苍白、出汗、夜惊、夜盲等营养缺乏症状。

2. 营养调查

（1）膳食调查：了解儿童膳食组成，计算每日膳食中各种营养素的摄入量，参照同龄儿童每日膳食营养素的推荐摄入量、体格发育指标参考值及生化检验正常值来整体评估膳食是否均衡合理，满足儿童每日所需。

（2）体格检查及体格发育评估：对儿童进行全面的体格检查，能发现营养素缺乏的早期体征，如维生素A缺乏常表现眼干燥不适；维生素D缺乏儿童常有夜惊、枕秃等。此外，通过对儿童体重、身高、头围、胸围等的体格发育指标测量，掌握其生长发育状况，间接评价儿童营养和健康水平。

（3）实验室检查：通过试验方法测定儿童体液或排泄物中各种营养素及其代谢产物有关化学成分，了解营养素在个体中吸收利用情况，有利于某些疾病的早期诊断。

三、儿童游戏

游戏是儿童生活中一个重要组成部分，也是儿童与他人进行沟通的重要方式。儿童通过游戏来识别自我和外界环境，发展智力及动作的协调性，初步建立社会交往模式，学习处理简单的人际关系等。

（一）游戏的功能

1. 促进儿童体格发育及感觉运动功能的发展　通过踢球、骑车、捉迷藏等游戏，增加儿童活动量，促进体格生长，强身健体。同时，儿童感觉运动功能得以不断发展，动作协调性和精细度逐渐提高。

2. 促进儿童智力发展　游戏可以帮助儿童识别物体形状及用途等，理解数字的含义，了解时间和空间等抽象概念，促进语言表达的能力和技巧，获得解决简单问题的能力。

3. 促进儿童社会化及自我认同　婴幼儿通过游戏探索自己的身体，并把自己和外界分开。通过一些集体游戏，儿童学会与他人分享，关心集体，认识自己在集体中所处的地位，并能适应自己的社会角色。同时，能够测试自己的能力，逐渐调整自己的行为举止，遵守社会所接受的行为准则，建立一定社会关系，并学习解决相应的人际关系问题。

4.促进儿童创造力　儿童在游戏中可以充分发挥自己的想象，成人对他们的想法或经验给予鼓励有助于其创造力的发展。

5.治疗性价值　对于住院患儿，游戏还有一定辅助治疗作用。通过游戏，患儿可发泄不良情绪，缓解其紧张或压力；同时，护理人员可观察患儿病情变化，了解患儿对疾病的认知程度、对住院、治疗及护理等经历的感受。此外，它还为护理人员向患儿解释治疗和护理过程、进行健康教育等提供机会。

（二）不同年龄阶段游戏的特点

1.婴儿期　多为单独性游戏。婴儿常独自玩耍，游戏主要内容是自己的身体，喜欢用眼、手、口探索事物，对颜色鲜艳、能发声的玩具感兴趣，兴趣集中于自己的活动，很少注意和关注他人。

2.幼儿期　多为平行性游戏。幼儿与他人一起，偶尔会相互模仿或沟通和交换玩具，但基本是独自玩耍，不会彼此合作，如看书、搭积木、奔跑等。

3.学龄前期　多为联合性游戏。儿童一起玩同样或类似的游戏，彼此能交换意见和相互影响，但没有严谨的组织、明确的领袖和共同的目标，每个儿童都可按自己的意愿去表现。

4.学龄期　多为竞争性游戏。游戏的竞争性和合作性高度发展，儿童能围绕团体目标高度组织活动，制定规则并遵守，进行角色分工，并出现游戏中心人物。

5.青少年期　游戏内容因性别而有很大差异。女孩对社交活动更感兴趣，男孩更喜欢运动中的竞争及胜利感。青少年对父母的依赖逐渐减少，主要从朋友处获得自我认同感。

四、意外伤害预防

意外伤害指因各种因素综合作用而引起的人体损伤，已成为威胁儿童健康和生命的主要问题。意外伤害重在预防，成人应做好儿童的安全教育和监护工作。

（一）窒息与异物进入机体

1.常见原因

（1）3个月内婴儿易因盖被、母亲身体、吐奶等造成窒息。

（2）婴幼儿易发生异物进入机体呼吸道、消化道等，如瓜子、花生、果冻、纽扣、硬币等。

（3）成人喂药不当或强迫喂药。

2.预防措施

（1）给小婴儿盖被时注意口、鼻不被堵塞，婴幼儿床上应无杂物。

（2）看护婴幼儿须做到放手不放眼、放眼不放心。

（3）儿童进餐时避免说、笑、逗、跑，成人勿惊吓、责骂儿童。

（4）危险物品应放置在儿童不易取到的地方，不给婴幼儿整粒的瓜子、花生、果冻以及带刺、带核、带骨的食物。

(二) 中毒

1. 常见原因　包括有毒动植物、药物、化学药品等。

2. 预防措施

(1) 保证儿童食物清洁、卫生、新鲜。

(2) 教育儿童勿随意采食，避免食入有毒物。

(3) 药物及杀虫剂等日用有毒物品固定放置、妥善保管。

(4) 使用煤气或煤炉需注意开窗通风，定期检查管道，避免漏气，防止一氧化碳中毒。

(三) 外伤

1. 常见原因　包括骨折、关节脱位、灼伤及电击伤等。

2. 预防措施

(1) 婴幼儿居室内应设有保护性设施，家具边缘以圆角为宜，不能单独将婴幼儿放在房间。

(2) 妥善管理热源、电源、火源等。

(3) 妥善放置易燃、易爆、易碎品等。

(4) 大型玩具如滑梯、攀登架等应符合安全标准，定期检查维修，儿童玩耍时须有成人监护。

(5) 室内地面宜铺地毯或用地板，户外活动场地应平整无碎石、泥沙。

(6) 做好雷电、火灾、地震等突发事件的安全教育。

(四) 溺水与交通事故

1. 常见原因　溺水是游泳中最严重的意外伤害，失足落井或掉入水缸、粪缸也可造成溺水。随着道路和交通工具的发展，交通事故发生呈上升趋势。

2. 预防措施

(1) 看管、教育儿童远离公路、河塘玩耍，水缸、粪缸应加盖。

(2) 不能单独将婴幼儿留在澡盆中，教育儿童不可去无安全措施的池塘、江河玩水或游泳。

(3) 教育儿童遵守交通规则，不在马路上玩耍，做好儿童的接送工作。

(4) 做好安全教育，儿童外出时应有成人陪护。

五、计划免疫

计划免疫是根据免疫学原理、儿童免疫特点传染病疫情的监测情况制定的免疫程序，通过有计划的将生物制品接种到儿童体内，确保其获得可靠的抵抗疾病的能力，从而达到预防、控制乃至消灭相应传染病的目的。

(一) 免疫方式及常用制剂

1. 主动免疫及常用制剂　主动免疫是指给易感者接种特异性抗原，刺激机体产生特异性的免疫力。这是预防接种的主要免疫方式。特异性抗体进入机体后，经过一定期限才能产生抗体，在持续1~5年后逐渐减少，需适时加强免疫以巩固免疫效果。

主动免疫制剂统称为疫苗。按其生物性质可分为灭活疫苗、减毒活疫苗、类毒素疫苗、组分疫苗及基因工程疫苗。

2.被动免疫及常用制剂　被动免疫是指未接受主动免疫的易感者在接触传染源后，被给予相应的抗体，使之立即获得免疫力。其特点是免疫效果产生快，维持时间短（约3周），主要用于应急预防和治疗。

常用的被动免疫制剂包括免疫球蛋白、抗毒素、抗血清。此类制剂来自动物血清，对人体是一种异性蛋白，注射后易引起过敏反应或血清病，应谨慎使用。

（二）免疫程序

目前，我国国家卫生健康委员会要求通过接种相应疫苗，做好包括乙型肝炎、结核病、脊髓灰质炎、百日咳、白喉、破伤风、麻疹、甲型肝炎、流行性脑脊髓膜炎、流行性乙型脑炎、风疹、流行性腮腺炎、流行性出血热、炭疽和钩端螺旋体病这15种传染病的预防（表2-4）。

表2-4　儿童计划免疫程序

疫苗	接种对象月(年)龄	接种剂次	接种部位	接种途径	接种剂量/剂次	备注
乙肝疫苗	0、1、6月龄	3	上臂三角肌	肌内注射	酵母苗5μg/0.5mL，CHO苗10μg/1mL、20μg/1mL	出生后24小时内接种第1剂次，第1、2剂次间隔≥28天
卡介苗	出生时	1	上臂三角肌中部略下处	皮内注射	0.1mL	
脊灰疫苗	2、3、4月龄，4周岁	4		口服	1粒	第1、2剂次，第2、3剂次间隔均≥28天
百白破疫苗	3、4、5月龄，18~24月龄	4	上臂外侧三角肌	肌内注射	0.5mL	第1、2剂次，第2、3剂次间隔均≥28天
白破疫苗	6周岁	1	上臂三角肌	肌内注射	0.5mL	
麻风疫（麻疹疫苗）	8月龄	1	上臂外侧三角肌下缘附着处	皮下注射	0.5mL	
麻腮风疫苗（麻腮疫苗、麻疹疫苗）	18~24月龄	1	上臂外侧三角肌下缘附着处	皮下注射	0.5mL	
乙脑减毒活疫苗	8月龄，2周岁	2	上臂外侧三角肌下缘附着处	皮下注射	0.5mL	

（续表）

疫苗	接种对象月(年)龄	接种剂次	接种部位	接种途径	接种剂量/剂次	备注
A群流脑疫苗	6～18月龄	2	上臂外侧三角肌附着处	皮下注射	30μg/0.5mL	第1、2剂次间隔3个月
A+C流脑疫苗	3周岁,6周岁	2	上臂外侧三角肌附着处	皮下注射	100μg/0.5mL	2剂次间隔≥3年;第1剂次与A群流脑疫苗第2剂次间隔≥12个月
甲肝减毒活疫苗	18月龄	1	上臂外侧三角肌附着处	皮下注射	1mL	
出血热疫苗（双价）	16～60周岁	3	上臂外侧三角肌	肌内注射	1mL	接种第1剂次后14天接种第2剂次,第3剂次在第1剂次接种后6个月接种
炭疽疫苗	炭疽疫情发生时,病例或病畜间接接触者及疫点周围高危人群	1	上臂外侧三角肌附着处	皮上划痕	0.05mL（2滴）	病例或病畜的直接接触者不能接种
钩体疫苗	流行地区可能接触疫水的7～60岁高危人群	2	上臂外侧三角肌附着处	皮下注射	成人第1剂0.5mL,第2剂1.0mL,7～13岁剂量减半,必要时7岁以下儿童依据年龄、体重酌量注射,不超过成人剂量1/4	接种第1剂次后7～10天接种第2剂次
乙脑灭活疫苗	8月龄(2剂次),2周岁,6周岁	4	上臂外侧三角肌下缘附着处	皮下注射	0.5mL	第1、2剂次间隔7～10天
甲肝灭活疫苗	18月龄,24～30月龄	2	上臂三角肌附着处	肌内注射	0.5mL	2剂次间隔≥6个月

（三）预防接种的准备及注意事项

1.**环境准备** 预防接种场所光线明亮，空气新鲜，温度适宜；接种及应急物品准备齐全，摆放有序，标识明显；疫苗应冷藏保存。

2.**心理准备** 做好家长和儿童的宣传解释，消除其紧张、恐惧心理；接种不宜空腹进行，避免晕厥。

3.**严格执行免疫程序** 掌握接种剂量、次数、间隔时间及不同疫苗的联合免疫方案。一般接种活疫苗后4周、接种灭活疫苗后7～10天，再接种其他疫苗。及时记录及预约，告知接种后需留观30分钟，并交代注意事项和处理措施。

4.**严格掌握禁忌证** 通过问诊和查体，了解儿童有无接种禁忌证。对患急性传染病（包括疾病恢复期及有急性传染病接触史而未过检疫期者）、慢性消耗性疾病、活动性肺结核、过敏性疾病、先天性免疫缺陷疾病、肝肾疾病以及发热的儿童均不能接种疫苗；正在接受免疫抑制剂治疗的儿童，应推迟常规的预防接种；近1个月内注射过免疫球蛋白者，不能接种活疫苗；对于疫苗的特殊禁忌证，应严格按照使用说明执行。

5.严格执行查对制度及无菌操作原则　仔细核对儿童姓名、年龄，疫苗名称、剂量及用药途径，严格按规定执行；疫苗开启后不能接触消毒剂，消毒皮肤待干后方可注射；接种活疫苗前，只用75%乙醇消毒；疫苗开启后应在2小时内用完；接种后剩余活疫苗应按规定烧毁。

6.其他

（1）2个月以上婴儿接种卡介苗前应做结核菌素试验，阴性者方可接种。

（2）脊髓灰质炎疫苗应冷开水送服，且服用后1小时内禁热饮。

（3）接种麻疹疫苗前1个月及接种后2周避免使用胎盘球蛋白和丙种球蛋白制剂。

（四）预防接种的反应与处理

1.一般反应　多数儿童仅有轻微的一般反应，无需特殊处理，适当休息，多饮水即可。反应较重者，可做局部热敷等对症处理；反应严重者，如局部红肿持续扩大，高热不退，则应及时就医。

（1）局部反应：注射部位在接种后数小时至24小时可出现红、肿、热、痛，有时伴局部淋巴结肿大。反应程度具有个体差异，持续时间2～3天。

（2）全身反应：主要表现为接种后24小时内出现不同程度发热，多为中、低度热，持续1～2天，可伴头晕、腹泻、全身不适等。

2.异常反应　极少数儿童可能出现晕厥、过敏性皮疹、过敏性休克、血管神经性水肿等。晕厥多因紧张、空腹、疲劳或室内闷热等情况所致，发生时应立即将患儿平卧，头稍低，协助饮少量热水或糖水，必要时针刺或按压人中、合谷穴。过敏性休克多在疫苗注射后数秒或数分钟内发生。一旦发生，应立即抢救，并随时准备皮下或静脉注射1：1 000肾上腺素。

3.偶合症　指受种者正处于某种疾病的潜伏期，或存在尚未发现的基础疾病，接种后巧合发病。偶合症的发生与疫苗接种无关，预防措施为严格掌握预防接种禁忌证。

案例回顾

衡量儿童营养状况的最佳指标是体重。目前成成体重12kg，身长85cm，头围48cm，结合计算公式和生长发育规律分析，目前成成最可能的年龄为2岁。成成目前能进行跑，可双手扶栏杆上下楼梯、双脚跳、向前踢球等粗大运动；能进行模仿画直线、叠6～10块积木、用双手端碗和用勺吃饭等精细运动。可参考本章节幼儿期保健重点和膳食安排为成成提供适合的保健方案和膳食指导。

第三章
患病儿童护理及其家庭支持

章前引言

由于儿童年龄和认知的差异性,对疾病和住院的理解与成人不同,在承受住院所带来的压力时,不同年龄段的患儿,其应对方式有所差异。要求护理人员给予个性化的沟通、评估方式。儿科护士应该理解不同年龄段患儿的身心反应,认识到家庭在帮助患儿应对住院压力方面的重要作用,运用专业知识和技能为患儿及其家庭提供全面的支持。

学习目标

1. 说出儿童医疗机构的种类、设置以及护理管理的特点。
2. 举例说明儿科护患沟通的原则与技巧。
3. 说出儿童健康评估的内容和注意事项。
4. 能描述住院患儿的心理反应和护理。
5. 描述安宁疗护的主要路径和服务内容。
6. 学会采用不同方法评估患儿的疼痛，并提供适当的护理措施。

思政目标

1. 培养正确的职业观，养成临床护理工作认真严谨的职业素养。
2. 树立医学人文理念，激发同理心，促进护患关系的和谐。

案例导入

患儿男性，3岁，主诉腹痛24小时伴呕吐6小时入院。

查体：患儿神志清楚，精神萎，体温39℃，屈曲收腹，哭闹不止，不配合查体。

陪同母亲描述给患儿吃了冰西瓜，自责不已。

思考题

1. 为案例中的患儿进行健康评估时，需着重注意什么？
2. 如何评估该患儿疼痛程度？
3. 该患儿因疼痛出现烦躁情绪，如何缓解？

第一节　儿童医疗机构的设置及护理管理

我国儿童医疗机构可分为3类：儿童专科医院、妇幼保健院和综合医院中的儿科。不同的医疗机构，其环境设置和内部管理会略有不同，以儿童专科医院的设置最为全面，包括门诊、急诊、住院部，整体设计考虑儿童心理、行为和审美特点，以打造儿童友好型医院。

一、儿科门诊

（一）儿科门诊的设置

儿科门诊与一般门诊设置类似，设置有预诊、收费挂号、候诊室、诊疗室、输液室、采血中心、化验室等，同时配备儿童独特性的硬件设置，包括哺乳室、儿童专用如厕设施、游乐场所等。儿童门诊由于陪伴就诊人数较多，易造成人员聚集，候诊区域应宽敞、明亮、空气流通，并设置有候诊椅和必要的便民措施。

随着互联网医疗概念的迅速普及，越来越多的儿科门诊提供自助医疗服务，包括在线预约、智能预问诊、电子病历卡、自助机挂号收费等，大大减少儿科患者候诊时间，提升患者就诊体验。

（二）护理管理

儿科门诊的人员多、流动量大，而且患儿家长的焦急程度往往大于其他科室的就诊人员。因此，儿科门诊在护理管理上应做好以下几个方面的工作：

1.密切观察病情　儿童病情变化快，在预诊及门诊整个诊治过程中，护士应经常巡视观察患儿，发现问题及时联系医师并处理，如对体温过高患儿进行物理降温等处置。

2.预防院内感染　制订并执行消毒隔离制度，严格遵守无菌技术操作要求，及时发现传染病的可疑征象，并予以隔离等。合理安排、组织及管理，提高就诊速度，减少人员聚集。

3.人性化服务　由于患儿年龄小、活泼好动，治疗配合度低，不利于开展相应疾病治疗。需要护理人员具备高度的责任心，以热情温柔的态度给予患儿及家属提供护理服务。在患儿候诊期间，可根据患儿疾病及年龄等，采用绘本、多媒体设备等形式开展健康教育。

二、儿科急诊

（一）儿科急诊的特点

儿童起病急、来势凶、病情变化快，且症状常不典型，应仔细观察尽快明确诊断，必要时做好抢救处理。同时，儿童疾病具有一定的季节规律性，如冬季的呼吸道感染、秋季轮状病毒感染等，应根据规律提前做好准备和应急预案。

（二）儿科急诊的设置

儿科急诊一般设置有预检、抢救室、观察室等，各室备有抢救设备和药物等，考虑到儿童年龄和体格差异、儿科急诊应配备适合各年龄段儿童适用的医疗设备和药品，如不同型号的简易呼吸器、气管插管等，及时准确地为患儿进行诊治。

（三）护理管理

1.重视急诊五要素　人、医疗技术、药品、仪器设备和时间是急诊抢救质量的五大要素。首先急诊护士应熟练掌握各种儿科急诊抢救技能，具备敏锐的观察力和冷静细致的特质，出现紧急情况时，能迅速配合医师开展抢救，并在医师到达现场前给予必要的生命支持处置。合理分诊以安排急诊患儿的就诊顺序，特殊患儿可开辟绿色通道，先就诊后挂号，确保抢救措施及时进行。规范做好抢救药品和设备的使用、保管、补充、维护等，以确保供应。

2.完善相关制度　明确各岗位职责，做好相关的应急准备，做好动态的护理人力调配，保证患儿得到及时有效的诊疗和护理。加强护理人员急救理论技能、法律意识及职业道德修养的培训等。

3.坚持"以人为本"的理念　儿科急诊的家属一般都认为自己的孩子是最重最急的，进而需要得到最为迫切的急诊服务，如果缺乏及时有效的沟通，很容易发生护患纠纷。因此在岗护理人员应该注意人文关怀，以接纳和安抚的态度去倾听和理解家属的暂时不理解，对于不配合的家属需要采取一定的技巧性语言进行沟通，避免和此类家属正面冲突。

三、儿科病房

儿科病房可分为普通病房和重症监护室，重症监护室还可分为儿科监护病房（Pediatric intensive care unit，PICU）、新生儿监护病房（Neonatal intensive care unit，NICU）、外科监护病房（Surgical intensive care unit，SICU）等。

（一）普通病房的管理

1.普通病房设置　儿科普通病房布局与一般病房类似，包括病室、护士站、治疗室、操作室、配膳(奶)室、厕所、医务人员工作生活区域等。整体环境具有明显的儿童特色，颜色鲜亮，装饰有各类儿童喜闻乐见的卡通图案，设有儿童游戏区，并提供适合本单元收治患儿特点的玩具和书籍，以帮助患儿更快地适应住院生活。同时儿科病房的硬件设备的选择应全面考虑儿童年龄及身高等特点，如全围栏病床、防撞条、弧形转角、防烫伤装置、小号马桶等，以保障住院患儿的安全，防止意外伤害。

2.普通病房护理管理　普通病房夜间灯光应较暗，以免影响睡眠。无论设施设备还是日常护理的操作，都要考虑患儿的安全问题，防止坠床、烫伤、用药差错等不良事件。加强工作人员手卫生，严格执行手卫生的五个时机（接触患者前、无菌操作前、接触患者后、接触患者体液后、接触患者周围环境后）。同时也应加强对患儿和家长的健康教育，提高其自我保护意识。对长期住院的学龄期患儿要适当安排学习时间，形成规律的作息生活，减轻或消除离开学校后的寂寞、焦虑心理。

（二）监护病房的管理

1. 重症监护设置　监护室应与普通病房和手术室邻近，方便转运和抢救，室内备有各种抢救设备和监护设备。监护室主要由监护病房、隔离病房和辅助用房(治疗室、护士站、医护办公室等)组成。监护病房的床位安排可分为集中式和分散式。集中式是将床位集中在一个大房间内，中央设置护士站，该方式的优势为便于观察抢救，节约人力；分散式是将床位分散于小房间内，房间之间用透明玻璃隔开，该方式的优势为噪音较少和方便隔离。国内监护室多为无陪，一般每周设有探视日和病情解答日。随着互联网医疗的普及，家长可以实现在线探视，减少院内感染节约家属时间，并能促进医患沟通，提升满意度。

2. 监护病房的护理管理

（1）工作人员管理：可穿普通工作服进去重症监护区域，但应保持服装的清洁，并佩戴口罩帽子，套鞋套或更换不裸露脚部皮肤的内穿鞋。接触特殊病人如耐甲氧西林金黄色葡萄球菌（Methicillin-resistant Staphylococcus aureus, MASA）感染者，或处置操作有可能存在血液体液喷溅时，应该穿隔离衣并佩戴手套。监护室护士床位配比要求达到2.5~3∶1。

（2）环境管理：监护病房应控制光照和噪声，噪音会带来压力刺激，同时持续明亮的灯光对早产儿不利，可影响听力和情感发展。美国儿科学院环境健康委员会建议NICU最安全的声音水平为45dB以下。

（3）安全管理：新生儿病室和 NICU还应注意防止新生儿丢失等问题，除加强人员管理和设置门禁外，严格进行身份识别，未经许可不得抱离病区。护理人员应熟练掌握呼吸机、心电监护仪等抢救设备的基本知识及使用方法。规范执行各项操作，避免不良事件的发生。

第二节　与患儿及家长的沟通

护患沟通是指护士与患者及其亲属之间的沟通，内容包括与患者的护理及康复直接或间接相关的信息，也包括双方的思想、情感、愿望和需求等方面的沟通。对儿科护士来说，与患儿及家长建立良好的沟通，有助于建立双方信任感，顺利采集病史资料，促使患儿及家长积极配合治疗。儿科护患沟通具有患儿不能准确表达、家长容易焦虑等困难，因此，沟通时需要掌握一定的技巧，并注意与患儿家长沟通的方式方法。

一、与患儿的沟通

（一）儿科沟通的特殊性

儿童抽象思维发育不成熟，语言沟通表达能力差，常常通过他人的面部表情、着装、语音语调等非语言性沟通来获取信息，就诊中常以哭闹形式表达不适，无法很好配合护理评估，家长也无法准确、客观提供病史，沟通难度大。此外，多数患儿家长对治疗效果的期望值高，易对护理人员出现不信任的态度，进而引发护患矛盾。

（二）护患沟通的模式

1.家长式沟通模式　临床上较常用的沟通模式，是以医疗方为中心，护理人员根据自身的专业知识，本着为患儿及家长谋取最大利益的精神，与患儿及家长做相应的沟通。该模式的缺陷为忽略患儿及家长均为完整的个体，患儿及家长的需求不能被及时的识别和满足。

2.信息模式　这是一种较为商业化的沟通模式，在该模式中医护人员为服务的提供者角色，患儿及家长为消费者角色，由医护人员提供相应的医疗信息，患儿及家长选择所需的医疗服务。

3.共享模式　是目前公认比较利于医患双方利益的模式。该模式中医务人员邀请患儿及家长最大限度地参与到医疗决策中，医护人员提供足够的医疗信息，使患儿及家长能够在明确医疗决策价值和缺陷的基础上做出选择，这是一类以患儿及家长为中心，医患双方共同参与的沟通模式。

（三）护患沟通的原则和技巧

1.沟通方式的选择　采用适合患儿年龄和发育水平的沟通方式与患儿交流，以患儿能够理解的语言来表达，并根据患儿的反应调整沟通的方式。例如：婴幼儿对陌生人的出现通常会感到恐惧，护士可以从询问患儿喜爱的玩具或宠物入手，让患儿自然地接纳自己并主动交流。语言应该简洁明了，使用开放式的问题，并在患儿回答时，耐心倾听。

2.非语言沟通的应用　在与患儿交流时注意配合面部的表情、眼神、动作等；根据情况，在适当的时候使用肢体的接触，可给予患儿拥抱或抚摸，如轻拍患儿后背的简单动作就能传达出关心、安慰、信任和支持的含义。

3.体现平等和尊重　注意以平等尊重的态度与患儿沟通，不要为其做决定。护士与患儿交流时应保持温和的目光接触，建议坐下或蹲下，与患儿视线保持水平。与家庭成员交流时，应避免只向患儿家长询问问题。患儿表现恐惧、退化性行为和哭泣时，应给予理解和安慰，避免责备和羞辱。对青春期患儿，则应注意尊重患儿的想法和隐私，以客观而不加批判的开放态度与其交流。

4.保持诚信　护士与患儿交流时，应客观描述事实。如在注射前，不轻易承诺"一点都不痛"，诚实的向患儿提供有关知识。在诊疗程序结束时注意询问患儿的感受，避免前期交流中的误解导致患儿的不信任。

5.治疗性游戏　游戏是儿童表达和沟通的重要工具，用游戏来引导来提升儿童的心理及生理状态时，即为治疗性游戏。护士通过治疗性游戏引导患儿从被动信息接受者转变为主动参与者，有计划的缓解住院压力，同时完成治疗目标。例如护士可以通过绘画、讲故事的游戏了解患儿难以用语言表达的内心感受，让患儿在接受侵入性操作后，通过给玩具以发泄其打针痛苦和内心感受，或利用玩偶扮演医师和患者的医疗游戏向患儿解释手术程序等。

（四）影响医患沟通的因素

1.医务人员因素　医务人员需通过专业教育、生活中的摸索和临床观察模仿前辈行为来增强自身沟通技巧。同时应该建立主动沟通的意愿，与患儿家长共享医学信息，倾听患儿及家长的情感表达，让其参与到医疗决定中来。

2.患方因素　患方的沟通能力、经济情况、文化背景影响医患沟通的效果。同时，患儿所患疾病的类型也会对家长的沟通方式产生影响，急症患儿家长常急躁易怒，相对而言慢性疾病患儿及家长的沟通更为容易，长期的医疗过程使他们更了解疾病和医疗活动，对医务人员的工作更为理解。

二、与患儿家长的沟通

为了使与患儿家长沟通更为顺畅有效，儿科护士应尽量做到如下几点：

1.建立良好的第一印象　与患儿家长沟通时，护士应该第一时间取得患儿家长的信任。耐心倾听患儿家长的观点和想法，了解患儿和患儿家庭面临的问题和困难，用良好的专业素质和细心善良的职业特质，为患者及家长解决实际困难。

2.巧用沟通技巧　尽量使用开放性问题，鼓励家长倾诉并耐心倾听，注意对谈话主题进行引导，避免交流偏离目标和主题。

3.恰当的处理冲突　由于担忧患儿的病情，患儿家长易产生怀疑，表现得挑剔易怒，心情烦躁。护士应换位思考，理解患儿家长的心情，针对家长的问题给予解答，避免使用医学术语。进行各项操作时应给予耐心细致的解释，适当分散注意力使之配合治疗。

第三节　儿童健康评估

儿童的身心健康作为评价国家发展和民族素质的标志，一直以来备受关注。随着人们对儿童健康认知的不断深化，实施科学精准的儿童健康评估，为制定治疗和护理方案奠定基础。儿童健康评估主要涉及儿童生长发育、营养状况、心理行为发育、家庭环境等，在评估儿童健康状况时，要掌握其身心特点，运用多方面知识，方可获得全面、正确的主客观资料。

一、健康史的采集

健康史可在患儿、家长、其他照顾者、相关医护人员及病历等处采集。

（一）内容

1.一般情况　包括患儿姓名、年龄、民族等，患儿父母的姓名、年龄、职业、文化程度、家庭地址、联系电话等信息。注意患儿年龄记录要准确，采用实际年龄，新生儿精确至天数，婴儿精确至月数，1岁以上记录到几岁几个月，必要时注明出生年月。

2.主诉　描述本次就诊的主要原因和发病时间。如"腹痛2天伴呕吐12小时"。

3.现病史　描述本次来院就诊的主要原因和发病经过。包括本次发病起病时间、过程、主要症状、病情发展、接受过何种处理等。

4.个人史　包括出生史、喂养史、生长发育史、免疫接种史、生活史等情况。

（1）出生史：胎次、胎龄，分娩方式及过程，母孕期情况，出生时体重、身长，有无窒息、产伤，Apgar评分等。对新生儿及婴幼儿应详细了解。

（2）喂养史：婴幼儿特别是患营养性疾病和消化系统疾病的患儿要详细询问喂养史。问清是母乳喂养还是人工喂养，人工喂养以何种乳品为主、如何配制，喂哺次数及量，添加转换期食品及断奶情况，近期大小便情况等。年长儿应了解有无挑食、偏食、吃零食等不良饮食习惯。

（3）生长发育史：了解患儿体格生长指标，如体重、身高、头围增长情况、前囟闭合时间及乳牙萌出时间、数目；动作和语言发育情况；学龄期儿童还应询问在校学习情况及与同伴关系等。

（4）预防接种史：接种过何种疫苗，接种次数，接种年龄，接种后有何不良反应。

（5）生活史：患儿的生活环境，卫生习惯，睡眠、休息、排泄习惯，是否有特殊行为问题，如吮拇指、咬指甲等。

5.既往史　包括既往一般健康状况、疾病史、手术史、食物或药物过敏史等。

（1）疾病史：患儿曾患过何种疾病，患病时间和治疗情况，是否有手术史。

（2）食物或药物过敏史：询问患儿是否对食物、药物或其他物质过敏。

6.家族史　家族是否有遗传性疾病；父母是否近亲结婚；母亲妊娠史和分娩史；家庭其他成员的健康状况等。

7.心理-社会状况　内容包括：①患儿的性格特征，是否开朗、活泼、好动或喜静、合群或孤僻、独立或依赖。②患儿及其家庭对住院的反应，是否了解住院的原因、对医院环境能否适应、对治疗护理能否配合、对医护人员是否信任。③社会支持系统：居住环境，有无宗教信仰，家庭应对，卫生保健功能状况、社会交往情况，家庭成员的角色关系等。

（二）注意事项

1.收集健康史最常用的方法是交谈、观察。交谈前，应准备安静、舒适、有一定私密性的环境，交谈时长视患儿病情而定。谈话开始前先告知本次交谈的目的，从礼节性的交谈开始，围绕谈话目的逐步深入。

2.问诊过程中，态度要诚恳友善，认真倾听耐心启发，避免使用暗示性提问，以免患儿及家长随声附和。如"你头痛的时候伴有恶心吗？"避免重复提问，遇到不确切或有疑问的情况，要及时核实确认。

3.对年长儿可让其自己叙述病情，恰当的表扬和鼓励，注意非语言性沟通。但患儿因为害怕各种诊疗活动，或表达能力欠缺，会导致信息失真，要注意分辨真伪。

4.病情危急时，应简明扼要，边抢救边询问主要病史，以免耽误救治，在病情稳定再进行详细询问。

二、护理体检

护理体检是通过体格检查验证问诊中有临床意义的症状，是提出护理诊断的重要依据。

（一）体格检查前准备

1.环境准备　体格检查所用的房间应光线充足，温度适宜，安静，注意保护隐私。

2.用物准备　检查用品齐全、适用，根据需要提供玩具、书籍安抚患儿。

3.护士准备　站立于患儿右侧，衣着整洁，洗手，说明目的和要求，获得患儿和家长的配合。

（二）体格检查的原则

1.动作轻柔，由轻到重，注意患儿保暖。

2.检查顺序原则上从上到下，先前后背，先健侧后患侧。对年幼儿检查顺序可灵活机动，患儿安静时先进行心肺听诊、腹部触诊、测量呼吸脉搏，因这些检查易受哭闹的影响；皮肤、四肢躯干、骨骼、全身淋巴结等容易观察到的部位则随时检查；口腔、咽部等对患儿刺激大的检查应放在最后进行。

3.在急诊，首先检查重要生命体征和疾病损伤有关的部位。

（三）体格检查的内容

1.全身情况　观察患儿发育与营养状况、精神状态、面部表情、皮肤颜色、声音及应答、活动能力、对周围事物反应、体位、行走姿势等，来初步判断患儿的神志状况、发育营养、病情轻重等信息。

2.一般测量　体温、呼吸、脉搏、血压、体重、身(长)、头围、胸围、前囟、坐高等。

（1）体温：根据患儿的年龄和病情选择测温方法。儿科常使用电子体温计或红外线体温计，其优势是容易携带，不易损害。避免因为水银体温计损坏给小儿带来安全隐患。

（2）呼吸和脉搏：应在患儿安静时测量。年幼儿以腹式呼吸为主，可按小腹起伏计数。呼吸过快不易看清者可用听诊器听呼吸音计数，也可用少量棉花纤维贴近鼻孔边缘，观察棉花纤维摆动计数。除呼吸频率外，还应注意呼吸的节律及深浅。年幼儿腕部脉搏不易扪及，可计数颈动脉或股动脉搏动，也可通过心脏听诊测得。各年龄阶段呼吸和脉搏正常值见表3-1。

表3-1 各年龄段呼吸和脉搏正常值

年 龄	呼吸（次/分）	脉搏（次/分）
新生儿	40～45	120～140
1岁以下	30～40	110～130
1～3岁	25～30	100～120
4～7岁	20～25	80～100
8～14岁	18～20	70～90

（3）血压：根据患儿不同年龄选择不同宽度的袖带，宽度应为上臂长度的1/2～2/3。年幼儿血压不易测准确。新生儿及小婴儿可用心电监护仪测定。不同年龄的血压正常值：收缩压（mmHg）=80+（年龄×2），舒张压为收缩压的2/3。除测量上臂血压外，患儿还可测量下肢血压，一般下肢血压较上臂血压高，如果下肢血压低于上臂血压，需要进一步评估患儿是否有主动脉狭窄。

（4）体重：晨起空腹排尿后或进食2小时后测量为佳。测量时应脱鞋，只穿内衣裤，衣服不能脱去时应减去衣服重量。测量前必须校正调零。小婴儿用电子秤直接读数，记录读数到10g；稍大的婴幼儿用坐式杠杆秤，记录读数到50g；患儿能配合独自站立后用站式杠杆秤，记录读数到100g。

（5）身高（长）：身高测量方法随年龄而不同。3岁以下患儿建议卧位测身长。患儿脱帽、鞋、袜及外衣，放开妨碍测量的发辫，仰卧于量板中线上。助手将患儿头扶正，使其头顶接触头板，测量者一手按直患儿膝部，使下肢伸直，一手移动足板使其紧贴患儿两侧足底并与底板相互垂直，当量板两侧数字相等时读数，记录至小数点后一位数（图3-1）。3岁以上患儿可使用墙面身高尺，要求患儿脱鞋、帽，直立，背靠墙面，两眼正视前方，挺胸抬头，腹微收，两臂自然下垂，手指并拢，脚跟靠拢，脚尖分开约60°，使两足后跟、臀部、肩胛间和头部同时接触立柱或墙壁。测量者移动身高计头顶板与患儿头顶接触，读数记录至小数点后一位数。

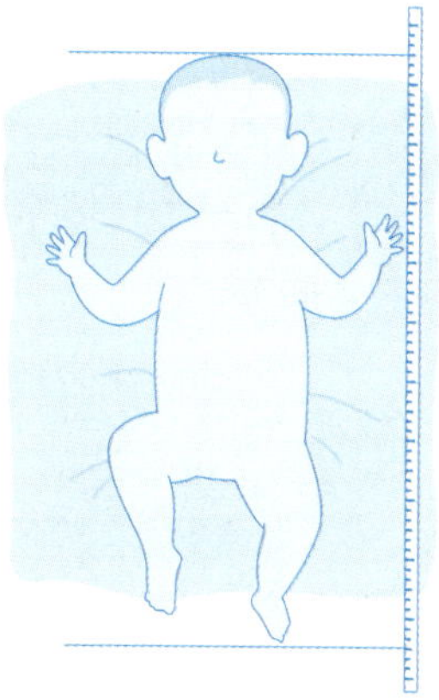

图3-1 卧位身长测量

（6）头围：采用立姿或坐姿，使用软尺测量，测量者将软尺0点固定于患儿头部右侧眉弓上缘，绕经枕后结节一周，读数记录至小数点后一位数（图3-2）。测量时需稳定患儿头部，尽量使软尺紧贴头皮。头围反应脑、颅骨的发育，在2岁前测量最有意义。

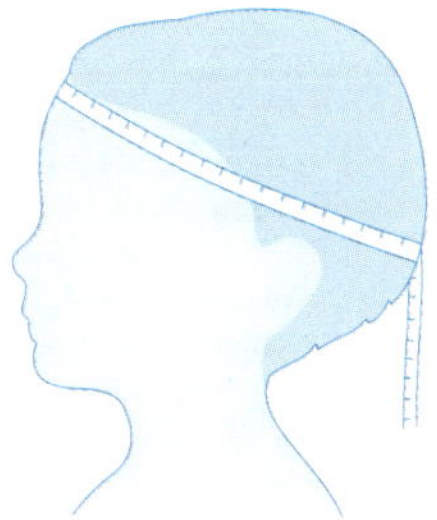

图3-2 头围测量

（7）胸围：是指经乳头下缘和两肩胛下角水平绕体一周的周径，可反映胸廓与肺的发育。测量时婴幼儿取卧位或立位，儿童取立位。被测者两手自然下垂，双眼平视，测量者位于被测者右侧或前方，用左手拇指固定软尺零点于被测者右侧胸前乳头下缘（已发育的女孩，可以胸骨中线第4肋间高度为固定点），右手拉软尺使其绕经两肩胛角下角缘，经左侧回至零点，取平静呼吸时的中间读数，或吸、呼气时的平均数，记录至小数点后一位数（图3-3）。

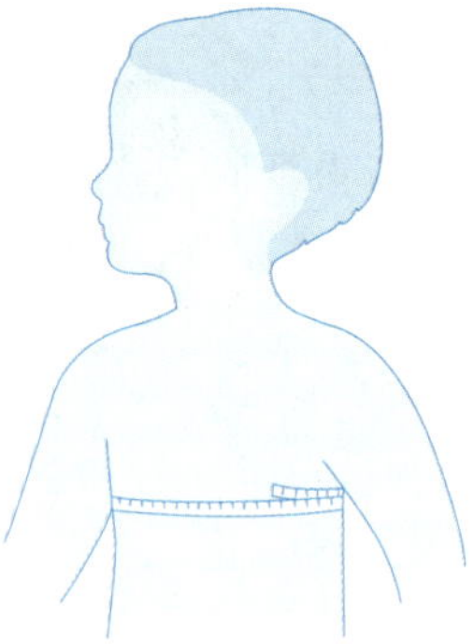

图3-3 胸围测量

3.观察皮肤有无潮红、黄染、瘀点瘀斑等；毛发颜色、光泽，有无脱发；触摸皮肤温度、湿润度、弹性、皮下脂肪厚度，有无脱水、水肿等。

4.检查颌下、颈部、锁骨上窝、腋窝、腹股沟等处的淋巴结，注意大小、数目、质地、活动度、有无压痛等。

5.根据疾病类型完成相应系统的体格检查。

三、主观评估

在部分项目的评估中，可配合使用具有良好信效度的问卷或量表，如患儿疼痛、营养、自理能力、跌到风险、压力性损伤风险等，得出更为全面的结果，并能筛查出相应的高危人群。

四、家庭评估

1.家庭结构评估　包括父母的婚姻状态、家庭类型、家庭成员的职业和教育情况、文化和宗教信仰等等。

2.家庭功能评估　包括家庭成员之间的关系、分工和决策方式、卫生保健习惯等。

五、资料的整理和分析

1.资料归类方式　采用一定的方式整理健康评估所得的资料，如马斯洛的基本需要层次，Gordon的11个功能性健康形态等。

2.在资料整理基础上找出阳性问题，初步提出护理诊断。

第四节　患病儿童的心理反应及护理

住院会引发患儿的各种心理问题，如与亲人分离带来的焦虑、陌生环境、治疗带来的恐惧等，患儿会表现为沉默、哭泣、暴躁等各种负性情绪。同时曾有负性住院经历的患儿，再次入院后其心理问题会表现得更为严重，甚至影响治疗和护理的正常进行。让住院患儿获得生理、心理、社会整体的护理照顾，有助于减轻住院患儿的心理压力，尽快适应疾病和住院带来的变化。

一、住院患儿常见的心理特征

入院治疗的婴幼儿会出现相应的心理反应，表现为不愿打针，抚摸其头部或者看到穿白大褂的医护人员会产生恐惧感甚至哭泣。学龄前儿童情绪反应更为突出，可以表现为对父母形影不离，父母一离开患儿的视线，便会哭闹不止，也有儿童对父母的强迫住院治疗十分恐惧，对父母面无表情、不亲近、不提要求，甚至逃跑。学龄期及以上的儿童具备一定的认知能力，对身体各部分的功能有一定的兴趣，能听懂关于疾病和诊疗程序的解释，喜欢询问相关的问题，对身体的损伤感到恐惧。

二、患儿对住院的心理反应

1.分离性焦虑（separation anxiety）　是患儿与父母或最亲近的人分开时所表现的行为特征，多见于婴儿至学龄前期，6月~2岁多见，一般表现为反抗期、失望期及否认期三个阶段。

2.丧失控制力　医院的规章制度及诊疗活动常使患儿体验到失控感，不同年龄段住院导致失控感的原因和后果也有所不同。婴儿期表现为因侵入性操作等诊疗活动而哭闹，幼儿及学龄前期儿童处于自主性发展的高峰，住院规章制度和诊疗活动使其产生约束感，表现为剧烈地反抗和明显的退化行为。学龄期患儿难以接受疾病带来的生活方式和外形上的变化，感到挫折和愤怒，表现出对治疗的抵触和不顺从。

3.恐惧　对疼痛和侵入性操作的恐惧对疼痛的恐惧在各年龄段都是相似的，但幼儿及学龄前期患儿会害怕身体的完整性受到破坏，对侵入性操作和手术过程会感到焦虑和恐惧。

三、住院患儿的心理护理

1.住院患儿　心理护理的原则是建立信任感，尽量满足其情绪的需求，尊重患儿，允许其表达，禁止用住院或者打针等恐吓孩子，使其对住院和诊疗行为产生恐惧。

有条件的情况下可组织参观医院，学习简单的健康知识，如人体器官的名称和作用等，有利于患儿理解住院的目的，尽快熟悉医院环境。

2.婴幼儿　减少与父母的分离，鼓励父母和照顾者对住院患儿进行陪护，对缓解婴幼儿分离性焦虑。安排相对固定的责任护士，护士应了解其住院前的习惯，可以将患儿喜欢的日常用品，如玩具、杯子、毯子等带来医院，提供与患儿发育相适应的活动。

3.学龄前期儿童　亲切接待，建立良好的第一印象，鼓励其结交新朋友建立同伴关系，以减轻陌生感；通过组织一些愉快的活动，如游戏、看绘本等，帮助其克服恐惧心理。

4.学龄期儿童　可坚持学校的学习，与学校老师和同学通讯联系，允许同学来院探视。进行体格检查及各项操作时，注意维护其自尊。根据患儿理解能力对其进行正向的健康教育，引导其参与自己的诊疗活动，发挥其独立性，从而提高自我管理能力。

第五节　住院患儿的家庭应对及护理

孩子住院治疗对大多数家庭而言是一种挑战性应激。积极的应对方式对患儿及家庭心理有保护作用，应对方式不良会对患儿及家庭产生不良影响。

一、住院患儿及家庭的应对方式

住院患儿的家庭生活模式不可避免的偏离正常轨道，会表现出一定的负性反应。

1.否认和质疑　在患儿确诊疾病和住院的初期，家庭处于震惊和慌乱中，特别是当患儿的疾病较为严重，父母往往对患儿的确诊表示质疑和难以接受。

2.自责和内疚　患儿父母通常会追寻疾病的原因，甚至会联系既往行为或因素，将其视为导致患儿患病及病情加重的原因，从而感到自责和内疚。

3.不平和愤怒　在接受患儿疾病确诊这个事实后，父母可能会感到不平和愤怒，并将这种负性情绪向其他家庭成员或医务人员发泄，引发患儿父母与家庭成员或者和医务人员之间的矛盾和冲突。

4.痛苦和无助　在目睹患儿忍受病痛和接受痛苦的诊疗程序时，父母会非常痛苦，面对压力不知所措，不知道什么该做什么不该做，产生无助和孤独感。

5.焦虑和悲伤　患儿预后的不确定性，会让家庭成员感到焦虑、担忧和预期性的悲伤，严重时会产生心理障碍，以至于影响生理功能。

二、住院患儿及家庭应对方式的影响因素

1.患儿因素　疾病类型、住院频度、病情严重程度、是否独生子女等。

2.家庭因素　家长年龄、职业、学历层次、照顾者工作状态、家庭收入、家庭结构等相

关。年龄大及履行父母职责时间长，有职业，学历高、收入高的家庭，善用社会资源，在患儿住院过程中所采取的应对方式更为积极。核心型及主干型家庭结构，可调节家庭内部关系获得更多的支持；离散型家庭因角色缺失或亲戚网不健全，获得的支持较少，往往表现更为消极。

三、住院患儿的家庭支持

儿科护理强调以家庭为中心，护士应与患儿家庭合作，帮助家庭应对危机维持正常的家庭功能。护士应评估各个家庭的需要，有针对性地进行干预。

1. 向父母介绍医院的环境、工作人员，讲解疾病相关知识，照护要点等，帮助父母缓解患儿住院带来的无措感。

2. 鼓励父母探视患儿或陪护患儿，并提供父母院内陪护的各项便利措施如陪护的床、简便的生活设施等。

3. 鼓励和提醒家庭成员做好较为完善的安排，轮换陪护照顾患儿，使主要照顾者能得到适当休息。

4. 邀请并指导父母参与患儿的护理。

5. 以真挚和支持的态度鼓励父母表达疾病照护中的需求和困扰。

6. 组织住院患儿的父母们座谈，分享患儿住院后的感受和经验，互相提供支持，指导其掌握减轻消极情绪的技巧，对确定存在的不良的家庭功能状态提供专业指导。

7. 采用健康宣传册、多媒体、示范或演示等多种方法加强健康教育，帮助父母提升照护能力，增强信心。

第六节　患儿安宁疗护及其家庭的情感支持

安宁疗护是指通过多学科照护团队协作，有效控制患有严重威胁生命疾病的患者的疼痛及其他不适症状，并结合患者和家庭的需求、价值观、信仰和文化等，满足他们在心理和精神上的需求，改善其生活质量。儿童安宁疗护服务需更早启动，从心理或精神角度来看，需更侧重于护理质量、家庭情感支持、文化宗教习俗和丧亲支持。

一、住院患儿的安宁疗护

（一）安宁疗护的阶段

安宁疗护阶段是临床工作人员对患儿和家属进行综合评估后作出的判断。不同阶段患儿的特点主要体现在患者的功能状态、疼痛和其他身体症状、精神心理问题以及家庭和照护者支持需求的差异。不同的年龄段对死亡理解不同。2岁前的婴幼儿把死亡看做是可逆的、暂时的，如同与父母或照顾者的分离；2~6岁患儿将死亡看做是可逆的，常被认为是一种惩罚；学龄期患儿开始认识死亡，能理解死亡是不可逆和无法改变的，但对自己或亲友的死亡无法理解。对这一阶段的患儿来说，难以忍受的主要是疾病和治疗的痛苦及与亲人的分离，而不是死亡的威胁；与亲人在一起能够缓解痛苦，有安全感。随着心理的发展，青春期患儿逐渐懂得死亡是生命的终结，是不可逆的、普遍的和必然要发生的，自己也不例外，对死亡有了和成人相似的概念，但通常认为死亡会发生在遥远的未来，面临死亡时也有恐惧和痛苦的表现。

（二）儿童安宁疗护主要路径

1.安宁疗护服务启动　当患儿收治入院，由医护人员进行生理和疾病现状评估，着重评估疾病是否危及生命，并作为是否启动安宁疗护程序的依据。若患儿预后良好则接受常规的医疗、护理及社工服务；若后续医护人员判断患儿病情恶化，则需再次评估并启动安宁疗护服务程序，转介和召集安宁疗护团队进行个案讨论。

2.医务社工专业评估　医务社工接到医护人员转介的临终患儿个案，需与患儿家庭快速建立信任关系，收集患儿家庭结构、家庭关系、家庭经济状况、对死亡的认知和接纳程度、精神健康和情绪状态、文化习俗及精神信仰等心理社会信息并进行持续动态评估和干预；同时重点评估患儿家庭对医疗的期待是否合理，家属是否接受患儿可能临终的事实，并将以上信息与安宁疗护团队进行反馈讨论。

3.安宁疗护场所选择及个性化服务　对于无法接受疾病和临终事实的家庭，医护人员则会基于家属治疗要求继续在院内提供常规治疗和护理，医务社工虽不会提及"安宁""临终"等字眼，但会提供事实上的临终关怀及针对家属的预期性哀伤辅导。对于可接受疾病和临终事实的家庭，基于患儿个人意愿、家庭照顾能力和社区医疗资源等支持情况，共同讨论安宁疗护场所选择及后续个性化关怀服务的制定。对选择居家临终的患儿家庭，团队需提供营养、护理支持和疼痛管理的远程评估及指导，给予家属相关心理社会层面照护技巧培训及线上情感支持，并做好个案记录，团队内部定期进行信息反馈和方案调整讨论。

（三）儿童安宁疗护主要服务内容

1.创造家庭式的环境氛围　疾病的终期，很多父母会选择出院在家中照顾患儿，但在死亡前几小时或几天，考虑到患儿濒死的痛苦和担心患儿死于家中对亲友的影响，很多患儿会再次入院，这提示临终病房应具有家庭氛围。病房环境应安静、舒适，室内的家具和设备尽量贴近日常生活，允许患儿将喜爱的玩具带至病房摆放，给父母和亲人更多的时间和空间陪伴患儿，并允许父母更多地参与患儿的日常护理。

2.积极控制躯体症状　临终患儿多经历疼痛、发热等身体不适，护士应积极采取各项措施缓解患儿的痛苦，满足患儿的生理需要。

3.为患儿及家属提供心理、精神辅导与支持　鼓励父母循序渐进地告知患儿实情，倾听患儿的需求和想法，完成患儿可及心愿。同时对父母进行辅导陪伴，帮助他们合理安排与患儿相处的剩余时间，通过语言和肢体的接触与患儿交流。让家属敞开心扉说出自己的困难。鼓励家属写日记，表达对患儿的爱与支持，与患儿合影，留下难忘的瞬间。

第七节　儿童疼痛评估及管理

疼痛是一种令人不快的感觉和情感体验，作为第五大生命体征，其管理受到专业人员的关注。不管处于何种年龄段，患儿都有可能经历疼痛，但年龄较小的患儿在经历疼痛时无法用语言表达疼痛部位、程度，患儿的疼痛易被忽略和低估。作为儿科护理人员，有责任使患儿在住院期间得到最有效最安全的疼痛评估及管理。

一、各年龄阶段患儿对疼痛刺激的反应特点

婴幼儿期：此阶段患儿面对疼痛刺激时可表现持续的哭闹，身体的反抗，反复挠抓手术部位，拒绝躺下、不让医护人员靠近，同时伴有心率、血压、睡眠等改变。

学龄前期：本阶段患儿对疼痛具有一定的判断和排序的能力，不能对疼痛的感觉量化，患儿很难理解"能想到最厉害的疼痛"，往往会选择疼痛评估量表中的最高分。他们对机体的损伤非常恐惧，担心打针或侵入治疗后皮肤不会长好，留下永久的"洞"，所以部分患儿会表现为逃跑、袭击医护人员或寻求父母的安慰。

学龄期：本阶段患儿能描述疼痛位置及程度，比起疼痛，他们更担心身体残疾或疾病不能控制带来的恐惧，女孩表现得更为明显。不同患儿的表现也有所不同，有的孩子会为了表现勇敢而控制自己忍受疼痛不予表达，甚至不期望他人发现他们的疼痛，也有孩子会积极用语言表达疼痛，喜欢在操作过程中与医护人员交谈，要求解释操作程序。

青少年期：因既往经验的积累，对疼痛的描述更熟练准确，能用社会所接受的方式来表现疼痛，但出于自尊和对个人隐私的保护，在面对家人和朋友时，青少年会控制自己的表情和行为，否认疼痛的存在，评估时应注意保护隐私。

（一）疼痛患儿的病史采集

全面了解患儿疼痛，考虑患儿的年龄，疼痛的原因、部位、时间、性质、程度、伴随症状、影响因素和缓解措施等，注意评估患儿疼痛的表达方式和行为表现、患儿既往疼痛的经历，以及患儿父母对疼痛的反应。对于年幼的患儿，大部分信息需要父母提供，护士应积极地与患儿父母沟通。

（二）儿童疼痛评估工具

不同年龄儿童对疼痛的理解及表达也不尽相同，使用各种评估工具时必须根据患儿的年

龄、认知程度以及交流能力进行选择，保证评估的科学性。

1.新生儿疼痛评估工具

（1）新生儿面部编码系统（neonatal facial coding system，NFCS）：包含10项新生儿的表现，如"有"计1分，"无"计0分，得分越高表示疼痛程度越重。主要用于评估早产儿和新生儿疼痛。

（2）新生儿疼痛评估量表（neonatal infant pain scale，NIPS）：包括面部表情、哭闹、呼吸形式、上肢、下肢和觉醒状态6项，总分为6项之和，最低为0分，最高为7分，分值愈高表示疼痛愈重。它主要用于评估早产儿和足月儿操作性疼痛。

（3）早产儿疼痛量表（premature infant pain profile，PIPP）：包含7项，总分为7项之和，最低为0分，最高为21分，分值大于12分表示存在疼痛，得分越高疼痛越显著。它主要用于评估早产儿疼痛。

2.婴幼儿疼痛评估工具

（1）Wong-Baker面部表情量表（FPS—R）：用从微笑、悲伤至哭泣的6种表情来代表不同程度疼痛，评估时需患儿从中选出一个代表疼痛程度的表情。此量表使用范围较广，适用于各年龄段，易于掌握（图3-4）。

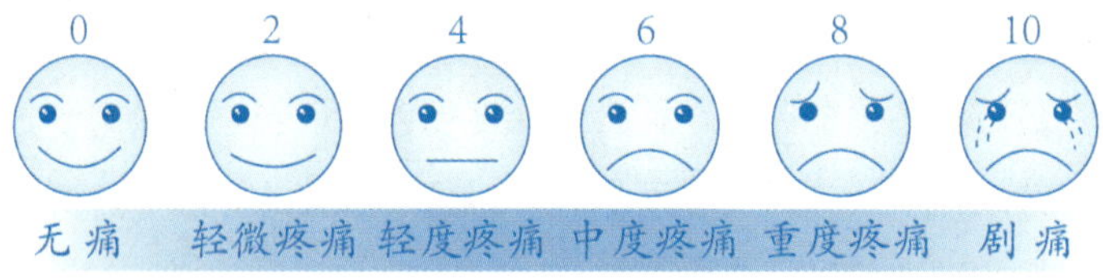

图3-4 Wong-Baker面部表情量表

（2）FLACC量表：包括表情（face）、肢体动作（legs）、行为（activity）、哭闹（cry）和可安慰性（consol ability）。每一项内容按0～2分评分，总分为10分，得分越高疼痛越严重，用于评估2个月至6岁患儿疼痛情况。

3.学龄期儿童疼痛评估工具

（1）数字评定法（NRS）：患儿从1～10中选择一个最能代表自己疼痛的数字，0为无痛，10代表最痛，疼痛评估时患儿指出的数字即为疼痛强度评分。

（2）小儿视觉模拟评分法（VAS法）：在纸上画一条长为10cm的直线，线的一段为无痛，另一端为剧痛，让患儿在线上标出疼痛的相应位置，该位置所在的数字即为疼痛强度。本方法的受试者须具备一定抽象概念的理解能力，适用于年龄较大的儿童。

各种儿童疼痛评估工具都存在一定的缺陷，没有一种评估工具可以完全准确地评估疼痛，护士需要掌握各种疼痛评估工具的优缺点，在临床实践中进一步验证适合于不同年龄段儿童最佳和有效的疼痛评估工具。

二、儿童疼痛的护理

（一）药物性干预

1. 非甾体类抗炎药（non-steroidalanti-inflammatorydrugs，NSAIDs） 以对乙酰氨基酚、布洛芬等为代表，作用机制为抑制环氧化酶和前列腺素的合成。适用于轻中度疼痛，一般不抑制呼吸，也不会产生长期依赖。

2. 阿片类药物 可待因、芬太尼、吗啡等，其镇痛机制是通过作用于中枢神经组织内的阿片受体，选择性地抑制兴奋性神经的冲动传递，从而达到解除疼痛的目的。根据WHO推荐的三阶梯给药原则来进行给药，即：首选口服给药；根据疼痛程度，由轻到重选择不同强度的镇痛药物；按时用药；个性化给药，注意用药效果及不良反应的观察。

（二）非药物性干预

1. 分散注意力 指导幼儿、学龄期患儿及家属采取深呼吸或患儿喜欢的游戏，如听音乐、唱歌、玩游戏等转移注意力方法来缓解疼痛。对新生儿可采用抚触、非营养型吸吮、口服糖水等方法来减轻疼痛。

2. 皮肤接触 利用抚摸、轻拍、母亲怀抱等方法安抚患儿情绪，对新生儿提供袋鼠式护理，即将新生儿直立式贴在胸口进行皮肤接触，以提供起所需的温暖及安全感。

3. 非营养性吸吮（non-nutrition sucking，NNS） 在婴儿口中放置安慰奶嘴使其进行吸吮动作，但并无母乳或者配方奶吸入。国内外多项研究证明NNS可减轻新生儿的疼痛反应，降低心率，改善呼吸和胃肠功能，减少能量的消耗。

4. 其他 口服糖水和母乳喂养等味觉刺激，对新生儿操作性疼痛有一定的改善效果；对幼儿和学龄前患儿可以播放音乐、讲故事等；热疗可以促进血液循环，使肌肉放松而减轻疼痛；冷疗可以减轻水肿，缓解急性软组织损伤引起的疼痛。

第八节 儿童用药特点及护理

药物治疗是儿童综合治疗的重要组成部分，合理、正确地用药在治疗中常常起到关键作用。

一、儿童用药特点

1. 肝肾功能及某些酶系发育不完善，对药物的代谢及解毒功能较差。儿童肝酶系统发育不成熟，延长了药物的半衰期，增加了药物的血浓度及毒性作用。

2.儿童血脑屏障不完善，药物容易通过血脑屏障到达神经中枢。药物进入儿童体内后，游离药物浓度较高，易通过血脑屏障，使用中枢神经系统药物需特别慎重。

3.儿童年龄不同，对药物的反应不一致。药物的毒性反应在各个年龄段呈现差异，因此不同的年龄段有其禁忌的药物。

4.胎儿和乳儿可因母体用药而受到影响。孕妇用药时，药物可通过胎盘屏障，进入胎儿体内，对胎儿产生一定的影响。乳母用药后，乳汁中会存在一定的药物浓度，引起乳儿发生毒性反应。

5.易发生脱水和电解质紊乱。儿童体液占体重的比例大，对水、电解质的调节功能较差，比成人更容易发生水、电解质紊乱。

二、儿童用药的选择及护理

1.选择合适的药物　儿童不是成人的缩小版，适合成人的药物不一定适合儿童，剂量也不可以简单的折半。需要了解不同发育时期儿童的生理特点，权衡利弊，选择合适的药物。

2.选择合适的给药途径　给药途径不当是出现药物不良反应的主要原因之一。选择正确的给药途径能保证药物的吸收，使药物能达到预期效果，确保用药安全有效，应按照病情轻重缓急、用药目的及药物性质决定给药途径。

3.选择合适的给药剂量及给药间歇　儿童用药剂量较成人更应准确，可按体重或年龄计算，并根据患儿具体情况进行调整。

4.注意用药疗效及不良反应的观察。

案例回顾

本案例患儿属于急症，要注意边评估边处理，以免耽误救治。该患儿已出现精神委靡的状况，在进一步健康评估时特别注意有无体液容量不足（尿量、皮肤弹性、黏膜等）的护理问题，因为它可能危及生命，特别是在儿科患者中。注意不要忽略照顾者情绪，鼓励患儿母亲倾诉，并给予客观的解释和安慰。

不同年龄阶段儿童对于疼痛的认知能力、行为反应和感情表达方法也不同，本案例中，需要护理人员考虑儿童年龄特点，选择合适的疼痛评估工具。此外，疼痛是一个复杂的躯体体验，单一的方法可能无法准确有效地完成评估，建议邀请家长根据儿童既往疼痛应对方法来共同判断。

第四章
新生儿及新生儿疾病患儿的护理

章前引言

　　新生儿是指从脐带结扎到生后28天内的婴儿。新生儿时期是一生中最重要的发展阶段之一，此期的小儿由宫内生活向宫外生活过渡，生活的环境和方式发生了巨大的变化。同时新生儿期疾病具有其特殊性，医务人员应充分认识新生儿疾病的特点，给予正确的治疗和护理，为其一生的健康和发展奠定基础。国际上常以新生儿期和围产期死亡率作为衡量一个国家卫生保健水平的标准，因此加强新生儿的保健与护理是儿科工作者的重要任务之一。优良的设施、规范的培训、系统的评估、密切的监护、周密的计划和以家庭为中心的护理模式是提高新生儿护理质量的重要保障。

学习目标

1. 列举新生儿分类、新生儿病房分级、正常足月儿和早产儿的概念及特点，大于胎龄儿及小于胎龄儿的概念及特点，新生儿常见的几种特殊生理状态。

2. 描述新生儿窒息Apgar评分法、新生儿窒息ABCDE复苏方案。

3. 识记新生儿黄疸的分类及特点。

4. 解释新生儿颅内出血、新生儿黄疸、新生儿溶血病、新生儿感染性疾病、新生儿坏死性小肠结肠炎的病因、临床表现及治疗要点。

5. 能够配合医生完成窒息患儿的复苏。

6. 能够对正常足月儿、早产儿、大于胎龄儿及小于胎龄儿、新生儿颅内出血、新生儿黄疸、新生儿溶血病、新生儿感染性疾病及新生儿坏死性小肠结肠炎实施护理，为患儿家属提供心理支持和健康教育。

思政目标

培养护生在面对年龄小、易哭闹、语言表达差、起病急，病情变化快等特殊新生儿群体时具有慈母般的爱心、快乐的童心、细心、耐心等良好的人文素养，同时具备慎独诚信的职业道德素质和娴熟的专业技术，具有有效的人际沟通技巧。

案例导入

患儿，男，出生后窒息复苏1小时后转入新生儿科。

现病史：患儿系G4P3，孕37+3周单胎，因胎盘早剥，产后出血，子宫胎盘卒中，胎儿窘迫，妊娠期高血压，于当日晨8：05剖宫产娩出。母亲入院时胎心下降至60~70次/分，至手术室时胎心几乎监测不到。患儿生后窒息，心率50次/分，心音无力，全身青紫，松软，无呼吸，胎粪污染，立即给予气管插管吸引胎粪，正压通气联合胸外按压45秒后无明显改善，心率仍为50次/分、心音无力、肌张力、肤色无改善，1分钟Apgar评分1分（心率1分）。继续正压通气加胸外按压，并给予1:10 000肾上腺素1.5mL气管内滴入，继续正压通气+胸外按压。考虑母亲产前有失血史，患儿存在低血容量，给予生理盐水30mL缓慢静脉注射，生后5分钟心率恢复至100次/分以上，心音有力，停止胸外按压，继续正压通气，在产科医生，助产士，儿科医生共同陪护下转入新生儿科。

体格检查：T:36℃，P:130次/分，R:55次/分，BP: 65/30mmHg。体重2.42kg，足月儿貌，反应差，气管插管呼吸机辅助通气，全身皮肤尚红润，前囟平坦，张力不高，三凹征（－），双肺呼吸音对称，可闻及干啰音。心音有力，心律齐，心率130次/分，未闻及病理性杂音。腹软，脐带留置5cm，纱布覆盖，无渗血及渗液，四肢肌张力略低。吸吮、觅食反射未引出。

辅助检查：血气分析，pH<6.8，二氧化碳分压36mmHg，氧分压80mmHg，乳酸＞15mmol/L。

思考题
1. 患儿目前最主要的护理问题是什么？
2. 此时患儿护理的关键是什么？

第一节　新生儿分类

围产期是指围绕分娩前后的一段特定时期，期间的胎儿和新生儿称为围生儿。目前我国将围产期定义为从妊娠28周（此时胎儿体重约1 000g）至生后1周。国际上常以新生儿死亡率和围产期死亡率作为衡量一个国家卫生保健水平的标准。

一、新生儿分类

（一）根据胎龄分类

1. 足月儿　37周≤胎龄＜42周（260~293天）的新生儿。
2. 早产儿　胎龄＜37周（＜259天）的新生儿。
3. 过期产儿　胎龄≥42周（≥294天）的新生儿。

（二）根据出生体重分类

1. 正常出生体重儿　指出生体重为2 500~4 000g的新生儿。
2. 低出生体重儿　指出生体重＜2 500g者。其中，体重＜1 500g者又称极低出生体重儿；体重＜1 000g者又称为超低出生体重儿。低出生体重儿一般为早产儿和小于胎龄儿。
3. 巨大儿　指出生体重＞4 000g者，包括正常和有疾病者。

（三）根据出生体重和胎龄关系分类（图4-1）

1.适于胎龄儿　指生体重在同胎龄儿平均体重的第10～90百分位者。

2.小于胎龄儿　指出生体重在同胎龄儿平均体重的第10百分位以下的新生儿。我国习惯上将胎龄已足月而体重在2 500g以下的新生儿称足月小样儿，是小于胎龄儿中最常见的一种，多由于宫内发育迟缓引起。

3.大于胎龄儿　指出生体重在同胎龄儿平均体重的第90百分位以上的新生儿。

（四）高危儿

高危儿指已发生或有可能发生危重情况而需要密切观察的新生儿。包括以下几种情况：

1.母亲异常妊娠史的新生儿　母亲有糖尿病、妊高征、先兆子痫、阴道流血、感染、吸烟、酗酒史及母亲为Rh阴性血型等；母亲过去有死胎、死产史等。

2.异常分娩的新生儿　各种难产如高位产钳、臀位娩出、分娩过程中使用镇静和止痛药物等。

3.出生时有异常的新生儿　如出生时Apgar评分低于7分、脐带绕颈、各种先天性畸形等，以及早产儿、小于胎龄儿、巨大儿、多产儿等。

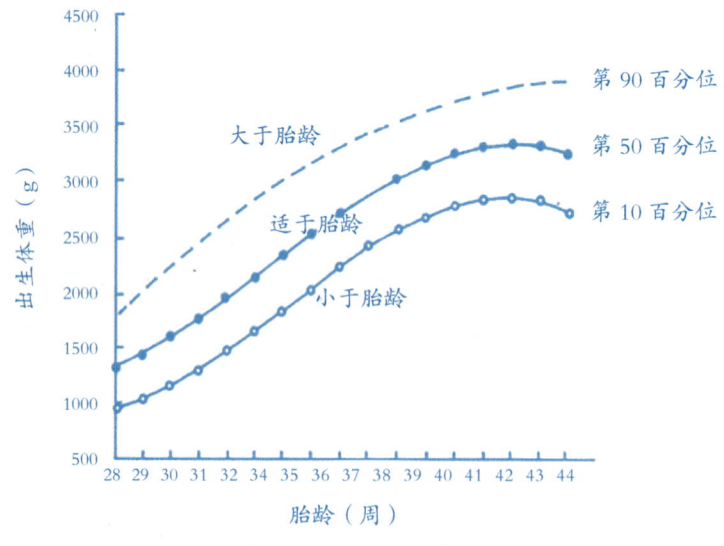

图4-1　新生儿命名与胎龄及出生体重的关系

二、新生儿病房分级

根据医护水平及设备条件将新生儿病房分为三级。

1.Ⅰ级新生儿病房　即普通新生儿室，适于健康新生儿护理，其主要责任是筛查和护理，宜母婴同室，以利于母乳喂养、婴儿评估和指导父母护理技能和方法。

2.Ⅱ级新生儿病房　即普通新生儿病房，适于胎龄>32周和出生体重>1 500g（发达国家胎龄>30周和出生体重>1 200g）者，有各种疾病如产伤、呼吸窘迫及产科麻醉并发症等而无需循环或呼吸支持及外科手术治疗的新生儿。

3.Ⅲ级新生儿病房　即新生儿急救中心，应有较高急救水平的医护人员及先进的监护和治疗设备，适于危重新生儿的抢救和治疗，并负责接受Ⅰ、Ⅱ级新生儿病房转来的患儿，配有新生儿急救转运系统，是围产中心的重要组成部分。

第二节　正常足月儿和早产儿的特点及护理

一、正常足月儿的特点及护理

正常足月儿是指胎龄满37～42周出生，体重在2 500～4 000g，无任何畸形和疾病的活产婴儿。

（一）正常足月儿的特点

1.外观特点　正常新生儿体重在2 500g以上（约3 000g），身长在47cm以上（约50cm），哭声响亮，肌肉有一定张力，四肢屈曲，皮肤红润，胎毛少，耳郭软骨发育好，指、趾甲达到或超过指、趾端，乳晕清楚，乳头突起，乳房可扪到结节，整个足底有较深的足纹，男婴睾丸下降，女婴大阴唇覆盖小阴唇。

2.生理特点

（1）呼吸系统：呼吸节律常不规则，频率较快，40次/分左右，要靠膈肌运动，以腹式呼吸为主。

（2）循环系统：胎盘-脐血循环终止；肺血管阻力降低，肺血流增加；卵圆孔功能性关闭；动脉导管功能性关闭。新生儿心率：100～150次/分，平均120～140次/分，血压平均为70/50mmHg（9.3/6.7kPa）。

（3）消化系统：吞咽功能已经完善，胃呈水平位，幽门括约肌较发达，易发生溢乳和呕吐。出生后10～12小时开始排胎粪，2～3天内排完。

（4）血液系统：新生儿出生时血液中细胞数较高，凝血因子活性低。

（5）泌尿系统：一般生后24小时内排尿，新生儿肾小球滤过率低，浓缩功能较差，稀释功能尚可而排磷功能较差，因此易导致低钙血症。

（6）神经系统：视觉、听觉、味觉、触觉、温觉发育良好，痛觉、嗅觉（除对母乳外）相对较差，具有原始的神经反射，新生儿巴氏征、克氏征、佛斯特征阳性。

（7）免疫系统：免疫球蛋白IgG可通过胎盘，而IgA和IgM则不能通过胎盘，因此对一些传染病如麻疹有免疫力而不易感染；而易患呼吸道、消化道感染和大肠埃希菌、金黄色葡萄球菌败血症。人乳的初乳中含较高免疫球蛋白IgA，可提高新生儿抵抗力。

(8) 体温调节：新生儿体温调节功能差，皮下脂肪薄，体表面积相对较大，容易散热；产热主要依靠棕色脂肪的代谢，因此室温过高容易引起脱水热，室温过低时会引起硬肿症。"适中温度"系指能维持正常体核及皮肤温度的最适宜的环境温度，在此温度下身体耗氧量最少，蒸发散热量最少，新陈代谢最低。新生儿适中温度与胎龄、日龄和出生体重有关。

(9) 热量、水和电解质需要量：新生儿患病时易发生酸碱失衡，特别易发生代谢性酸中毒，需及时纠正。

（二）常见护理诊断/问题

1. 有窒息的危险　与呛奶、呕吐有关。
2. 有体温失调的危险　与体温调节中枢发育不完善有关。
3. 有感染的危险　与新生儿免疫功能不足及皮肤黏膜屏障功能差有关。

（三）护理措施

1. 保持呼吸道通畅　新生儿娩出后应迅速清除口、鼻部的黏液及羊水，以免引起吸入性肺炎。保持新生儿舒适体位，经常清除鼻孔内分泌物，避免物品阻挡新生儿口鼻腔或按压其胸部。

2. 维持体温稳定　保暖，减少辐射、对流及蒸发散热，并应因地制宜采取不同的保暖措施，使新生儿处于"适中温度"。室温在22～24℃、相对湿度在55%～65%。每张床最好拥有2.5m^{2}的空间，床间距宜60cm以上。

3. 预防感染　严格执行消毒隔离制度；保持脐部清洁干燥，有分泌物者先用3%的过氧化氢棉签擦拭，再用0.2%～0.5%的碘伏棉签擦拭，并保持干燥。有肉芽组织可用硝酸银烧灼局部；做好皮肤护理。

4. 合理喂养　正常足月儿提倡早哺乳，人工喂养者，奶具专用并严格消毒，奶汁流速以连续滴入为宜，奶量以奶后安静、不吐、无腹胀和理想的体重增长（15～30g/d,生理性体重下降期除外）为标准。

5. 确保安全　避免让新生儿处于危险的环境，如高空台面、可能触及到的热源、电源及尖锐物品等。照顾者指甲要短而钝。

6. 健康教育　促进母婴感情建立；宣传有关育儿保健知识；新生儿筛查。

二、早产儿的特点和护理

（一）早产儿特点

1. 外观特点　早产儿体重大多在2 500g以下，身长不到47cm；哭声轻，颈肌软弱，四肢肌张力低下，皮肤红嫩，胎毛多；耳郭软，指、趾甲未达指、趾端，乳晕不清，足底纹少；男婴睾丸未降或未完全下降，女婴大阴唇不能盖住小阴唇。

2.生理特点

（1）呼吸系统：常出现呼吸暂停现象，呼吸停止时间达15～20秒，或虽不到15秒，但伴有心率减慢（＜100次/分）并出现发绀及四肢肌张力的下降称呼吸暂停。表面活性物质缺乏，易发生肺透明膜病。

（2）循环系统：早产儿心率快，血压较足月儿低。

（3）消化系统：早产儿吸吮能力差，吞咽反射弱，容易呛乳而发生乳汁吸入。胃呈水平，贲门括约肌松、幽门括约肌发育完善，易发生胃食管反流和溢乳。早产儿肝脏不成熟，葡萄糖醛酰转换酶不足，生理性黄疸较重，持续时间长，易引起核黄疸。肝内维生素K依赖凝血因子的合成少，易发生出血症。

（4）血液系统：早产儿血小板数量较足月儿略低，贫血常见。易发生出血、贫血和佝偻病。

（5）泌尿系统：易产生低钠血症、糖尿。

（6）神经系统：胎龄越小，反射越差。易发生缺氧，导致缺氧缺血性脑病。

（7）免疫系统：体液及细胞免疫功能均不完善，易发生各种感染。

（8）体温调节：早产儿的体温易随环境温度变化而变化，且常因寒冷而导致硬肿症的发生。

（二）常见护理诊断/问题

1.体温过低　与体温调节功能差有关。

2.营养失调　低于机体需要量，与吸吮、吞咽、消化功能差有关。

3.自主呼吸障碍　与呼吸中枢不成熟、肺发育不良、呼吸肌无力有关。

4.有感染的危险　与免疫功能不足及皮肤黏膜屏障功能差有关。

（三）护理措施

1.维持体温稳定　维持室温在24～26℃、相对湿度在55%～65%。根据早产儿的体重、成熟度及病情，给予不同的保暖措施，加强体温监测。一般体重小于2 000g者，应尽早置婴儿暖箱保暖。

2.合理喂养　尽早开奶，以防止低血糖。提倡母乳喂养。

3.维持有效呼吸　保持呼吸道通畅，早产儿仰卧时可在肩下放置小的软枕，避免颈部弯曲、呼吸道梗阻。呼吸暂停者给予拍打足底、托背、刺激皮肤等处理，条件允许放置水囊床垫，利用水振动减少呼吸暂停的发生。反复发作者可遵嘱给予氨茶碱静脉输注。

4.密切观察病情　应用监护仪监测体温、脉搏、呼吸等生命体征外，还应注意观察患儿的进食情况、精神反应、哭声、反射、面色、皮肤颜色、肢体末梢的温度等情况。

5.预防感染　严格执行消毒隔离制度，强化洗手意识。

6.健康教育　鼓励父母进入早产儿室，探视和参与照顾患儿的活动。

第三节　小于胎龄儿及大于胎龄儿的护理

一、小于胎龄儿及其护理

小于胎龄儿又称宫内生长迟缓儿或小样儿，是指出生体重低于同胎龄儿平均体重的第10百分位数，或低于同胎龄儿平均体重的2个标准差的新生儿。包括早产小样儿、足月小样儿、过期小样儿，一般以足月小样儿多见。

（一）病因

小于胎龄儿是由宫内生长发育迟缓引起的，其主要影响因素有以下几方面：

1.胎盘和脐带因素　胎盘功能不全导致胎儿宫内生长发育迟缓是本病的主要因素。如小胎盘、胎盘血管瘤、胎盘大量梗死区(过期产)、慢性胎盘早剥、脐动脉或脐带附着部位异常等，均可导致胎儿营养和供氧不足，妨碍胎儿生长发育。

2.母亲因素　①孕母患妊娠高血压综合征、原发性高血压、晚期糖尿病、慢性肾炎等，导致子宫、胎盘血流减少而影响胎儿生长；②孕母吸烟、吸毒或应用对胎儿有损伤的药物、接触放射线等；③孕母长期营养不良、严重贫血等。

3.胎儿因素　①双胎和多胎；②遗传性疾病或多发畸形；③宫内感染，如风疹、疱疹、巨细胞病毒感染等。

4.其他　与父母体型有关，父母矮小者小于胎龄儿的发生率高。

（二）临床表现

胎儿初期生长是体细胞数目的增长，后期生长主要是体细胞的体积增大。小于胎龄儿的临床表现与影响因素干扰的早晚有关。

1.产前情况　小于胎龄儿在妊娠期间即可以通过观察子宫底高度增长小于预期值而发现。超声波检查可以确定胎儿的具体情况，而胎儿的非应激试验可以了解胎盘功能。

2.出生后表现　小儿全身消瘦，通常显得头很大，身体的其他部分脂肪较少而显得瘦小。因为骨骼发育不良，可使颅骨骨缝较大。头发稀疏没有光泽，腹部凹陷，脐带干枯且可能被染成黄色。小儿肝脏较小，这常常导致他们在葡萄糖、蛋白质和胆红素的代谢方面有所异常，易发生低血糖。

3.常见并发症　小于胎龄儿在宫内常处于慢性缺氧状态，故易并发围产期窒息、胎粪吸入综合征、红细胞增多症等。

4.远期问题　体格发育及智力发育相对落后，还可能是成年期一些慢性病的起源。

（三）常见护理诊断／问题

1.有窒息的危险　与宫内慢性缺氧有关。

2.体温调节无效　与皮下脂肪缺乏有关。

3.营养失调　低于机体需要量，与宫内营养不良有关。

4.焦虑（父母）　与患儿的高危状态和因宫内营养不良引起的认知受损有关。

（四）护理措施

1.积极复苏　密切观察呼吸情况。由于宫内缺氧，小于胎龄儿有胎粪吸入、引起窒息的危险，同时胸部肌肉发育不成熟使他们不能像正常新生儿一样维持有效的呼吸。因此，大多数小于胎龄儿在出生时都需要复苏，在刚出生的几小时内应该严密观察他们的呼吸频率和特征。

2.维持体温稳定　调节环境温度至适中温度，加盖棉被或毯子，必要时放入暖箱中，维持体温在正常范围，减少能量消耗。

3.维持血糖稳定　尽早开奶。小于胎龄儿出生后即应测血糖，偏低者可于出生后1~2小时内喂糖水或静脉滴注葡萄糖溶液。在治疗过程中，应随时监测血糖。

4.促进亲子关系　小于胎龄儿需要在婴儿期获得适当的刺激来达到正常的生长和发育，应帮助父母树立照顾孩子的信心，鼓励他们多花些时间与孩子在一起，创造良好的物理刺激环境，促进孩子的体格生长和智能发育。

二、大于胎龄儿及其护理

大于胎龄儿是指出生体重大于同胎龄儿平均体重的第90百分位，或高于同胎龄儿平均体重的2个标准差的新生儿。凡出生体重＞4 000g者称为巨大儿。

（一）病因

大于胎龄儿可以是生理性的，也有不少是病理性的。

1.生理性因素　父母体格高大者新生儿也常巨大，但无疾病。有的孕妇在妊娠期食欲好、进食多，胎儿可能巨大，这些是正常巨大儿，属于生理性。

2.病理性因素　孕母患有糖尿病，胎儿血糖也高，促使胎儿胰岛增生，胰岛素分泌增加，加速胎儿的生长。患有Beckwith综合征的新生儿胰岛素分泌也增多，但原因不明。另一个与大于胎龄儿有关的因素是大血管错位。

（二）临床表现

1.产前情况　孕母的子宫大于同孕周正常子宫的大小往往提示大于胎龄儿的可能性。当胎儿以异常的速度生长时，可给予超声检查以确诊。

2.产时情况　由于体格较大，易发生难产而致窒息、颅内出血或各种产伤。

3.出生后表现　易发生低血糖，肺透明膜病的发生率较正常新生儿高；高胆红素血症，且黄疸持续时间较长。

（三）常见护理诊断/问题

1.有窒息的危险　与胎儿过大、难产有关。

2.营养失调　低于机体需要量，与糖尿病母亲的婴儿易出现低血糖有关。

（四）护理措施

1.维持呼吸功能　由于头部较大，出生时颅内压较高，对呼吸中枢产生压迫，使呼吸功能减弱，一些大于胎龄儿在建立呼吸时有一定困难。顺产的胎儿，分娩时易导致颈部神经损伤，引起膈肌麻痹，膈肌麻痹阻碍了受损一侧的肺部主动运动。剖宫产娩出的患儿，会有肺液滞积在肺内，影响气体的有效交换。应密切观察呼吸情况，必要时应予吸氧。

2.合理喂养　尽早开奶，及时提供营养，防止低血糖。因为患儿体型较大，所以在母乳喂养后应再增加糖水以提供足够的液体和能量。大于胎龄儿各方面不够成熟，仅靠吸吮还不能摄入足够的奶量，应根据血糖情况，补充液体，以维持血糖浓度>45mg/dL。

（五）健康教育

1.父母可能会因为孩子的体型较大而低估他们的需要。告诉父母大于胎龄儿的原因及可能的问题，鼓励父母给孩子精心的、温和的照顾，不要因外表的原因而高估了他们的耐受能力。

2.预防应从母孕期开始，孕期血糖水平的控制可显著降低巨大儿或大于胎龄儿的发生，同时加强产检，选择合适的分娩方式，最大程度降低对母婴可能带来的危险。

3.对娩出的大于胎龄儿在接受初期的治疗护理后，也应纳入到随访体系中，不要被其假象所迷惑，监控其成长的过程，跟踪随访至成年。

第四节　新生儿窒息

新生儿窒息是胎儿因缺氧发生宫内窘迫或娩出过程中引起的呼吸、循环障碍，以致生后1分钟内无自主呼吸或未能建立规律性呼吸，而导致低氧血症和混合性酸中毒。本病是新生儿伤残和死亡的重要原因之一。国内发病率为5%~10%。

一、病因

凡能造成胎儿或新生儿缺氧的因素均可引起窒息。

1.孕母因素　孕母患有全身性疾病如糖尿病、心脏病、严重贫血及肺部疾患等；孕母妊娠期有妊高征；孕母吸毒、吸烟；孕母年龄大于35岁或小于16岁等。

2.胎盘和脐带因素　前置胎盘、胎盘早剥、胎盘老化等；脐带受压、打结、绕颈等。

3.分娩因素　难产，术产如高位产钳；产程中药物（镇静剂、麻醉剂、催产药）使用不当等。

4.胎儿因素　早产儿、小于胎龄儿、巨大儿；先天畸形如呼吸道畸形；羊水或胎粪吸入气道；胎儿宫内感染所致神经系统受损等。

二、临床表现

1.胎儿缺氧（宫内窒息） 早期有胎动增加，胎儿心率增快，≥160次/分；晚期胎动减少甚至消失，胎心率变慢或不规则，<100次/分，羊水被胎粪污染呈黄绿或墨绿色。

2.Apgar评分（表4-1） 是一种简易的临床上评价新生儿窒息程度的方法。内容包括心率、呼吸、对刺激的反应、肌张力和皮肤颜色5项；每项0~2分，总共10分，8~10分为正常，4~7分为轻度窒息，0~3分为重度窒息。生后1分钟评分可区别窒息程度，5分钟及10分钟评分有助于判断复苏效果和预后。

表4-1 新生儿Apgar评分法

体征	评分标准			生后	评分
	0	1	2	1分钟	5分钟
皮肤颜色	青紫或苍白	干红、四肢青紫	全身红		
心率（次/分）	无	<100	>100		
弹足底或插鼻管反应	无反应	有些动作如皱眉	大声啼哭、喷嚏		
肌肉张力	松弛（伸展）	四肢略屈曲	四肢活动好		
呼吸	无	慢、不规则	正常，哭声响		

3.各器官受损表现 窒息、缺氧缺血造成多器官性损伤，但发生的频率和程度则常有差异。

（1）心血管系统：轻症时有传导系统和心肌受损；严重者出现心源性休克和心衰。

（2）呼吸系统：易发生羊水或胎粪吸入综合征，肺出血和持续肺动脉高压，低体重儿常见肺透明膜病、呼吸暂停等。

（3）泌尿系统：急性肾衰时有尿少、蛋白尿、血尿素氮及肌酐增高，肾静脉栓塞时可见肉眼血尿。

（4）中枢神经系统：主要是缺氧缺血性脑病和颅内出血。

（5）代谢方面：常见低血糖，电解质紊乱如低钠血症和低钙血症等。

（6）消化系统：有应激性溃疡和坏死性小肠结肠炎等。缺氧还导致肝葡萄糖醛酸转移酶活力降低，酸中毒更可抑制胆红素与白蛋白结合而使黄疸加重。

三、辅助检查

血气分析可显示呼吸性酸中毒或代谢性酸中毒。当胎儿头皮血pH≤7.25时提示胎儿有严重缺氧，需准备各种抢救措施。出生后应多次监测pH、$PaCO_2$和PaO_2，作为应用碱性溶液和供氧的依据。根据病情需要还可选择性监测血糖、血电解质、血尿素氮及肌酐等生化指标。

四、治疗要点

1. 预防及积极治疗孕母疾病。

2. 早期预测　估计胎儿娩出后有窒息危险时，应充分做好准备工作，包括人员、仪器、物品等。

3. 及时复苏　如发生了窒息及时按ABCDE复苏方案进行复苏。Airway（清理呼吸道）、Breathing（建立呼吸，增加通气）、Circulation（维持正常循环，保证足够心搏出量）、Drug（药物治疗）、Evaluate（评价和保温）；其中ABC三步最为重要，A是根本，B是关键，评价和保温贯穿于整个复苏过程。

4. 复苏后处理　评估和监测呼吸、心率、血压、尿量、肤色、经皮氧饱和度及窒息所致的神经系统症状等，注意维持内环境稳定，控制惊厥，治疗脑水肿。

五、常见护理诊断/问题

1. 自主呼吸障碍　与羊水、气道分泌物吸入导致低氧血症和高碳酸血症有关。

2. 体温过低　与缺氧以及抢救时暴露过分有关。

3. 焦虑（家长）　与病情危重及预后不良有关。

六、护理措施

1. 复苏　新生儿窒息的复苏应由产科及新生儿科医生、护士共同合作进行。

（1）复苏程序：严格按照A→B→C→D步骤进行，顺序不能颠倒。复苏过程中严密心电监护。

（2）复苏后监护：监护主要内容为体温、呼吸、心率、血压、尿量、肤色和窒息所导致的神经系统症状；注意酸碱失衡、电解质紊乱、大小便异常、感染和喂养等问题。认真观察并做好相关记录。

2. 保温　整个治疗护理过程中应注意患儿的保温，可将患儿置于远红外保暖床上，病情稳定后置暖箱中保暖或热水袋保暖，维持患儿肛温36.5~37.5℃。

3. 家庭支持　耐心细致地解答病情，告诉家长患儿目前的情况和可能的预后，帮助家长树立信心，促进父母角色的转变。

第五节　新生儿颅内出血

新生儿颅内出血主要因缺氧或产伤引起，早产儿发病率较高，是新生儿早期的重要疾病与死亡原因。预后较差。

一、病因和发病机制

1.32周以下的早产儿，因毛细血管发育不成熟、脆弱，当动脉压突然升高时，易导致毛细血管破裂、出血。缺血缺氧窒息时，引起低氧及高碳酸血症，可导致颅内出血的发生。

2.外伤　常见产伤性颅内出血，以足月儿多见。胎头过大、急产、产程过长、高位产钳，多次吸引器助产等，均可使胎儿头部受挤压而导致小脑天幕撕裂，硬脑膜下出血，大脑表面静脉撕裂常伴有蛛网膜下腔出血。

3.其他　高渗透压的液体输入过快、机械通气不当、操作时对头部按压过重均可引起颅内出血。

二、临床表现

颅内出血的症状和体征与出血部位及出血量有关。一般生后1～2天内出现。常见症状：

1.意识形态改变　如激惹、过度兴奋或表情淡漠、嗜睡、昏迷等。

2.眼症状　如凝视、斜视、眼球上转困难、眼震颤等。

3.颅内压增高表现　如脑性尖叫、前囟隆起、惊厥等。

4.呼吸改变　出现增快、减慢、不规则或暂停等。

5.肌张力改变　早期增高以后减低。

6.瞳孔　不对称，对光反应差。

7.其他　黄疸和贫血。

三、辅助检查

脑脊液检查、影像学检查、CT和B超等有助于诊断和判断预后。

四、治疗要点

1.止血　可选择使用维生素K_1、酚磺乙胺（止血敏）、卡巴克络（安络血）和立止血等。

2.镇静、止惊　选用地西泮、苯巴比妥等。

3.降低颅内压　有颅内高压者可选用呋塞米。如有瞳孔不等大、呼吸节律不整、叹息样呼吸或双吸气等，可使用甘露醇，剂量根据病情决定。

4.应用脑代谢激活剂　出血停止后，可给予胞磷胆碱、脑活素静脉滴注，10～14天为1个疗程。恢复期可给吡拉西坦。

5.外科处理　足月儿有症状的硬脑膜下出血，可用腰穿针从前囟边缘进针吸出积血。脑积水早期有症状者可行侧脑室穿刺引流，进行性加重者行脑室－腹腔分流。

五、常见护理诊断／问题

1.潜在并发症　颅内压升高。

2.低效性呼吸形态　与呼吸中枢受损有关。

3.有窒息的危险　与惊厥、昏迷有关。

4.体温调节无效　与体温调节中枢受损有关。

六、护理措施

1.密切观察病情，降低颅内压

（1）严密观察病情并记录：①呼吸、心率、体温；②神志与反射；③瞳孔；④囟门；⑤肌张力等。

（2）保持安静，降低颅内压：患儿保持头高位(抬高头肩部15°～30°)，所有操作应集中进行，护理操作要轻、稳、准，尽量减少对患儿移动和刺激。遵医嘱及时使用降颅内压药物。

2.保持呼吸道通畅，合理用氧　及时清除呼吸道分泌物，保持患儿呼吸道通畅。根据缺氧程度给氧，足月儿血氧饱合度维持在85%～98%，早产儿维持在88%～93%。呼吸衰竭或严重的呼吸暂停时需气管插管、机械通气并做好相关护理。

3.供给热量，维持体温稳定　出血早期禁止直接哺乳。病情稳定后让患儿直接吸吮，观察患儿的吃奶情况，如有明显的呕吐、反射消失，提示颅内压增高。体温过高时进行物理降温，体温过低时注意保暖。

七、健康教育

向家长讲解颅内出血的严重性，治疗效果及可能的预后，鼓励坚持治疗及随访。如有后遗症时，尽早对患儿进行功能训练和智力开发，减轻脑损伤影响。

第六节 新生儿感染性疾病

一、新生儿脐炎

新生儿脐炎是指断脐残端被细菌入侵、繁殖所引起的急性炎症，可由任何化脓菌引起，但最常见的是金黄色葡萄球菌，其次为大肠埃希菌、铜绿假单胞菌、溶血性链球菌等。

（一）临床表现
1. 脐带根部发红或脱落后伤口不愈合，脐窝湿润。
2. 脐周围皮肤发生红肿，脐窝有浆液脓性分泌物，带臭味。
3. 脐周皮肤红肿加重，或形成局部脓肿、败血症、腹膜炎，并有全身中毒症状。可伴发热、吃奶差、精神不好、烦躁不安等。

（二）辅助检查
胎儿出生后，脐残端很快就有细菌定植，但由于正常新生儿脐部也会存在多种细菌，不能仅仅依靠培养处定植菌而诊断为脐炎，必须要有脐部的炎症表现。

（三）治疗要点
1. 轻症　只需局部用3%过氧化氢和75%酒精清洗，或用抗生素局部湿敷或抗生素油膏外敷。
2. 脓液较多有局部扩散或有全身症状　可根据涂片或细菌培养结果选用适当抗生素。
3. 脐部有肉芽肿　可用10%硝酸银溶液局部涂搽。

（四）常见护理诊断／问题
1. 皮肤完整性受损　与脐炎感染性病灶有关。
2. 潜在并发症　败血症、腹膜炎。

（五）护理措施
1. 彻底清除感染伤口，从脐的根部由内向外环形彻底清洗消毒。
2. 洗澡时，注意不要洗湿脐部，洗澡完毕，用消毒干棉签吸干脐窝水，并用75%乙醇消毒，保持局部干燥。
3. 观察脐带有无潮湿、渗液或脓性分泌物，炎症明显者及时处理。
4. 脐带残端脱落后，注意观察脐窝内有无樱红色的肉芽肿增生，应及早处理。

二、新生儿败血症

新生儿败血症指细菌侵入血循环并生长繁殖、产生毒素而造成的全身感染。

（一）病因与发病机制

1.自身因素　新生儿免疫系统功能不完善，屏障功能差，血中补体少，白细胞在应激状态下杀菌力下降，T细胞对特异抗原反应差，细菌一旦侵入易致全身感染。

2.病原菌　以葡萄球菌、大肠埃希菌为主。

3.感染途径　新生儿败血症感染可以发生在产前、产时或产后。产前感染与孕妇有明显的感染有关；产时感染与胎儿通过产道时被细菌感染有关；产后感染往往与细菌从脐部、皮肤黏膜损伤处及呼吸道、消化道等侵入有关。

（二）临床表现

无特征性表现。出生后7天内出现症状者称为早发型败血症；7天以后出现症状者称为迟发型败血症。早期表现为精神不佳、食欲不佳、哭声弱、体温异常等，转而发展为精神委靡、嗜睡、不吃、不哭、不动、面色欠佳和出现病理性黄疸、呼吸异常。少数严重者很快发展至循环衰竭、呼吸衰竭、DIC、中毒性肠麻痹、酸碱平衡紊乱和胆红素脑病。常并发化脓性脑膜炎。

（三）辅助检查

外周血检测、血培养、直接涂片找细菌、病原菌抗体检测、急相蛋白和血沉检查等有助于明确诊断。

（四）治疗要点

1.选用合适的抗菌药物　早期、联合、足量、静脉应用抗生素，疗程要足，一般应用10~14天。病原菌已明确者可按药敏试验用药；病原菌尚未明确前，结合当地菌种流行病学特点和耐药菌株情况选择两种抗生素联合使用。

2.对症、支持治疗　保暖、供氧、纠正酸中毒及电解质紊乱；及时处理脐炎、脓疱疮等局部病灶；保证能量及水的供给；必要时输注新鲜血、粒细胞、血小板，早产儿可静注免疫球蛋白。

（五）常见护理诊断／问题

1.体温调节无效　与感染有关。

2.皮肤完整性受损　与脐炎、脓疱疮等感染性病灶有关。

3.营养失调　低于机体需要量，与吸吮无力、食欲缺乏及摄入不足有关。

（六）护理措施

1.维持体温稳定　患儿体温易波动，除感染因素外，还易受环境因素影响。当体温低或体温不升时，及时予保暖措施；当体温过高时，予以物理降温，一般不予以药物降温。

2.保证抗菌药物有效进入体内，注意药物不良反应。

3.及时处理局部病灶　如脐炎、鹅口疮、脓疱疮、皮肤破损等，促进皮肤早日愈合，防止感染继续蔓延扩散。

4.保证营养供给　除经口喂养外，结合病情考虑静脉内营养。

5.观察病情　加强巡视，如患儿出现面色青灰、呕吐、脑性尖叫、前囟饱满、两眼凝视提示有脑膜炎的可能；如患儿面色青灰、皮肤发花、四肢厥冷、脉搏细弱、皮肤有出血点等应考虑感染性休克或DIC，应立即与医生联系，积极处理。必要时专人看护。

6.健康教育　指导家长正确喂养和护理患儿，保持皮肤的清洁。

三、新生儿感染性肺炎

新生儿感染性肺炎是新生儿常见疾病，是新生儿死亡的重要原因之一。病原体的侵入可发生在出生前、出生时及出生后。

（一）病因

细菌、病毒、衣原体等都可引起新生儿感染性肺炎。

1.出生前感染　胎儿在宫内吸入污染的羊水，或胎膜早破时孕母阴道细菌上行导致感染，或母孕期受病毒、细菌等感染，病原体通过胎盘达胎儿血循环至肺部引起感染。

2.出生时感染　因分娩过程中吸入污染的产道分泌物或断脐消毒不严发生血行感染。

3.出生后感染　由上呼吸道下行感染肺部或病原体通过血循环直接引起肺部感染。

（二）临床表现

出生前感染的新生儿出生时常有窒息史，症状出现较早，多在12~24小时出现；产时感染性肺炎要经过一定的潜伏期；产后感染性肺炎则多在生后5~7天发病。患儿一般症状不典型，主要表现为反应差、哭声弱、拒奶、口吐白沫、呼吸浅促、发绀、呼吸不规则、体温不稳定，病情严重者出现点头样呼吸或呼吸暂停；肺部体征不明显，有的表现为双肺呼吸音粗。金黄色葡萄球菌肺炎易并发气胸、脓胸、脓气胸等，病情常较严重。

（三）辅助检查

1.血液检查　细菌感染者白细胞总数升高；病毒感染者、体弱儿及早产儿白细胞总数多降低。

2.X线检查　胸片可显示肺纹理增粗，有点状、片状阴影，有的融合成片；可有肺不张，肺气肿。

3.病原学检查　取血液、脓液、气管分泌物做细菌培养、病毒分离；免疫学的方法监测细菌抗原、血清检测病毒抗体及衣原体特异性的IgM等有助诊断。

（四）治疗要点

1.控制感染　针对病原菌选择合适的抗生素：巨细胞病毒肺炎、单纯疱疹病毒性肺炎可选用阿昔洛韦；衣原体肺炎可选用红霉素。

2.保持呼吸道通畅，注意保暖、合理喂养和氧疗。

（五）常见护理诊断／问题

1.清理呼吸道无效　与呼吸急促，患儿咳嗽反射功能不良及无力排痰有关。

2.气体交换受损　与肺部炎症有关。

3.体温调节无效　与感染后机体免疫反应有关。

4.营养失调　低于机体需要量，与摄入困难、消耗增加有关。

（六）护理措施

1. **保持呼吸道通畅**　及时有效清除呼吸道分泌物，分泌物黏稠者应采用雾化吸入，以湿化气道，促进分泌物排出。加强呼吸道管理，定时翻身、拍背、体位引流。

2. **合理用氧，改善呼吸功能**　根据病情和血氧监测情况采用鼻导管、面罩、头罩等方法给氧，使PaO_2维持在60～80mmHg（7.9～10.7kPa）；重症并发呼吸衰竭者，给予正压通气。保持室内空气新鲜，温湿度适宜。

3. **维持体温正常**　体温过高时予以降温，体温过低时予以保暖。遵医嘱应用抗生素、抗病毒药物，并密切观察药物的作用。

4. **供给足够的能量及水分**　少量多餐，细心喂养，喂奶时防止窒息。重者予以鼻饲或由静脉补充营养物质及液体。

5. **密切观察病情**　注意患儿的反应、呼吸、心率等的变化，做好急救准备。

四、新生儿破伤风

新生儿破伤风是指破伤风梭状杆菌侵入脐部生长繁殖，并产生痉挛毒素而引起以牙关紧闭和全身肌肉强直性痉挛为特征的急性感染性疾病。新中国成立后由于无菌接生的推广和医疗护理质量提高，其发病率和死亡率明显下降；但尚未完全消灭。

（一）病因和发病机制

破伤风杆菌为革兰阳性厌氧菌，其芽孢抵抗力极强，可在外界环境中长期存活，普通消毒剂无效。能耐煮沸15～60分钟；需高压消毒、碘酒或双氧乙烷才能将其杀灭。

破伤风杆菌广泛存在于土壤、尘埃和粪便中，当用该菌污染的器械断脐或包扎时，破伤风杆菌即可进入脐部，而包扎引起的缺氧环境更利于破伤风杆菌的繁殖，从而引起破伤风。

（二）临床表现

潜伏期大多为4～8天（3～14天），发病越早，发作期越短、预后越差。起病时，患儿神志清醒，往往哭吵不安，因咀嚼肌首先受累，患儿口张不大，吸吮困难，随后牙关紧闭、面肌痉挛，出现苦笑面容；双拳紧握、上肢过度屈曲、下肢伸直，呈角弓反张。强直性痉挛阵阵发作，间歇期肌强直继续存在，轻微刺激可引起痉挛发作。咽肌痉挛使唾液充满口腔；呼吸肌、喉肌痉挛引起呼吸困难、青紫、窒息；膀胱、直肠括约肌痉挛导致尿潴留和便秘。患儿早期多不发热，以后发热因肌肉痉挛或肺部继发感染所致。

（三）治疗要点

1. **中和毒素**　破伤风抗毒素1万单位立即肌内注射或静脉滴注，中和未与神经组织结合的毒素。

2. **控制痉挛**　常需较大剂量药物始能生效。首选地西泮，其次苯巴比妥，10%水合氯醛等。

各药可以交替、联合使用。

3.控制感染 选用青霉素、甲硝唑等能杀灭破伤风杆菌的抗生素。

4.保证营养 根据病情予静脉营养和鼻饲喂养。

5.对症治疗 处理脐部、给氧等。

（四）常见护理诊断/问题

1.有窒息的危险 与呼吸肌、喉肌痉挛有关。

2.喂养困难 与面肌痉挛、张口困难有关。

3.有受伤的危险 与反复抽搐有关。

4.体温过高 与骨骼肌强直性痉挛产热增加、感染有关。

（五）护理措施

1.控制痉挛，保持呼吸道通畅

（1）建立静脉通路，保证药物的顺利输注：尽可能采用留置针，避免反复穿刺给患儿造成不良刺激，遵医嘱注射破伤风抗毒素（用前须做皮试）、镇静、解痉药等。

（2）病室环境：患儿应单独安置、专人看护。病室要求避光、隔音。给患儿戴避光眼镜，减少不必要的刺激；必要的操作最好在使用止痉剂后有条理地集中完成。

（3）用氧：有缺氧、发绀者间歇用氧，但避免鼻导管给氧，可选用头罩给氧，氧流量至少5L/min，避免流量过低引起头罩内CO_2潴留。当病情好转，缺氧改善后应及时停止用氧，避免氧疗并发症。

（4）密切观察病情变化：除专人护理外，应加强监护；详细记录病情变化，一旦发现异常，及时组织抢救。

2.保证营养 早期予静脉营养以保证能量供给。病情允许情况下，给予鼻饲喂养。病情好转后，以奶瓶喂养来训练患儿吸吮力及吞咽功能，最后撤离鼻饲。

3.防止继发感染和损伤

（1）口腔护理：及时清除口腔唾液及分泌物，做好口腔清洁，涂液状石蜡等保护口唇。

（2）皮肤护理：痉挛发作出汗后，适当松包降温、及时擦干汗渍保持患儿皮肤干燥。可在患儿手心放一纱布卷，既可保护掌心皮肤不受损伤，又可保持掌心干燥。定时翻身，预防坠积性肺炎。

（3）脐部护理：用消毒剪刀剪去残留脐带的远端并重新结扎，近端用3%过氧化氢或1∶4 000高锰酸钾液清洗后涂以碘酒。保持脐部清洁、干燥。遵医嘱用破伤风抗毒素3 000IU做脐周封闭，以中和未进入血流的游离毒素。

4.维持体温正常 体温过高时予物理降温，根据医嘱使用抗生素。

5.健康教育 对患儿家长讲授有关育儿知识，指导家长做好脐部护理。

五、新生儿巨细胞病毒感染

新生儿巨细胞病毒感染是指人巨细胞病毒引起的胎儿及新生儿全身多个器官损害并出现临床症状，是胎儿及新生儿最为常见的病毒感染疾病之一。人是人巨细胞病毒的唯一感染源和宿主。

（一）病因与发病机制

人巨细胞病毒主要存在于宿主咽部、唾液腺、子宫颈、阴道分泌物、尿液、精液、乳液及血液中。孕妇感染人巨细胞病毒后，该病毒潜伏于胎盘绒毛膜组织中，引起胎盘形态学改变，使胎儿生长发育的环境和条件恶化，造成胎儿反复感染。

（二）临床表现

本病的临床表现依患儿的感染方式、年龄、免疫状态以及并发症不同而各异。

1.先天性感染　受感染的胎儿除流产、死产外，活婴中约有5%表现为典型的全身多系统、多脏器受累。另有5%表现为非典型的临床表现，其余90%均呈亚临床型。新生儿多系统多脏器受累的特征是单核-巨噬细胞系统和中枢神经系统受侵犯，如小于胎龄儿、小头畸形、黄疸、肝脾大、脑积水等。

2.围产期感染　出生时多无感染症状，2~4个月后发病，多为亚临床型，以呼吸道和消化道系统症状为主。本病的病死率可达30%，肺炎合并呼吸衰竭为主要的直接死因。

（三）辅助检查

能证实孕妇体内有人巨细胞病毒侵入，不论有无症状或病变，均属人巨细胞病毒感染，确诊依靠实验室的病原学和血清学检查。

（四）治疗要点

目前本病并没有特效治疗，以对症处理支持治疗为主。更昔洛韦、膦甲酸、西多福韦等抗病毒药物可以用于治疗该病。

（五）护理诊断

1.体温过高　与感染有关。

2.营养失调　低于机体需要量，与摄入不足、消耗增加有关。

（六）护理措施

严密观察病情变化，注意有无体温不升或升高、呼吸暂停、心率减慢等情况的出现。

做好消毒隔离措施，防止交叉感染，此外还要加强基础护理，病房温湿度适宜，合理喂养，保障营养供给。向家长讲解病情及治疗情况，减轻紧张情绪。指导其掌握出院后随访方法，了解生长发育及智力发育情况。教会家长简单的患儿功能训练技术，减少患儿后遗症的发生。

六、新生儿梅毒

新生儿梅毒又称先天性梅毒、胎传梅毒，是梅毒螺旋体由母体经胎盘进入胎儿血液循环所致的感染。受累胎儿约50%发生早产、流产、死胎或死产。存活婴儿发病年龄不一，2岁以内发病者为早期梅毒，2岁以后为晚期梅毒，晚期梅毒也有20年后才发病者。近年来，我国新生儿梅毒发病率已有明显上升趋势。

（一）临床表现

大多数早期梅毒患儿出生时无症状，生后2～3周逐渐出现。如母亲在妊娠早期感染梅毒又未及时治疗，则新生儿发病时间早且病情重。

1.一般症状　发育差、营养差、皮肤萎缩貌似老人、低热、黄疸、贫血、低血糖、哭声嘶哑、易激惹等。

2.皮肤黏膜损害　皮疹常于出生后2～3周出现，为多形性，可表现为全身散在斑丘疹、梅毒性天疱疮，最常见于口周、鼻翼和肛周，皮损数月后呈放射状裂痕。

3.骨损害　约占90%，多发生于生后数周，因剧痛而形成"假瘫"，X线可见对称性长骨骨髓端横行透亮带。

4.肝、脾、全身淋巴结肿大　几乎所有患儿均有肝肿大，可出现黄疸、肝功能受损。滑车上淋巴结肿大有诊断价值。

5.中枢神经系统症状　新生儿罕见，多在生后3～6个月时出现急性化脓性脑膜炎样症状，脑脊液中细胞数增加以淋巴为主，糖正常。

6.其他　尚可见视网膜脉络膜炎、胰腺炎、肺炎、心肌炎、肾小球病变等。

（二）辅助检查

出生时胎盘大而苍白是宫内感染的指征。性病研究实验室试验可作为筛查试验，荧光螺旋体抗体吸附试验则有助于确诊。

（三）治疗要点

1.强调早期诊断、及时治疗、防止发展至晚期。

2.抗梅毒治疗　首选青霉素，每次5万IU/kg，静脉滴注，12小时1次，7天后改为8小时1次，再用2周。神经梅毒者：240万IU/（kg·d），静脉滴注，治疗3周。先天性梅毒常规采用水剂青霉素治疗，青霉素治疗浓度为0.03IU/mL，才能确保血液和脑脊液中的螺旋体被杀灭。青霉素过敏者可用红霉素。

（四）常见护理诊断/问题

1.皮肤完整性受损　与梅毒螺旋体损伤皮肤黏膜有关。

2.疼痛　与骨损害有关。

3.焦虑（家长）　与对治疗、预后知识缺乏有关。

（五）护理措施

1.心理护理　治疗新生儿梅毒首先要取得家长的配合。要针对产妇及配偶做好心理护理。

2.消毒隔离　做好消毒隔离工作，防止交叉感染。认真做好床边隔离，治疗及护理操作应集中进行，严格执行无菌操作技术，以免发生交叉感染。患儿所用过的衣被、褥套等物品要经过消毒处理后才能进行清洗，暖箱、蓝光箱用后要严格消毒。护士注意自我保护性隔离，操作时戴一次性手套，操作前后均要及时进行手消毒。患儿用过的一次性物品要集中焚烧处理，其他物品均要做好终末消毒工作。

3.皮肤护理　新生儿梅毒的皮肤护理至关重要，必要时置暖箱、穿单衣以便护理操作。在所有斑丘疹处涂红霉素软膏，之后用单层纱布覆盖创面，每天换药1次，注意头发内斑丘疹的搽药。患儿躁动时易擦伤足跟部，要用纱布加以包扎。加强臀部护理，保持全身皮肤清洁干燥，防止皮肤感染。

4.梅毒假性麻痹护理　90%的患儿有不同程度的骨损害，较严重的出现梅毒假性麻痹，在治疗护理操作时动作轻柔，不采取强行体位，尽量减轻患儿的疼痛和不必要的刺激。梅毒假性麻痹的患儿常常出现哭闹、烦躁不安，护士必须检查全身情况，发现异常及时处理。

（六）健康教育

经治疗患儿全身症状好转，皮肤斑丘疹完全消失，体检后予以接种乙肝疫苗和卡介苗。指导定期复查，进行追踪观察血清学试验，以保证患儿得到正确的、全程的、彻底的治疗。指导出院后在2、4、6、9、12个月复查，随访观察血清学试验，若1岁时快速血浆反应素环状卡片试验滴度仍未降低或升高，应再次进行正规治疗，以保证患儿得到正确的、全程的、彻底的治疗。

第七节　新生儿黄疸

新生儿黄疸是新生儿时期由于胆红素（大部分为未结合胆红素）在体内积聚而引起巩膜、皮肤、黏膜、体液或其他组织被染成黄色的现象，可分为生理性黄疸和病理性黄疸2种，引起黄疸的原因多而复杂，病情轻重不一，重者可致中枢神经系统受损，产生胆红素脑病，引起死亡或严重后遗症，故应加强对新生儿黄疸的临床观察，尽快找出原因，及时治疗，加强护理。

一、新生儿胆红素代谢特点

新生儿胆红素生成较多，运转胆红素能力不足，肝功能发育不完善，肝细胞处理胆红素能力差，肠道细菌少，不能将肠道内的胆红素还原成粪胆原和尿胆原，肝肠循环增加。由于上述特点，新生儿摄取、结合、排泄胆红素的能力仅为成人的1%~2%，因此极易出现黄疸，尤其当新生儿处于饥饿、缺氧、胎粪排出延迟、脱水、酸中毒、头颅血肿或颅内出血等状态时黄疸加重。

二、新生儿黄疸的分类

（一）生理性黄疸

其特点为：①一般情况良好。②足月儿生后2~3天出现黄疸，4~5天达高峰，5~7天消退，最迟不超过2周；早产儿黄疸多于生后3～5天出现，5～7天达高峰，7～9天消退，最长可延迟到3～4周。③每日血清胆红素升高＜85μmol/L（5mg/dL）或每小时＜0.85μmol/L（0.5mg/dL）。④通常认为，足月儿血清胆红素＜221μmol/L（12.9mg/dL），早产儿＜256μmol/L（15mg/dL）是生理性的，但目前多数学者已接受采用日龄或小时龄胆红素值进行评估，同时也根据不同胎龄和生后小时龄，以及是否存在高危因素来评估和判断。

（二）病理性黄疸

常有以下特点：①黄疸在出生后24小时内出现；②黄疸程度重，血清胆红素大于205.2～256.5μmol/L（12～15mg/dL），或每日上升超过85μmol/L（5mg/dL）；③黄疸持续时间长（足月儿＞2周，早产儿＞4周）；④黄疸退而复现；⑤血清结合胆红素大于34μmol/L（2mg/dL）。

三、治疗要点

1. 找出引起病理性黄疸的原因，采取相应的措施，治疗基础疾病。
2. 降低血清胆红素，给予蓝光疗法；早期喂养，诱导正常菌群的建立，减少肠肝循环；保持大便通畅，减少肠壁对胆红素的再吸收。
3. 保护肝脏，不用对肝脏有损害及可能引起溶血、黄疸的药物。
4. 控制感染、注意保暖、供给营养、及时纠正酸中毒和缺氧。
5. 适当用酶诱导剂、输血浆和白蛋白，降低游离胆红素。

四、常见护理诊断/问题

1. 潜在并发症　胆红素脑病。
2. 知识缺乏（家长）　缺乏黄疸护理的有关知识。

五、护理措施

1. 观察病情，做好相关护理

（1）密切观察病情：注意皮肤黏膜、巩膜的色泽，根据患儿皮肤黄染的部位和范围，估计血清胆红素的近似值，评价进展情况。注意神经系统的表现，如患儿出现拒食、嗜睡、肌张力减退等胆红素脑病的早期表现，立即通知医生，做好抢救准备。观察大小便次数、量及性质，如存在胎粪延迟排出，应予灌肠处理，促进粪便及胆红素排出。

（2）喂养：黄疸期间常表现为吸吮无力、食欲缺乏，应耐心喂养，按需调整喂养方式如少量多次、间歇喂养等，保证奶量摄入。

2. 针对病因的护理，预防核黄疸的发生

（1）实施光照疗法和换血疗法，并做好相应护理。

（2）遵医嘱给予白蛋白和酶诱导剂。纠正酸中毒，以利于胆红素和白蛋白的结合，减少胆红素脑病的发生。

（3）合理安排补液计划，根据不同补液内容调节相应的速度，切忌快速输入高渗性药物，以免血脑屏障暂时开放，使已与白蛋白联结的胆红素进入脑组织。

六、健康教育

使家长了解病情，取得家长的配合；若为母乳性黄疸，嘱可继续母乳喂养，如吃母乳后仍出现黄疸，可改为隔次母乳喂养逐步过渡到正常母乳喂养。若黄疸严重，患儿一般情况差，可考虑暂停母乳喂养，黄疸消退后再恢复母乳喂养。若为红细胞葡萄糖-6-磷酸脱氢酶缺陷者，需忌食蚕豆及其制品，患儿衣物保管时勿放樟脑丸，并注意药物的选用，以免诱发溶血。发生胆红素脑病者，注意后遗症的出现，给予康复治疗和护理。

第八节　新生儿溶血病

新生儿溶血病是指母婴血型不合，母血中血型抗体通过胎盘进入胎儿循环，发生同种免疫反应导致胎儿、新生儿红细胞破坏而引起的溶血。

一、病因和发病机制

目前已知血型抗原有160多种，但新生儿溶血病以ABO血型系统不合最为多见，其次是Rh血型系统不合。主要是由于母体存在着与胎儿血型不相容的血型抗体(IgG)，这种IgG血型抗体可经胎盘进入胎儿循环后，引起胎儿红细胞破坏，出现溶血。

二、临床表现

症状的轻重和母亲产生的IgG抗体量、抗体与胎儿红细胞结合程度及胎儿代偿能力有关。Rh溶血症常比ABO溶血者严重。

1.黄疸　Rh溶血者大多在24小时内出现黄疸并迅速加重，而ABO溶血大多在出生后2~3天出现，血清胆红素以未结合型为主。

2.贫血　Rh溶血者一般贫血出现早且重；ABO溶血者贫血少，一般到新生儿后期才出现。重症贫血者出生时全身水肿，皮肤苍白，常有胸、腹腔积液，肝脾肿大及贫血性心衰。

3.肝脾肿大　Rh溶血病患儿多有不同程度的肝脾肿大，由于髓外造血活跃所致。ABO溶血病患儿则不明显。

4.胎儿水肿　当胎儿血红蛋白下降至40g/L以下时，由于严重缺氧、充血性心力衰竭、肾脏重吸收水盐增加、继发于肝功能损害的低蛋白血症等，可致胎儿水肿。

5.胆红素脑病（核黄疸）　一般发生在生后2~7天，早产儿尤易发生。随着黄疸加重逐渐出现神经系统症状，先为嗜睡、喂养困难、吸吮无力、拥抱反射减弱、肌张力减低等；很快出现双眼凝视、肌张力增高、角弓反张、前囟隆起、呕吐、哭叫、惊厥，常伴有发热，如不及时治疗，1/3~1/2患儿死亡。幸存者常遗留有手足抽动症、听力下降、智力落后、眼球运动障碍等后遗症。

三、辅助检查

血型检测可见母子血型不合；红细胞、血红蛋白降低及网织红细胞、有核红细胞增多；血清胆红素增高，三项试验（①改良直接抗人球蛋白试验，即改良Coombs试验；②患儿红细胞抗体释放试验；③患儿血清中游离抗体试验）阳性。

四、治疗要点

1.产前治疗　可采用孕妇血浆置换术、宫内输血。

2.新生儿治疗　包括换血疗法、光照疗法、纠正贫血及对症治疗（可输血浆、白蛋白，纠正酸中毒、缺氧，加强保暖，避免快速输入高渗性药物）。

五、常见护理诊断/问题

1.并发症：核黄疸　与红细胞大量破坏有关。

2.有感染的危险　与机体抵抗力低下有关。

3.体温不稳　与患儿裸露及暖箱内温度有关。

六、护理措施

1.疾病的评估　严重的胎儿溶血可能会出现胎儿水肿，生后出现全身水肿、苍白、皮肤瘀斑、胸腔积液、腹水、心力衰竭和呼吸窘迫。迅速评估后护士应该积极参与复苏抢救，保证有效通气，抽腹水或胸水，尽快换血。

2.黄疸的监测及评估　每4~6小时监测血清胆红素，判断其发展速度。观察患儿有无胆红素脑病的早期表现。患儿一旦出现核黄疸而抽搐时，立即通知医生并按医嘱给予镇静剂止痉，加强蓝光治疗和输液。病情危重者，协助进行换血治疗。

3.保证充足的营养供给　耐心喂养患儿，黄疸期间患儿容易发生吸吮无力、食欲缺乏，护理人员应按需调整喂养方式，保证奶量的摄入。静脉补充液体时要合理安排补液计划，切忌快速输入高渗性药物，以免血脑屏障暂时开放，使已与白蛋白联结的胆红素进入脑组织。

4.光疗的护理　光疗时注意保护患儿安全。光疗前给患儿佩戴合适的眼罩，避免光疗对患儿视网膜产生毒性作用。注意观察患儿的全身情况，有无抽搐、呼吸暂停等现象的发生；观察患儿的皮肤情况，如出现大面积的光疗皮疹或青铜症，应通知医生考虑暂停光疗。光疗分解物经肠道排出时刺激肠壁引起肠道蠕动增加，因此光疗患儿大便次数增加，应做好臀部护理，预防红臀的发生。

5.换血的护理　严格按照新生儿换血指征进行新生儿换血，并配合医生做好换血治疗患儿的护理。

第九节　新生儿坏死性小肠结肠炎

新生儿坏死性小肠结肠炎是以腹胀、呕吐和便血为主要临床表现，以肠壁囊样积气和门静脉充气征为X线特征的新生儿肠道疾病，多在出生后2周内发病，严重威胁新生儿的生命。90%发生于早产儿，病情严重，其病死率高达50%左右。

一、病因

发病原因至今尚未明了，可能与早产、肠道缺血和缺氧、人工喂养、感染等因素有关。

二、临床表现

多见于早产儿和小于胎龄儿，常有窒息史。于生后4～10天发病，早期出现反应差、拒食、呕吐、腹胀、腹泻和便血等表现。轻症仅有中度腹胀，可无呕吐，大便2～3次/天，稀薄，颜色深或带血，隐血试验阳性。重症腹胀明显，可见肠型，大便如果酱样或柏油样，或带鲜血有腥臭味。若不积极治疗，病情急剧恶化，患儿面色苍白、四肢发凉、体温不升、代谢性酸中毒、黄疸加深、呼吸不规则、心率减慢。严重者出现休克、DIC、肠穿孔、腹膜炎等。

三、辅助检查

腹部X线摄片对诊断有重要意义。X线显示肠道充气，有多个液平面，具有特征性的肠壁囊样积气，肠壁炎症、局限性坏死。可见多个小气泡或线状气体阴影沿肠管排列。严重病例者门静脉有气体阴影。肠穿孔时可见膈下游离气体形成气腹。

四、治疗要点

1. 禁食 一经确诊立即禁食，同时进行胃肠减压，定期抽胃液。
2. 静脉供给液体和高营养液 禁食或进食不足时，应补充液体和其他营养液。有条件者可输全血、血浆或白蛋白。在长期补液过程中，根据需要补充钾、钠、氯、钙等电解质。
3. 抗生素 根据细菌培养和药敏试验选择。
4. 对症治疗 合并休克、DIC时，给予相应治疗。
5. 手术治疗 经内科治疗无效，或有肠穿孔、腹膜炎、明显肠梗阻时，应做手术治疗。

五、常见护理诊断／问题

1. 体温过高 与细菌毒素有关。
2. 腹泻 与肠道炎症有关。
3. 潜在并发症 肠穿孔、腹膜炎、DIC等。
4. 体液不足 与液体丢失过多及补充不足有关。

六、护理措施

1. 监测体温 根据监测的体温结果给予相应的物理降温或药物降温。
2. 减轻腹胀、腹痛，控制腹泻

（1）禁食：疑似患儿需禁食3天，确诊者7～10天，重症14天或更长。待临床表现好转、腹胀消失、大便潜血转阴后，才可逐渐恢复进乳。恢复喂养应从水开始，再试喂糖水、稀释奶，而后根据病情逐步增加稀释奶浓度。禁食期间做好口腔护理。

（2）胃肠减压：禁食期间需进行胃肠减压，并应观察腹胀消退情况和引流物的色、质、量。

（3）抗感染：根据细菌培养及药敏试验结果选择敏感抗生素。细菌不明时，可用氨苄西林、哌拉西林或头孢菌素；若为厌氧菌，首选甲硝唑。

3. 补充液体，维持营养 禁食期间应予以静脉营养，维持能量及水电解质平衡，液体量120～150mL/kg，热能从209kJ/kg（50kcal/kg）开始，逐渐增加至418～503kJ/kg（100～120kcal/kg）。并注意补充必需氨基酸、脂肪酸和维生素。有凝血机制障碍者,可输新鲜冰冻血浆或冷沉淀。休克者，给予抗休克治疗。

4. 密切观察病情 注意观察大便次数、性质、颜色及量，并详细记录；及时正确留取大便标本送检，每次便后需用温水洗净臀部，减少皮肤刺激，保持臀部皮肤完整性。

5. 健康教育 帮助家长掌握有关饮食的控制、皮肤和口腔卫生等的护理知识，并使其了解病情，以取得家长合作。同时做好家属的心理护理，减轻他们的焦虑和恐惧。

案例回顾

本章教学案例中是一个出生时重度窒息的足月小样儿。新生儿窒息可引起多脏器功能损害，包括脑损害、心肌损害、肝肾功能损害等。作为护理人员首先要能够配合医生按ABCDE程序进行复苏。复苏后护理的关键是做好病情监测，主要包括：体温、呼吸、心率、血压、尿量、肤色和窒息所导致的神经系统症状；注意酸碱失衡、电解质紊乱、大小便异常、感染和喂养等问题。认真观察并做好相关记录。整个治疗护理过程中应注意患儿的保温，维持患儿体温36.5～37.5℃。此外，还有一个不可忽视的问题就是对患儿家庭的支持，耐心细致地解答病情，告诉家长患儿目前的情况和可能的预后，消除恐惧和悲伤情绪，帮助家长树立信心，促进父母角色的转变。

第五章
消化系统疾病患儿的护理

章前引言

　　小儿消化系统疾病是仅次于呼吸系统疾病的第二大类疾病。小儿消化系统包括消化管和消化腺两部分。消化管包括口腔、咽食管、胃、小肠、大肠和肛门；消化腺包括唾液腺、胃腺、肠腺和肝脏。消化管主要由黏膜和平滑肌构成；消化腺具有分泌各种消化液的功能，消化液内含有消化酶，如唾液腺分泌淀粉酶、胃分泌胃蛋白酶、胰腺分泌胰淀粉酶等。但由于小儿消化功能发育尚不完善，易发生消化紊乱、水电解质和酸碱平衡失调，从而造成慢性营养障碍甚至影响儿童的生长发育，同时也会造成儿童机体抵抗力下降而导致感染。因此，应全面评估消化系统功能及其对儿童身心方面的影响。

学习目标

1. 掌握儿童消化系统解剖生理特点。
2. 概述消化系统各类疾病的病因。
3. 识记鹅口疮、疱疹性口炎、溃疡性口炎、胃食管反流、婴幼儿腹泻、肠套叠、先天性巨结肠、先天性胆道闭锁、先天性胆管扩张症先天性直肠肛管的畸形的临床表现和治疗原则。
4. 运用护理程序，正确评估患儿，提出相应的护理诊断并制订护理措施。

思政目标

坚持以德育人的理念，引导学生掌握专业知识的同时，树立珍爱生命、尊重生命、敬畏生命的价值观。

案例导入

患儿，男，7个月，平素体重7.5kg。因"腹泻、呕吐3天，加重1天"入院。

患儿于入院前3天开始腹泻，呈黄色稀水样便，每日7~8次，量中等。有时呕吐，为胃内容物，呈非喷射状，量少。伴轻咳、流涕。1天前大便次数增多，每日10余次。发病后患儿食欲减退，精神委靡，尿量稍少。患儿系足月顺产，一直母乳喂养，6个月开始添加换乳期食物。

体格检查：体温38.2℃，脉搏138次/分，呼吸42次/分，体重7.48kg。精神委靡，皮肤干燥，弹性差前囟和眼窝凹陷，口腔黏膜干燥，咽红，出牙4颗，双肺（－）心音有力，腹稍胀，肠鸣音4次/分，四肢稍凉，膝腱反射正常，肛周皮肤完整。

辅助检查：血钠132mmol/L，血钾3.2mmol/L，血HCO_3^- 16mmol/L。

思考题

1. 初步考虑该患儿的诊断是什么？
2. 还需要做什么检查来完善诊断？
3. 患儿当前的主要诊断有哪些？

第一节　儿童消化系统解剖生理特点

食物中所含的蛋白质、脂肪、碳水化合物，都要在胃肠道内经过各种消化液中酶的作用，分解成氨基酸、脂肪酸、甘油及单糖（主要是葡萄糖），才能被吸收利用。消化道各部位的吸收能力是不同的。

一、口腔

足月新生儿在出生时已具有较好的吸吮和吞咽功能；早产儿则较差。婴幼儿口腔黏膜干燥、薄嫩，血管丰富，唾液腺发育不够完善，因此容易损伤和发生局部感染；3个月以下婴儿因唾液中淀粉酶含量低，故不宜喂淀粉类食物；3～4个月婴儿唾液分泌开始增加；5～6个月时明显增多。但由于口底浅，不能及时吞咽分泌的全部唾液，常发生生理性流涎。

二、食管

新生儿食管长度为8～10cm，1岁时为12cm，5岁时为16cm，学龄期儿童为20～25cm，成人为25～30cm。婴儿的食管呈漏斗状，黏膜纤弱、腺体缺乏、弹力组织和肌层不发达，食管下端贲门括约肌发育不成熟、控制能力差。常发生胃食管反流，一般在8～10个月时症状消失。

三、胃

婴儿胃呈水平位，幽门括约肌发育良好，吸乳时常吸入空气，故易发生溢乳和呕吐，一般在8～10个月时，症状逐渐消失。当开始行走后渐变为垂直位，此时贲门和胃底肌张力低，幽门括约肌发育较好，故易发生幽门痉挛而出现呕吐。胃内容量在新生儿时为30～60mL，1～3个月为90～150mL，1岁时为250～300mL，5岁时为700～850mL，成人时约为2 000mL。哺乳后不久幽门开放，胃内容物逐渐流入十二指肠，故实际哺乳量常超过上述胃内容量。胃排空时间因食物种类不同而异，水为1.5～2小时，母乳为2～3小时，牛乳为3～4小时。早产儿胃排空慢，易发生胃潴留。

四、肠

小儿肠管的长度随着年龄不同，一般认为成人肠管总长度为身长的4～5倍，新生儿为身长的4～8倍，婴儿为6倍。新生儿大肠与小肠的比例为1∶6。小儿盲肠与阑尾比较游离，活动度大，因而小儿阑尾位置容易变动。黏膜血管丰富，小肠绒毛发育较好，有利于消化吸收。但肠黏膜肌层发育差，肠系膜柔软而长，固定差，易发生肠套叠和肠扭转。肠壁薄，通透性高，屏障功能差，故肠内毒素、消化不全的产物及过敏原等易通过肠黏膜的吸收进入体内，引起全身性感染和变态反应性疾病。

五、肝

年龄越小，肝相对越大。婴幼儿肝在右肋下可触及，6~7岁后则不易触及。婴儿肝血管丰富，肝细胞再生能力强，但肝功能不成熟，解毒能力差，故在感染、缺氧、中毒等情况下易发生肝肿大和变性。婴儿期胆汁分泌较少，故对脂肪的消化和吸收功能较差。

六、胰腺

出生时胰液分泌量少，3~4个月时随着胰腺的发育而增多，并随着年龄增长而增加，至成人每日可分泌1~2L。婴幼儿时期胰液及其消化酶的分泌易受天气和疾病的影响而受抑制，容易发生消化不良；其中6个月以内胰淀粉酶活性较低，1岁后才接近成人；婴儿胰脂肪酶和胰蛋白酶的活性均较低，故对脂肪和蛋白质的消化和吸收不够完善，易发生消化不良。

七、肠道细菌

在母体内，胎儿肠道内无细菌，出生后数小时后细菌即从口、鼻、肛门侵入肠道，主要分布在结肠及直肠。肠道菌群受食物成分影响，母乳喂养儿以双歧杆菌占绝对优势；人工喂养和混合喂养儿肠内的大肠埃希菌、嗜酸杆菌、双歧杆菌及肠球菌所占比例几乎相等。正常肠道菌群对侵入肠道的致病菌有一定的拮抗作用，但婴幼儿肠道正常菌群脆弱，易受许多内外因素的影响而致菌群失调，导致消化功能紊乱。

八、健康儿童粪便

食物进入消化道至粪便排出时间因年龄及喂养方式而异，母乳喂养儿平均13小时，人工喂养儿平均15小时，成人平均18~24小时。

1.母乳喂养儿粪便　呈黄色或金黄色、糊状、偶有细小乳凝块，或较稀薄、绿色、不臭，呈酸性反应（pH为4.7~5.1），每日排便2~4次，一般在添加辅食后排便次数减少，1岁后减少到1~2次/日。

2.人工喂养儿粪便　呈淡黄色或灰黄色、较干稠，有臭味，呈中性或碱性反应（pH为6~8），每日排便1~2次，易发生便秘。

3.混合喂养儿粪便　喂食母乳加牛乳者与单纯牛乳喂养儿粪便相似，但质地较软、黄，添加谷类、蛋、肉、蔬菜、水果等食物后，粪便性状逐渐接近成人，每日排便1次左右。

第二节 口炎

口炎（stomatitis）是指口腔黏膜的炎症，若病变仅局限于舌、齿龈、口角亦可称为舌炎、齿龈炎或口角炎，多由病毒、真菌、细菌引起，亦可因局部受物理、化学因素刺激而引起。全年可发病，多见于婴幼儿。本病可单独发生，亦可继发于全身性疾病如急性感染、腹泻、营养不良、久病体弱，以及B族维生素、维生素C缺乏等。食具消毒不严、口腔卫生不良或各种疾病导致机体抵抗力下降均有利于口炎发生。目前细菌感染性口炎少见，但病毒及真菌感染引起的口炎较常见。

一、临床表现

1.鹅口疮　鹅口疮（thrush, oral candidiasis）又名雪口病，为白念珠菌感染所致，多见于新生儿、营养不良、腹泻、长期应用广谱抗生素或激素的患儿，新生儿多由产道感染，或因哺乳时奶头不洁及使用污染的奶具而感染。本病特征是在口腔黏膜表面出现白色或灰白色乳凝块样小点或小片状物，可逐渐融合成大片，不易拭去，若强行擦拭剥离后，会出现局部黏膜的潮红、粗糙、或有溢血。患处不痛、不流涎，不影响吃奶，一般无全身症状，以颊黏膜最常见，其次为舌、齿龈及上腭，严重者整个口腔均被白色斑膜覆盖，甚至可蔓延至咽、喉、食管、气管、肺等处，而出现呕吐、吞咽困难、声音嘶哑或呼吸困难等症状。

2.疱疹性口炎　疱疹性口炎（herpetic stomatitis）亦称疱疹性龈口炎，由单纯疱疹病毒Ⅰ型感染所致，多见于婴幼儿，无明显季节性，传染性强，并在集体托幼机构引起小流行。起病时发热，体温达38~40℃，齿龈红肿，触之易出血。继而在口腔黏膜上出现单个或成簇的小疱疹，直径约2mm，周围有红晕，迅速破溃后形成浅表溃疡，有黄白色纤维素性分泌物覆盖，多个小溃疡可融合成不规则的大溃疡。疱疹常见于齿龈、口唇、舌和颊黏膜，有时累及上腭及咽部。由于疼痛明显，患儿可表现拒食、流涎、烦躁，常有颌下淋巴结肿大。体温在3~5天后恢复正常，病程1~2周，淋巴结肿大可持续2~3周。

本病需与疱疹性咽峡炎鉴别，后者由柯萨奇病毒引起，多发于夏秋季，疱疹主要在咽部和软腭，有时可见于舌，但不累及齿龈和颊黏膜，颌下淋巴结常无肿大。

3.溃疡性口炎　多见于婴幼儿。口腔的各部位均可发生，常见于舌、唇内及颊黏膜处，可蔓延到唇及咽喉部。特征是初期口腔黏膜充血水肿，继而形成大小不等的糜烂面或浅溃疡，边界清楚，流涎，哭闹，常伴发热，体温可达39~40℃，颌下淋巴结肿大，白细胞计数及中性粒细胞增多。

二、口炎的护理

（一）常见护理诊断/问题

1. 口腔黏膜受损　与口腔感染有关。
2. 体温过高　与口腔炎症有关。
3. 疼痛　与口腔黏膜糜烂、溃疡有关。
4. 营养失调　低于机体需要量，与疼痛引起的拒食有关。
5. 知识缺乏　与患儿及家长缺乏与本病相关的预防及护理知识有关。

（二）护理措施

1. 口腔护理　根据不同病因选择不同溶液清洁口腔后涂药。年长儿可用含漱剂。鼓励患儿多饮水，进食后漱口，以保持口腔黏膜湿润和清洁。对流涎者，及时清除分泌物，保持皮肤干燥、清洁，避免引起皮肤湿疹及糜烂。做好婴幼儿的口腔卫生，使用温盐水或2%苏打水清洗口腔，使真菌不易生长和繁殖；同时给患儿口服维生素C、B族维生素；病情严重者可遵医嘱外涂。

2. 正确涂药　确保涂有药物的棉球放在颊黏膜腮腺管口处或舌系带两侧，以隔断唾液，防止药物被冲掉；再用干棉球将病变部位的表面吸干后再涂药；涂药后嘱患儿闭口10分钟后取出纱布或棉球，并嘱患儿不可立即漱口、饮水或进食。

（1）鹅口疮保持口腔清洁可用2%碳酸氢钠溶液于哺乳前后清洁口腔。局部用药可涂抹10万～20万IU/mL制霉菌素鱼肝混悬溶液，每日2～3次。

（2）疱疹性口炎控制感染，需选用有效抗生素。保持口腔清洁可用3%过氧化氢溶液或0.1%依沙吖啶（利凡诺）溶液清洁口腔。局部处理溃疡面可涂2.5%～5%金霉素鱼肝油、锡类散等补充水分和营养。疼痛严重者可在进食前用2%利多卡因涂局部。

3. 发热护理　密切监测体温变化，体温超过38.5℃时，给予松解衣服、置冷水袋、冰袋等物理降温，必要时遵医嘱给予药物降温。

4. 饮食护理　供给高热量、高蛋白质、富含维生素的温凉流质或半流质食物，食物宜甜不宜咸，避免摄入酸辣或粗硬食物。对因口腔黏膜糜烂、溃疡引起疼痛而影响进食者，可在进食前局部涂2%利多卡因；对不能进食者，可静脉补充或给予肠外营养，以确保能量与液体的供给。对于母乳喂养者，要讲究卫生，喂奶前可用温水清洗乳头，必要时喂奶前后用2%的苏打水涂抹乳头。

5. 心理—社会支持状况　疱疹性口炎传染性强，可在托幼机构引起小流行，应注意评估托幼机构有无相应预防措施，了解家长对该病的病因和护理方法的认识程度。

6. 健康指导　教育孩子养成良好的卫生习惯，婴儿食具、奶瓶需保持清洁卫生，定期消毒；纠正吮指、不刷牙等不良习惯；年长儿应教导其进食后漱口，避免用力或粗暴擦伤口腔黏膜。宣传均衡饮食对提高机体抵抗力的重要性，避免偏食、挑食，培养良好的饮食习惯。指导家长食具专用，患儿使用过的食具应煮沸消毒或压力灭菌消毒。口腔疱疹大多数可自愈，饮食需清淡，不要过于油腻、刺激，温度可以稍微低一点，不要太热，减少刺激，一般1周左右可痊愈。但仍建议家长带患儿到医院进行检查，在医生的指导下治疗。

第三节　胃食管反流

胃食管反流（gastroesophageal reflux，GER）是指胃内容物，包括从十二指肠流入胃的胆盐和胰酶等反流入食管甚至口咽部，分生理性和病理性两种。生理情况下，由于小婴儿食管下端括约肌（lower esophageal sphincter，LES）发育不成熟或神经肌肉协调功能差，可出现反流，往往出现于日间餐时或餐后，又称"溢乳"。病理性反流食管即胃食管反流病（gastroesphageal reflux disease，GERD），是由于LES的功能障碍和（或）与其功能有关的组织结构异常，以致LES压力低下而出现的反流，常常发生于睡眠、仰卧位及空腹时，引起一系列临床症状和并发症。随着直立体位时间和固体饮食的增多，约60%患儿到2岁时症状可自行缓解，部分患儿症状可持续到4岁以后。脑性瘫痪、21-三体综合征以及其他原因所致的发育迟缓儿，GER发生率较高。

一、病因和发病机制

（一）抗反流屏障功能低下

1.LES压力降低　是引起GER的主要原因。正常吞咽时LES反射性松弛，压力下降，通过食管蠕动推动食物进入胃内，然后压力又恢复到正常水平，并出现一个反应性的压力增高以防食物反流。当胃内压和腹内压升高时，LES会发生反应性主动收缩使其压力超过增高的胃内压，起到抗反流作用。如因某种因素使上述正常功能发生紊乱时，LES短暂性松弛即可导致胃内容物反流入食管。

2.LES周围组织薄弱或缺陷　例如缺少腹腔段食管，致使腹内压增高时不能将其传导至LES是之收缩达到反流作用；小婴儿食管角（由食管或胃贲门形成的夹角，即His角，正常为30°~50°）较大；膈肌食管裂孔钳夹作用减弱；膈食管韧带和食管下端黏膜瓣解剖结构存在器质性或功能性病变；胃压低、腹内压增高等，均可破坏正常的抗反流作用。

（二）食管廓清能力降低

正常情况下，食管廓清能力是依靠食管的推动性蠕动、唾液的冲洗、对酸的中和作用、食管的重力和食管黏膜细胞分泌的碳酸氢盐等多种因素完成对反流物的清除，以缩短反流物和食管黏膜的接触时间。当食管蠕动减弱、消失、或出现病理性蠕动时，食管清除反流物的能力下降,这样就延长了有害的反流物质在食管内停留时间,增加了对黏膜的损伤。

(三) 食管黏膜的屏障功能破化

屏障作用是由黏液层、细胞内的缓冲液、细胞代谢及血液供应共同构成。反流物中的某些物质,如胃酸、胃蛋白酶以及从十二指肠反流入胃的胆盐和胰酶使食管黏膜的屏障功能受损,引起食管黏膜炎症。

(四) 胃、十二指肠功能异常

胃排空能力低下,使胃内容物及其压力增加,当胃内压增高超过LES压力时可使LES开放。胃容量增加又导致胃扩张,致贲门食管段缩短,使其抗反流屏障功能降低。十二指肠病变时,幽门括约肌关闭不全导致十二指肠胃反流。

二、临床表现

食管上皮细胞暴露于反流的胃内容物中,是产生症状和体征的主要原因。

1.反流相关症状 婴儿溢奶和(或)呕吐是婴儿期反流最突出的表现。生理性反流一般在吐奶后没有不适感,少部分婴儿可发展为CERD。婴儿期与反流相关的常见症状有生长迟缓、喂养困难、拒食、易激惹、哭闹、弓背。婴儿CERD的消化道外症状发生相对较少,包括反复咳嗽、喘息、吸入性肺炎、姿势异常或斜颈(桑迪弗综合征),甚至出现明显威胁生命事件(apparent life-threatening events, ALTEs)。食管炎引起喂养困难而摄食不足,体重下降,营养不良和生长停滞是婴幼儿CERD的重要并发症。食管炎较重时可引起慢性失血性贫血。

2.反流性食管炎症状 儿童与婴儿期不同,学龄前和学龄期儿童GERD常表现为反胃、反酸、胸痛、胃灼热、进食困难、咽下疼痛,其中大龄儿童更容易描述胸骨后烧灼感和上腹部疼痛。严重的食管炎症可导致呕血和慢性失血性贫血。

3.与GERD相关的食管外症状 研究认为儿童GERD与某些食管外表现(extra esophageal manifestations)尤其是呼吸系统、耳鼻咽喉系统症状有相关性。主要机制包括胃内容的气道微量吸入、咽部刺激促进炎性介质释放增加了气管对环境刺激物的反应、食管炎症增强速走神经调节使气道收缩等。①与GER明确相关的症状有反流性咳嗽、反流性咽炎、反流性哮喘。新生儿、婴幼儿极易引起吸入性肺炎,有时甚至导致吸入性窒息、猝死综合征等严重后果。②与CER可能相关的食管外症状有鼻窦炎、中耳炎、喉炎、肺纤维化、龋病等。③窒息和呼吸暂停:窒息和呼吸暂停是CERD引起的最严重的呼吸道并发症,多见于小婴儿和早产儿。原因是喉痉挛引起呼吸道梗阻。临床表现为面色青紫和苍白。

三、辅助检查

1.食管pH监测 24小时动态食管下端pH监测,可根据监测指标判断病理性反流及评估疗效,是诊断GERD的"金标准"方法。可区分生理性或病理性反流,是目前最可靠的诊断方法。

2. 电子胃镜（gastro-endoscopy）及食管黏膜组织病理学检查　主要判断食管黏膜病变以及有无巴雷特食管。难治性食管炎常需组织活检以除外嗜酸性粒细胞性食管炎、食管克罗恩病等。

3. 食管测压（esophageal manometry）及高分辨率测压　能显示LES压力低下、频发TLESR及食管蠕动收缩波幅低下或消失，主要用于评估食管动力功能，不建议作为GERD的诊断依据。

4. 食管钡剂造影　可对食管形态、运动状况、钡剂的反流、食管与胃连接部的组织结构做出判断，还可观察到是否存在食管裂孔疝等先天性疾病以及严重病例的食管黏膜炎症改变。

5. 胃食管放射性核素闪烁扫描　可观察食管廓清、GER发生和胃排空能力。

四、治疗要点

包括体位治疗、饮食治疗、药物治疗和手术治疗，其中体位治疗和饮食治疗参见护理措施部分。

（一）药物治疗

主要作用是降低胃内容物酸度和促进上消化道动力。

1. 促胃肠动力药　疗程为4周，如多巴胺受体拮抗剂有多潘立酮（吗丁啉），每日3次，饭前半小时及睡前口服。

2. 抑酸和抗酸药　疗程为8～12周。①抑酸药有H_2受体拮抗剂如西咪替丁和质子泵抑制剂如奥美拉唑（洛赛克）等；②中和胃酸药有氢氧化铝凝胶，多用于年长儿。

3. 黏膜保护剂　疗程为4～8周，可选用硫糖铝、硅酸铝盐、磷酸铝等。

（二）手术治疗

手术指征：①经内科治疗6～8周无效，有严重并发症；②严重食管炎伴溃疡、狭窄或发现有食管裂孔疝者；③严重呼吸道并发症，如呼吸道梗阻、反复发作吸入性肺炎或窒息、伴支气管肺发育不良者；④合并严重神经系统疾病。

五、常见护理诊断／问题

1. 有窒息的危险　与溢奶和呕吐有关。
2. 营养失调　低于机体需要量，与反复呕吐致能量和各种营养素摄入不足有关。
3. 疼痛　与胃内容物反流致反流性食管有关。
4. 知识缺乏　患儿家长缺乏本病护理的相关知识。

六、护理措施

1. 保持适宜体位　将床头抬高30°，新生儿和小婴儿以前倾俯卧位为最佳，但为防止婴儿猝死综合征的发生，睡眠时宜采取仰卧位及左侧卧位；年长儿在清醒状态下以直立位和坐位为最佳，睡眠时宜采取左侧卧位，将床头抬高20~30cm，以促进胃排空，减少反流频率及反流物误吸，有研究显示左侧卧位能够显著降低短暂性的下食管括约肌松弛次数的发生，而右侧卧位增加松弛次数和液体反流。

2.合理喂养　少量多餐，母乳喂养儿增加哺乳次数，人工喂养儿可在牛奶中加入糕干粉、米粉或进食谷类食品。严重反流以及生长发育迟缓者可鼻饲喂养，能减少呕吐和起到持续缓冲胃酸的作用。年长儿以高蛋白低脂肪饮食为主，睡前2小时不予进食，保持胃处于非充盈状态，避免食用降低LES张力和增加胃酸分泌的食物，如碳酸饮料、高脂饮食、巧克力和辛辣食品。

3.用药护理　按医嘱给药并观察药物疗效和副作用，注意用法剂量，不能吞服时应将药品研碎；多潘立酮应饭前半小时或睡前口服；服用西沙比利时不能同时饮用橘子汁，同时加强观察心率和心律的变化，出现心率加快或心律不齐时应及时联系医生处理；西咪替丁应在进餐时或睡前服用效果好。

4.手术护理　GER患儿术前术后护理与其他腹部手术相似。术前配合好做好各项检查和支持疗法；术后根据手术方式做好术后护理，应保持胃肠减压，做好引流管护理，注意观察有无腹部切口裂开、穿孔、大出血等并发症。

5.健康教育　对新生儿和小婴儿，告知家长体位及饮食护理的方法、重要性和长期性。指导家长观察患儿有无发绀，判断患儿反应状况和喂养是否耐受，新生儿每日监测体重。带药出院时，详细说明用药方法和注意事项，尤其是用药剂量和不良反应。

第四节　婴幼儿腹泻

婴幼儿腹泻（infantile diarrhea）或称腹泻病，是指由多种病原、多种因素引起的，以大便次数增多和大便性状改变为特点的消化道综合征，严重者可引起水、电解质和酸碱平衡紊乱。发病年龄以6个月至2岁多见，其中1岁以内者约占半数。一年四季均可发病，但夏秋季发病率最高。

一、病因

（一）易感因素

1.消化系统发育不成熟，胃酸和消化酶分泌不足，消化酶活性低，对食物质和量变化的耐受性差。

2.生长发育快，对营养物质的需求相对较多，消化道负担较重。

3.机体防御功能差，婴儿血液中免疫球蛋白、胃肠道SIgA及胃内酸度均较低，对感染的防御能力差。

4.肠道菌群失调，新生儿出生后尚未建立正常肠道菌群，或因长期使用抗生素等导致肠道菌群失调，使正常菌群对入侵肠道致病微生物的拮抗作用丧失，而引起肠道感染。

5.人工喂养母乳中含有大量体液因子如SIgA、乳铁蛋白、巨细胞和粒细胞、溶菌酶、溶酶体等，有很强的抗肠道感染作用。家畜乳中虽有某些上述成分，但在加热过程中被破坏，而且人工喂养的食物和食具易受污染，故人工喂养儿肠道感染发生率明显高于母乳喂养儿。

（二）感染因素

1.肠道内感染　可由病毒、细菌、真菌、寄生虫引起，尤以病毒和细菌多见。

（1）病毒感染：寒冷季节的婴幼儿腹泻80%由病毒感染引起，以轮状病毒引起的秋冬季儿童腹泻最为常见，其次有星状病毒、杯状病毒和肠道病毒（包括柯萨奇病毒、埃可病毒、肠道腺病毒等）。

（2）细菌感染（不包括法定传染病）：以致腹泻的大肠埃希菌为主，包括致病性大肠埃希菌、产毒性大肠埃希菌、侵袭性大肠埃希菌、出血性大肠埃希菌和黏附—集聚性大肠埃希菌五大组。其次是空肠弯曲菌和耶尔森菌等。

（3）真菌感染：以白念珠菌多见，其次是曲菌和毛霉菌等。

（4）寄生虫感染：常见的有蓝氏贾第鞭毛虫、阿米巴原虫和隐孢子虫等。

2.肠道外感染　因发热及病原体毒素作用使消化功能紊乱，或肠道外感染的病原体（主要是病毒）同时感染肠道，故当患中耳炎、肺炎、上呼吸道、泌尿道及皮肤感染时，可伴有腹泻。

（三）非感染因素

1.饮食因素

（1）食饵性因素：如喂养不定时、食物的质和量不适宜、过早给予淀粉类或脂肪类食物等均可引起腹泻。给予含高果糖或山梨醇的果汁，可产生高渗性腹泻。给予肠道刺激物如调料或富含纤维素的食物等也可引起腹泻。

（2）过敏因素：个别婴儿对牛奶、大豆(豆浆)及某些食物成分过敏或不耐受而引起腹泻。

（3）其他因素：包括原发性或继发性双糖缺乏，乳糖酶的活力降低，肠道对糖的消化吸收不良而引起腹泻。

2.气候因素　气候突然变冷使肠蠕动增加；天气过热致消化液分泌减少或口渴饮奶过多，都可诱发消化功能紊乱而引起腹泻。

二、发病机制

（一）感染性腹泻

病原微生物随污染的食物、水，或通过污染的手、玩具及日用品或带菌者传播进入消化道，当机体防御功能下降时，病原微生物侵袭并产生毒力时可引起腹泻。①产毒性大肠埃希菌主要通过其产生的肠毒素促使水及电解质向肠腔内转移，肠道分泌增加，导致水样腹泻。②侵袭性大肠埃希菌、空肠弯曲菌、鼠伤寒沙门菌以及金黄色葡萄球菌，可侵入黏膜组织，引起广泛的炎症反应，出现脓血便或黏冻状大便。③轮状病毒主要侵袭肠绒毛的上皮细胞，使之变形坏死，绒毛膜变短脱落，引起水、电解质吸收减少而导致腹泻；同时，继发的双糖酶分泌不足使食物中糖类消化不全而积滞在肠腔内，被细菌分解成小分子的短链有机酸，使肠液的渗透压增高，进一步造成水和电解质的丢失。

（二）非感染性腹泻

主要是由饮食不当引起。当摄入食物的质和量突然改变并超过消化道的承受能力时，食物不能被充分消化和吸收而积滞于小肠上部，使肠腔局部酸度减低，有利于肠道下部细菌上移和繁殖，使食物发酵和腐败而产生短链有机酸，致肠腔的渗透压增高，并协同腐败性毒性产物刺激肠壁致肠蠕动增加，引起腹泻，进而发生脱水和电解质紊乱。

三、临床表现

不同病因引起的腹泻常具有不同临床过程。病程在2周以内的腹泻为急性腹泻；病程在2周至2个月的腹泻为迁延性腹泻；病程超过2个月的腹泻为慢性腹泻。

（一）急性腹泻

不同病因引起的腹泻常具有相似的临床表现，同时各有其特点。

1.腹泻的共同临床表现

（1）轻型腹泻：多由饮食因素或肠道外感染引起。起病可急可缓，以胃肠道症状为主，表现为食欲缺乏，偶有溢奶或呕吐，大便次数增多，一般每天多在10次以内，每次大便量不多，稀薄或带水，呈黄色或黄绿色，有酸味，粪质不多常见白色或黄白色奶瓣和泡沫。一般无脱水及全身中毒症状，多在数日内痊愈。

（2）重型腹泻：多由肠道内感染引起。起病常较急，也可由轻型逐渐加重而致。除有较重的胃肠道症状外，还有明显的脱水、电解质紊乱及全身中毒症状。

1）胃肠道症状：腹泻频繁，每日大便从十余次到数十次；除了腹泻外，常伴有呕吐（严重者可吐咖啡样物）、腹胀、腹痛、食欲下降。大便呈黄绿色水样或蛋花汤样、量多，含水分多，可有少量黏液，少数患儿也可有少量血便。

2）水、电解质和酸碱平衡紊乱症状：有脱水、代谢性酸中毒、低钾及低钙、低镁血症等。

3）全身中毒症状：如发热，体温可达40℃，烦躁不安或精神委靡、嗜睡，进而意识模糊，甚至昏迷、休克等。

2.几种常见类型肠炎的临床特点

（1）轮状病毒肠炎：好发于秋、冬季，以秋季流行为主，故又称秋季腹泻。是秋季婴幼儿腹泻最常见的原因。经粪—口传播，也可通过气溶胶形式经呼吸道感染而致病。多见于6个月至2岁的婴幼儿，>4岁者少见。潜伏期1～3天。起病急，常伴有发热和上呼吸道感染症状。多无明显中毒症状。病初即出现呕吐，大便次数多，量多。呈黄色或淡黄色，水样或蛋花汤样，无腥臭味，大便镜检偶有少量白细胞。常并发脱水、酸中毒及电解质紊乱。本病为自限性疾病，自然病程为3～8天。少数较长，大便镜检偶有少量白细胞。近年报道，轮状病毒感染也可侵犯多个脏器，如中枢神经系统、循环系统。

（2）产毒性细菌引起的肠炎：多发生于夏季。潜伏期为1～2天，起病较急。轻症仅大便次数稍增，性状轻微改变。重症腹泻频繁，量多，呈水样或蛋花汤样，混有黏液，镜检无白细胞。常伴呕吐，严重者可伴发热、脱水、电解质和酸碱平衡紊乱。本病为自限性疾病，自然病程为3～7天或较长。

（3）侵袭性细菌性肠炎：全年均可发病，潜伏期长短不等。常引起志贺杆菌性痢疾样病变。起病急，高热甚至可以发生热性惊厥。腹泻频繁，大便呈黏液状。带脓血，有腥臭味。常伴恶心、呕吐、腹痛和里急后重，可出现严重的全身中毒症状甚至休克。大便镜检有大量白细胞及数量不等的红细胞。粪便细菌培养可找到相应的致病菌。其中空肠弯曲菌肠炎多发于夏季，常侵犯空肠和回肠，有脓血便，腹痛剧烈；耶尔森菌小肠结肠炎多发于春、冬季节，可引起淋巴结肿大，亦可产生肠系膜淋巴炎，严重病例可发生肠穿孔和腹膜炎。以上两者均需与阑尾炎鉴别。鼠伤寒沙门菌小肠结肠炎有胃肠炎型和败血症型，夏季发病率高，新生儿和1岁以内的婴儿尤易感染，新生儿多为败血症型，常引起暴发流行，可排深绿色黏液脓便或白色胶冻样便，有特殊臭味。

（4）出血性大肠埃希菌肠炎：大便开始呈黄色水样便，后转为血水便，有特殊臭味，常伴腹痛，大便镜检有大量红细胞，一般无白细胞。

（5）抗生素诱发性肠炎：①金黄色葡萄球菌肠炎：多继发于使用大量抗生素后，与菌群失调有关。表现为发热、呕吐、腹泻，不同程度中毒症状、脱水和电解质紊乱，甚至发生休克。典型症状为大便呈暗绿色，量多，带黏液，少数为血便。大便镜检有大量脓细胞和成簇的G球菌，培养有葡萄球菌生长。②伪膜性小肠结肠炎：由难辨梭状芽胞杆菌引起，主要症状为腹泻，轻者每日数次，停用抗生素后很快痊愈；重者腹泻频繁，呈黄绿色水样便，可有毒素致肠黏膜坏死所形成的伪膜排出，大便厌氧菌培养、组织培养法检测细胞毒素可协助诊断。③真菌性肠炎：多为白念珠菌感染所致，常并发于其他感染如鹅口疮，表现为大便次数增多、黄色稀便，泡沫较多带黏液，有时可见豆腐渣样腹泻。大便镜检有真菌孢子和菌丝。

（二）迁延性腹泻和慢性腹泻

迁延性腹泻和慢性腹泻多与营养不良和急性期治疗不彻底有关，病因复杂，感染、食物过敏、酶缺陷、免疫缺陷、药物因素、先天畸形等均可引起。以人工喂养儿、营养不良儿多见。表现为腹泻迁延不愈，病情反复，大便次数和性状不稳定，严重时可出现水、电解质紊乱。由于营养不良儿腹泻时易迁延不愈，持续腹泻又加重了营养不良，两者可互为因果，形成恶性循环，最终会引起免疫功能低下，继发感染，导致多脏器功能异常。

（三）生理性腹泻

生理性腹泻（physiological diarrhea）多见于6个月以内的婴儿，外观虚胖常有湿疹，表现为生后不久即出现腹泻，但除大便次数增多外，无其他症状，近年研究发现，此类腹泻可能为乳糖不耐受的一种特殊类型。食欲好，不影响生长发育，添加换乳期食物后，大便即逐渐转为正常。

四、辅助检查

1.血常规　细菌感染时白细胞总数及中性细胞增多；寄生虫感染和过敏性腹泻时嗜酸性粒细胞增多。

2.大便常规　肉眼检查大便的性状如外观、颜色、是否有黏液脓血等；大便镜检有无脂肪球、白细胞、红细胞等。

3.病原学检查　细菌性肠炎大便培养检出致病菌；真菌性肠炎，大便镜检可见真菌孢子和菌丝；病毒性肠炎可做病毒分离等检查。

4.血钠生化血测定　可了解脱水的性质；血钾测定可了解有无低钾血症；碳酸氢盐测定可了解体内酸碱平衡失调的性质及程度。

五、治疗要点

腹泻的治疗原则为调整饮食，预防和纠正脱水；合理用药，控制感染，预防并发症的发生。

1.调整饮食　强调继续进食，根据疾病的特殊病理生理状况、个体消化吸收功能和平时的饮食习惯进行合理调整，以满足生理需要，补充疾病消耗，缩短腹泻后的康复时间。

2.纠正水电解质及酸碱平衡紊乱　口服补液（ORS）可用于预防脱水及纠正轻、中度脱水，中、重度脱水伴周围循环衰竭者需静脉补液。重度酸中毒或经补液后仍有酸中毒症状者，给予5%碳酸氢钠纠正酸中毒，有低钾血症者遵循"见尿补钾"的原则，可口服或静脉补充，但静脉补钾浓度不超过0.3%，且不可推注。

3.药物治疗

（1）控制感染：病毒性肠炎以饮食疗法和支持疗法为主，一般不用抗生素。其他肠炎应对症用药如大肠埃希菌肠炎可选用抗革兰杆菌抗生素；抗生素诱发性肠炎应停用原来使用的抗生素，可选用万古霉素、新青霉素、抗真菌药物等；寄生虫性肠炎可选用甲硝唑、大蒜素等。

（2）肠道微生态疗法：有助于恢复肠道正常菌群的生态平衡，抵御病原菌侵袭，控制腹泻，常用双歧杆菌、嗜酸乳杆菌等制剂。

（3）肠黏膜保护剂：腹泻与肠黏膜屏障功能破坏有密切关系，因此维护和修复肠黏膜屏障功能是治疗腹泻的方法之一，常用蒙脱石散。

（4）补锌治疗：WHO/联合国儿童基金会建议，对于急性腹泻患儿，年龄>6个月者，应每日给予元素锌20mg；年龄<6个月者，应每日给予元素锌10mg。疗程为10～14天，可缩短病程。

（5）对症治疗：腹泻一般不宜用止泻剂，因止泻会增加毒素的吸收。腹胀明显者可肌注新斯的明或肛管排气；呕吐严重者可肌注氯丙嗪或针刺足三里等。

4.预防并发症　迁延性、慢性腹泻常伴营养不良或其他并发症，病情复杂必须采取综合治疗措施。

六、护理评估

1.健康史　评估喂养史，如喂养方式、喂何种乳品、冲调浓度、喂哺次数及量、添加辅食情况。注意有无不洁饮食史、食物过敏、腹部受凉或过热致饮水过多；询问患儿腹泻开始时间、排便次数、颜色、性状、量、气味，有无呕吐、腹胀、腹痛、里急后重等不适；了解是否有上呼吸道感染、肺炎等肠道外感染病史、既往有无腹泻史。有无其他疾病及长期使用抗生素病史。

2.评估患儿生命体征　评估患儿体重、前囟、眼窝、皮肤黏膜、循环状况和尿量等；评估脱水程度和性质、有无低钾血症和代谢性酸中毒等症状；检查肛周皮肤有无发红、糜烂、破损。了解血常规、大便常规、致病菌培养、血液生化等检查结果及临床意义。

3.心理社会状况评估　评估家长对疾病的心理反应及认识程度、文化程度、喂养及护理知识等；评估患儿家庭的居住环境、经济状况、卫生习惯等。

七、常见护理诊断/问题

1.腹泻　与感染、喂养不当、肠道功能紊乱等有关。
2.体液不足　与腹泻呕吐致体液丢失过多和摄不足有关。
3.营养失调　低于机体需要量，与腹泻、呕吐丢失过多和摄入不足有关。
4.体温过高　与肠道感染有关。
5.有皮肤完整性受损的危险　与大便刺激臀部皮肤有关。
6.知识缺乏　家长缺乏喂养知识及相关的护理知识。

八、护理措施

1.调整饮食　限制饮食过严或禁食过久常造成营养不良，并发酸中毒，造成病情迁延不愈而影响生长发育，故应继续进食，以满足生理需要，缩短病程，促进恢复。母乳喂养者可继续哺乳，减少哺乳次数，缩短每次哺乳时间，暂停换乳期食物的添加；人工喂养者可喂米汤、酸奶、脱脂奶等，待腹泻次数减少后给予流质或半流质饮食如粥、面条，少量多餐，随着病情稳定和好转，逐步过渡到正常饮食。呕吐严重者，可暂时禁食4～6小时（不禁水），待好转后继续喂食，由少到多、由稀到稠。病毒性肠炎多有双糖酶缺乏，不宜用蔗糖，并暂停乳类喂养，改用酸奶、豆浆等。腹泻停止后逐渐恢复营养丰富的饮食,并每日增加进餐次数,共2周。对少数严重病例且口服营养物质不能耐受者,应加强支持疗法,必要时给予全肠外营养支持。

2.维持水电解平衡

(1)口服补液:ORS用于腹泻时预防脱水及纠正轻、中度脱水。轻度脱水需50～80mL/kg,中度脱水需80～100mL/kg,于8～12小时内将累积损失量补足;脱水纠正后,可将ORS用等量水稀释,按病情需要随时口服。有明显腹胀、休克、心功能不全或其他严重并发症者及新生儿不宜口服补液。

(2)静脉补液:用于中、重度脱水或呕吐、腹泻严重以及腹胀患儿。根据不同的脱水程度和性质,结合患儿年龄、营养状况、自身调节功能,决定补给溶液的总量、种类和输液速度。

1)第1天补液:①输液总量:包括累积损失量、继续损失量和生理需要量。对于营养不良以及心、肺、肾功能不全的患儿应根据具体病情分别进行精确计算;②输液种类:根据脱水性质而定,临床判断脱水性质有困难时,可先按等渗性脱水处理;③输液速度:主要取决于累积损失量(脱水程度)和继续损失量,遵循"先快后慢"的原则,若呕吐、腹泻缓解,可酌情减少补液量或改为口服补液。

2)第2天及以后补液:此时脱水和电解质紊乱已基本纠正,一般只补继续损失量和生理需要量,于12～24小时内均匀输入,能口服者应尽量口服。

3.控制感染 按医嘱选用针对病原菌的抗生素以控制感染。严格执行消毒隔离,感染性腹泻与非感染性腹泻患儿应分室居住,护理患儿前后认真洗手,腹泻患儿用过的尿布、便盆应分类消毒,以防交叉感染。

4.保持皮肤完整性 选用吸水性强、柔软布质或纸质尿布,勤更换,避免使用不透气塑料布或橡皮布;每次便后用温水清洗臀部并擦干,以保持皮肤清洁、干燥;局部皮肤发红处涂以5%酸软膏或40%氧化锌油并按摩片刻,促进局部血液循环;局部皮肤糜烂或溃疡者,可采用暴露法,臀下仅垫尿布,不加包扎,使臀部皮肤暴露于空气中或阳光下;也可用灯光照射每次照射20～30分钟,每日1～2次,使局部皮肤蒸发干燥,照射时护士必须坚持守护患儿,避免烫伤,照射后局部涂以油膏。女婴尿道口接近肛门,应注意会阴部的清洁,预防上行性尿路感染。

5.密切观察病情

(1)监测生命征:如神志、体温、脉搏、呼吸、血压等。体温过高时应给患儿多饮水、擦干汗液、及时更换汗湿的衣服,并给予头部冰敷等物理降温。

(2)观察大便情况:观察并记录大便次数、颜色、气味、性状、量,做好动态比较,为输液方案和治疗提供可靠依据。

(3)观察全身中毒症状:如发热、精神委靡、嗜睡、烦躁等。

(4)观察水、电解质和酸碱平衡紊乱症状:如脱水情况及程度、代谢性酸中毒表现、低钾血症表现。

6.健康教育

（1）指导护理：向家长解释腹泻的病因、潜在并发症以及相关的治疗措施；指导家长正确洗手并作好污染尿布及衣物的处理、出入量的监测以及脱水表现的观察；说明调整饮食的重要性；指导家长配制和使用ORS溶液，强调应少量多次饮用，呕吐不是禁忌证。

（2）做好预防：①指导合理喂养，提倡母乳喂养，避免在夏季断奶、按时逐步添加换乳期食物，防止过食、偏食及饮食结构突然变动。②注意饮食卫生、食物要新鲜，食具要定时消毒。教育儿童饭前便后勤洗手、勤剪指甲，培养良好的卫生习惯。③加强体格锻炼，适当户外活动；注意气候变化，防止受凉或过热。④避免长期滥用广谱抗生素。

第五节　肠套叠

肠套叠（intussusception）是指部分肠管及其肠系膜套入邻近肠腔内造成的一种绞窄性肠梗阻，是婴幼儿时期常见的急腹症之一。60%的患儿年龄在1岁以内，80%患儿年龄在2岁以内，新生儿罕见；男孩发病率多于女孩，约为4∶1，健康肥胖儿多见。

一、病因和发病机制

分为原发性和继发性2种。95%为原发性，多见于婴幼儿，病因尚未完全明了。有研究者认为与婴儿回盲部系膜固定未完善、活动度大有关；5%为继发性，多为年长儿，发生肠套叠的肠管可见明显的机械原因，如与肠息肉、肠肿瘤等牵拉有关。此外，饮食改变、腹泻及其病毒感染等也可导致肠蠕动紊乱，从而诱发肠套叠。

二、病理生理

肠套叠多为近端肠管套入远端肠腔内，根据套入部位的不同分为回盲型、回结型、回回结型、小肠型、结肠型和多发型。其中回盲型最常见，占总数50%~60%。肠套叠多为顺行性套叠，与肠蠕动方向一致，套入部随肠蠕动逐渐向远端推进，套入肠管不断增长。肠套叠时，由于鞘层肠管的持续痉挛，挤压套入肠管，牵拉和压迫肠系膜，使静脉和淋巴回流受阻，导致套入部肠管淤血、水肿，肠壁增厚、颜色变紫，并有血性渗液及腺体黏液分泌增加，进入肠腔内，产生典型的果酱样血便。随着肠壁水肿、静脉回流障碍加重，从而引起动脉供血不足，最终导致肠壁缺血性坏死并出现全身中毒症状，严重者可并发肠穿孔和腹膜炎。

三、临床表现

分为急性肠套叠和慢性肠套叠，2岁以下婴幼儿多为急性发病。

（一）急性肠套叠

1. 阵发性哭闹　患儿突然哭闹不止，静止5~10分钟或数十分钟后再次发作。
2. 呕吐　在腹痛数小时后发生。频繁呕吐，早期为反射性呕吐（因肠系膜受牵拉所致），呕吐物为胃内容物，为奶汁及乳块或其他食物，以后转为胆汁样物，1~2天后转为带臭味的肠内容物，提示病情严重。
3. 血便　肠套叠时，肠系膜被嵌入肠壁之间，出现严重血液循环障碍。套入的肠管壁血液回流困难，发生水肿，导致肠黏膜渗血，后者与肠黏膜混合形成一种暗紫色胶冻样液体。
4. 腹部包块　在2次哭闹的间歇期触诊，可在右上腹肝下触及腊肠样、弹性硬，稍活动并有轻压痛的包块，右下腹一般有空虚感，肿块可沿结肠移动，有时在横结肠或左侧中下腹可触及马蹄形肿块，严重者在肛门指诊时，可在直肠内触诊到子宫颈样肿物，即为套叠头部。

（二）慢性肠套叠

以阵发性腹痛为主要表现，腹痛时上腹或脐周可触及肿块，缓解期腹部平坦柔软无包块，病程有时长达10余日。由于年长儿肠腔较宽可无梗阻现象，肠管也不易坏死。呕吐少见，血便发生也较晚。

四、辅助检查

1. 腹部B超　在套叠部位横断扫描可见同心或环状肿块图像，纵断扫描可见"套筒征"。
2. B超监视下水压灌肠　可见环状肿块影，退至回盲部"半岛征"由大到小，最后消失，诊断治疗同时完成。
3. 空气灌肠　可见杯口阴影，能清楚看见套叠头的块影，并可同时进行复位治疗。
4. 钡剂灌肠　可见套叠部位充盈缺损和钡剂前端的杯口影，以及钡剂进入鞘部与套入部之间呈现的线条状或弹簧状阴影。只用于慢性肠套叠的疑难病例。

五、治疗要点

急性肠套叠是急症，其复位是紧急的治疗措施，一旦确诊需立即进行。

1. 非手术治疗　灌肠疗法适用于病程在48小时以内，全身情况良好，无腹胀、明显脱水及电解质紊乱者。包括B超监视下水压灌肠、空气灌肠、钡剂灌肠复位3种。首选空气灌肠，钡剂灌肠复位目前已很少用。
2. 手术疗法　用于灌肠不能复位的失败病例、肠套叠超过48~72小时、怀疑有肠坏死或肠穿孔以及小肠型肠套叠的病例。

六、常见护理诊断／问题

1. 疼痛　与肠系膜受牵拉和肠管强烈收缩有关。
2. 知识缺乏　与患儿家长缺乏有关疾病护理的相关知识有关。

七、护理措施

1. 密切观察病情　健康幼儿突发性腹痛、呕吐、便血和腹部触及腊肠样肿块时可确诊肠套叠，应密切观察腹痛的特点及部位，以助于诊断。

2. 腹痛腹部包块情况　肠复位成功的表现：①拔出肛管后排出大量带臭味的黏液血便或黄色粪水；②患儿安静入睡，不再哭闹及呕吐；③腹部平软，触不到原有的包块；④复位后给予口服0.5~1g活性炭，6~8小时后可见大便内炭末排出。如患儿仍烦躁不安，阵发性哭闹，腹部包块仍存在，应怀疑套叠是否还未复位或又重新发生套叠，应立即通知医生作进一步处理。

3. 手术护理　注意有无水电解质紊乱、出血及腹膜炎等征象，作好术前准备；向家长说明选择治疗方法的目的，消除其心理负担，争取对治疗和护理的支持与配合。对于术后患儿，注意维持胃肠减压功能，保持胃肠道通畅，预防感染及吻合口瘘。患儿排气、排便后可拔除胃肠引流管，逐渐恢复经口进食。

第六节　先天性巨结肠

先天性巨结肠（congenital megacolon）又称先天性无神经节细胞症（aganglionosis）或赫什朋病（Hirschsprung disease，HD），是由于直肠或结肠远端的肠管持续痉挛，粪便淤滞在近端结肠而使该段肠管肥厚、扩张。本病是较常见的先天性肠道发育畸形，发病率为1/5 000~1/2 000，男女比为3∶1~4∶1，有遗传倾向。

一、病因和病理生理

目前认为本病是多基因遗传和环境因素共同作用的结果。其基本病理变化是局部肠壁肌间和黏膜下神经丛缺乏神经节细胞，导致该段肠管收缩狭窄呈持续痉挛状态，痉挛肠管的近端因肠内容物堆积而扩张。在形态上可分为痉挛段、移行段和扩张段3部分。根据病变肠管痉挛段的长度，可分为常见型（病变自肛门向上达乙状结肠远端，约占85%）、短段型（病变局限于直肠下端约占10%）、长段型（病变肠段延伸至降结肠以上，约占4%）、全结肠型（约占1%）。

二、临床表现

1. 胎粪排出延迟，顽固性便秘和腹胀　24~48小时多无便或仅有少量胎便排出。出生后2~3天出现腹胀、拒食、呕吐等急性低位性肠梗阻表现，后逐渐出现顽固性便秘。患儿数日甚至1周以上排便一次，腹胀明显，多数为中等程度腹胀，严重时可见腹壁皮肤发亮，静脉怒张，往往见到肠形，偶有肠蠕动增强显著，听诊肠鸣音存在。直肠壶腹空虚无粪便，由于指检激发排便反射，手指拔出后，有大量气体和胎便呈"爆破样"排出，同时腹胀好转。少数病例，于新生儿初几天肠梗阻期后，可有几周，甚至几个月的"缓解期"，期间可有正常或少量间隔排便，但会再出现顽固性便秘。此时可见肠型和蠕动波，经灌肠排出奇臭粪便和气体后症状好转，后又反复，严重者必须依赖灌肠才能排便。

2. 呕吐、营养不良、发育迟缓　由于功能性肠梗阻，可出现呕吐，量不多，呕吐物含少量胆汁，严重者可见粪液。由于腹胀、呕吐、便秘使患儿食欲下降，影响营养吸收致营养不良、发育迟缓。

3. 并发症　患儿常并发小肠结肠炎、肠穿孔及继发感染。

三、辅助检查

1. X线检查平片提示低位结肠梗阻，近端结肠扩张，盆腔无气体；钡剂灌肠检查可显示痉挛段及其上方的扩张肠管，排钡功能差。

2. 组织检查或直壁肌层组织检查，多提示无神经节细胞。

3. 肌电图检查可见低矮波形，频率低，不规则峰波消失。

四、治疗要点

少部分慢性及轻症患儿可选用灌肠等保守治疗；对于体重>3kg，全身情况较好者，应尽早施行根治术，即切除无神经节细胞肠段和部分扩张结肠；对于新生儿，年龄稍大但全身情况较差，或并发小肠结肠炎的患儿，可先行结肠造瘘术、待全身情况、肠梗阻及小肠结肠炎症状缓解后再行根治手术。施行根治术前应清洁灌肠，纠正脱水、电解质紊乱及酸碱平衡失调，加强支持疗法，改善全身状况。

五、常见护理诊断／问题

1. 便秘　与远端肠段痉挛、低位性肠梗阻有关。

2. 营养失调　低于机体需要量，与便秘腹胀引起食欲减退有关。

3. 生长发育迟缓　与腹胀、呕吐、便秘使患儿食欲减退，影响营养物质吸收有关。

4. 知识缺乏　与家长缺乏疾病治疗及护理相关知识有关。

六、护理措施

（一）术前护理

1. **清洁肠道、解除便秘**　口服缓泻剂、润滑剂，帮助排便；使用开塞露、扩肛等刺激括约肌，诱发排便；部分患儿需用生理盐水进行清洁灌肠，每日1次，肛管插入深度要超过狭窄段肠管，忌用清水灌肠，以免发生水中毒。
2. **改善营养**　对存在营养不良、低蛋白血症者应加强支持疗法。
3. **观察病情**　特别注意有无小肠结肠炎的征象，如高热、腹泻、排出奇臭粪液，伴腹胀、脱水、电解质紊乱等，作好术前准备。
4. **做好术前准备**　清洁肠道；术前2天按医嘱口服抗生素，检查脏器功能并做相应处理。
5. **健康教育**　向家长说明选择治疗方法的目的，消其心理负担，争取对治疗和护理的支持与配合。

（二）术后护理

1. **常规护理**　禁食至肠蠕动功能恢复；胃肠减压防止腹胀；记尿量；更换伤口敷料以防感染；遵医嘱应用抗生素。
2. **观察病情**　观察体温、大便情况，如体温升高、大便次数增多，肛门处有脓液流出，直肠指检可扪及吻合口裂隙，表示盆腔感染；如术后仍有腹胀、并且无排气、排便，可能与病变肠段切除不彻底，或吻合口狭窄有关，均应及时报告医生进行处理。
3. **健康教育**　指导2周左右开始扩1次，坚持3~6个月，同时训练排便习惯，以改善排便功能，如不能奏效，应进一步检查和处理；定期随访，确定是否有吻合口狭窄。

第七节　胆道疾病

一、胆道闭锁

胆道闭锁（biliary atresia，BA）是常见于婴儿期的严重胆道纤维闭塞性疾病，若不及时治疗，胆汁性肝硬化逐渐加重，最终可导致肝衰竭。

（一）病因和病理生理

本病病因尚未完全明了，主要有2种学说：①先天性发育畸形学说：胚胎期2~3个月时发育障碍，胆管无空泡化或空泡化不完全，则造成胆道全部或部分闭锁。②病毒感染学说：胚胎后期或出生早期患病毒感染，引起胆管上皮损伤，胆管周围炎及纤维性改变等而引起胆道部分或完全闭锁。

肝内和（或）肝外各级胆管闭锁所致的进行性胆汁性肝硬化是本病的特点。由于胆汁排出受阻，肝脏体积逐渐增大为正常的1~2倍，质地坚硬、结节状、暗绿色。大体类型主要分为3型：Ⅰ型为胆总管闭锁，肝管未闭锁，约占10%；Ⅱ型为肝管闭锁，而胆囊及胆总管存在，称为胆总管未闭锁型胆道闭锁，占2%；Ⅲ型为肝门部闭锁，即所谓的"不可治型"，约占所有比例的88%。Ⅱ型和Ⅲ型占85%以上，以往由于无法进行胆道肠管吻合而被称为"不可矫治型"。

（二）临床表现

1.黄疸是本病特征性表现。一般出生时并无黄疸，2~3周后出现，呈进行性加重，黄疸出现后，通常不消退，且日益加深。皮肤由金黄色加深至褐色，黏膜、巩膜亦显著发黄。皮肤瘙痒严重。粪便变成棕黄、淡黄、米色，后成无胆汁的陶土样灰白色；尿色随黄疸加深而加重。

2.肝脾肿大腹逐渐膨隆，肝脏随病情发展而呈进行性肿大，质地由软变硬，2~3个月即可发展为胆汁性肝硬化及门静脉高压。

3.发育迟缓，未及时疗者3个后发育渐显迟缓，可维持8~12个月，终因营养不良、感染、门静脉高压、出血、肝功能衰竭、肝性脑病而死亡。

（三）辅助检查

1.血常规检查一般无明显变化，可能有轻度贫血。

2.晚期病例可出现凝血功能异常，表现为出、凝血时间长，凝血酶原显著降低。

3.尿胆素及粪胆素反应阴性，尿中也不含尿胆素及粪胆素。

4.肝功能的检查，血清胆红素水平持续不变或进行性上升是诊断胆道闭锁最重要的实验室检查项目，特别是结合胆红素占总胆红素50%以上；其他指标如丙氨酸氨基转移酶、天冬氨酸氨基转移酶、碱性磷酸酶及谷氨酰胺转肽酶等均没有特异性。但谷氨酰胺转肽酶<50U/L要警惕家族性进行性胆汁淤积症。

5.B超腹部检查提示小胆囊，胆总管1~2mm，结果提示胆道梗阻，进一步提示胆道闭锁可能。

（四）治疗要点

手术治疗是唯一有效方法。Kasai根治术（肝门-空肠吻合术）仍然是胆道闭锁的首选手术方法，而肝移植适用于晚期病例和Kasai根治术失败的患儿。Kasai根治术强调早期诊断和治疗，手术争取在出生后2个月进行，最迟不超过3个月，以避免发展为不可逆性肝硬化。

二、胆管扩张症

胆管扩张症（biliary dilatation，BD）是胆总管和胰管连接部发育异常导致的胆道畸形。一般认为亚洲人群发病率较欧美高，女孩发病率高于男孩，为3∶1~4∶1，约80%病例在儿童期发病。

（一）病因和病理生理

病因未完全明了。胆管壁先天性发育不良及胆管末端狭窄或闭锁是发生本病的基本因素，可能的原因有：①先天性胰胆管合流异常；②先天性胆道发育不良；③遗传因素：女孩发病率高于男孩。

由于胆总管远端狭窄，致近端胆总管呈球囊状或梭状扩张，其内常因胆汁潴留而并发反复感染，致管壁增厚、纤维结缔组织增生、弹性纤维破坏、黏膜内皮消失，严重者可发生溃疡，甚至恶变；至成人期癌变率可达10%以上。扩张胆管内亦常并发结石。

根据胆管扩张的部位、范围和形态，分为Ⅰ型（囊状扩张型）、Ⅱ型（憩室型）、Ⅲ型（胆总管囊性脱垂型）、Ⅳ型（肝内外胆管扩张型）、Ⅴ型（单纯性肝内胆管扩张型）5种类型，其中囊状扩张型最常见，占90%。

Ⅰ型：Ⅰa型，胆总管囊性扩张型，为常见类型。Ⅰb型，阶段性胆总管囊性扩张，无胰胆合流异常，极少见。Ⅰc型，胆总管梭状扩张，常见。

Ⅱ型：胆总管憩室型

Ⅲ型：胆总管末端囊肿脱垂

Ⅳ型：是指多发性的肝内或肝外的胆管扩张，分两个压型。Iva：胆总管扩张同时合并肝内胆管扩张；Ⅳb：肝外胆管多发性扩张。

Ⅴ型：胆内胆管扩张。目前多数作者认为Ⅴ型其实是一独立的病症（Caroli病），其与先天性胆管扩张症有着本质的区别。

（二）临床表现

典型临床表现为腹痛、黄疸和腹部肿块3个基本症状，呈间歇性发作。

1.腹痛 以右上腹多见，多为钝痛，严重者可出现绞痛，间歇性发作，患儿常屈膝俯卧位。

2.黄疸 轻者临床上可无黄疸，随腹痛、发热后出现黄疸，多呈间歇性发作，严重者粪便变灰白，小便赤黄。

3.腹部肿块 腹肿块约80%长患儿右可触及面滑的囊性肿块。腹痛发作并发感染、黄疸时，肿块可增大且有压痛；症状缓解后肿块可缩小。

4.其他 合并急性感染时可有畏寒、发热等表现。晚期可出现胆汁性肝硬化和门静脉高压的临床表现。

（三）辅助检查

生化检查肝脏、胰腺功能，有助于对黄疸的检测和鉴别；B超检查或放射性核素扫描可检出绝大多数囊肿，经皮肝穿刺胆管造影（PTC）纤维内镜下逆行胰胆管造影（RCP）等检查对确诊有帮助。

（四）治疗要点

本病一经确诊应及早手术，完全囊肿切除术和胆肠Roux-en-Y吻合术是治疗本病的主要手段，疗效好。对于并发严重感染或穿孔等病情危重者，可先行囊肿造瘘外引流术，待感染控制、全身情况改善后再行胆道重建术。如肝内胆管扩张病变累及全肝或已并发肝硬化，考虑施行肝移植手术。

三、胆道疾病的护理

（一）常见护理诊断/问题

1.营养失调　低于机体需要量，与肝功能受损有关。
2.生长发育迟缓　与肝功能受损致消化吸收功能障碍有关。
3.疼痛　与胆管扩张胰胆液反流有关。
4.有感染的危险　与肝功能受损致机体抵抗力下降有关。

（二）护理措施

1.术前护理

（1）改善营养状况：由于肝功能受损，术前应积极纠正贫血、低蛋白血症、电解质及酸碱平衡紊乱。按医嘱静脉输注白蛋白、全血、血浆、脂肪乳或氨基酸以改善患儿营养状况及贫血。

（2）作好肠道术前准备。

（3）心理护理：向家长介绍预后及手术的必要性，使其对患儿的疾病及病情有所了解，增强对手术的信心，并能积极配合疾病的治疗和病情的观察。

2.术后护理

（1）常规护理：监测生命体征，麻醉清醒后即取头高位或半卧位。①保持引流通畅，适当约束患儿，妥善固定导管，防止导管滑脱；②妥善连接导管与各型引流收集器具，维持其重力引流或负压引流状态；③观察并记录引流液量和性状，若有异常，应立即联系医生；④保持导管通畅，必要时按无菌原则疏通管腔；⑤如果发生导管脱出，应立即报告医生，不可试行重新置入，防止损伤吻合口或脏器，导致出血、感染或吻合口瘘；⑥加强导管周围皮肤护理，可涂氧化锌软膏，及时更换敷料；⑦拔除导管时间须待组织愈合，或在体腔内导管周围形成纤维包绕，或经造影检查确定。

（2）饮食护理：术后尽早母乳喂养。指导产妇定时哺乳或挤出奶汁喂养婴儿是保证妇婴健康的最佳选择。对贫血、低蛋白血症或术后并发胆瘘、肠瘘等患儿，应给予静脉补液，或短期内实施胃肠外营养支持。

（3）并发症护理：切口裂开是术后主要并发症，术后腹胀导致腹内压过高是切口裂开的直接原因，多发生在术后3~7天。患儿突然哭闹不安，腹肌紧张并有压痛，切口有胃肠液、胆汁样液溢出，应警惕胆、肠瘘，并立即报告医生。持续胃管、肛管减压，能促进肠蠕动尽早恢复；腹带保护等是减轻腹胀，防止切口裂开的有效方法。

（4）心理护理：给家长心理上支持，鼓励家长参与护理过程。治疗和护理按计划按时集中进行，保证患儿充分的睡眠。

第八节　先天性直肠肛管畸形

先天性直肠肛管畸形（congenital anorectal malformation）是新生儿常见病，居消化道畸形第一位，我国的发病率约为1：4 000，男、女孩发病率大致相等，但男孩稍多。先天性直肠肛管畸形常伴发心血管、消化道、肢体等其他畸形，畸形并存率高达50%。

一、病因和病理生理

直肠肛管畸形的发生是正常胚胎发育期发生障碍的结果。引起直肠肛管发育障碍的原因尚不清楚。胚胎4～5周后，肠与尿囊构成共同的泄殖腔，并向原肛移行。第5周后，肠与泄殖腔接合处的中胚层下移形成泄殖腔隔。第7周后，肠末端形成直肠与前方的尿生殖道完全分开。第8周，原始肛凹陷向头端发育与直肠末端相接，肛膜破裂，形成肛门。若发生泄殖腔分隔过程的障碍，则可形成直肠肛管与前方阴道、尿路之间异常的各型瘘管；若肛门开通过程发生异常，则可形成各型闭锁狭窄及异位肛门等畸形。

由于先天性发育障碍，造成排便功能不同程度的异常或失控。若未及时发现和处理，新生儿可死于完全性低位肠梗阻。另外，直肠肛管畸形多伴发骶管发育不全或脊柱裂，可导致或加重排便功能障碍。

二、临床表现

由于在正常位置没有肛门，绝大多数直肠肛管畸形患儿易被发现。

1. 一般表现　在出生后24小时无胎粪排出，或仅有少量胎粪从尿道、会阴口排出，正常肛门位置无肛门开口。患儿早期即有恶心、呕吐，呕吐物初为胆汁以后为粪便样物。2～3天后腹部膨隆，可见腹壁肠蠕动，出现低位肠梗阻症状。

2. 无瘘型表现　闭锁位置较低者，如门膜状闭锁在原门位置有薄膜覆盖，通过薄膜隐约可见胎粪存在，啼哭时隔膜向外膨出。偶有薄膜部分穿破，但破口直径仅有2～3mm，排便仍不通畅，排便时婴儿哭闹。针刺肛门皮肤可见括约肌收缩。闭锁位置较高者，在原正常肛门位置皮肤略显凹陷，色泽较深，婴儿啼哭时局部无膨隆，用手指触摸无冲击感。

3. 有瘘型表现　有瘘型瘘口狭小者，可见少量胎粪排出，但随着喂养，逐渐出现腹胀和呕吐，甚至粪便样呕吐物低位肠梗阻症状；有瘘型瘘口较大者，排便困难等肠梗阻症状出现较晚，可延迟数月后被发现。高位直肠闭锁，虽有肛门但无胎粪排出。男婴约5%为高位型畸形，且多伴有泌尿系瘘，由尿道排出胎粪及气体。女婴约8%为中间位或低位型畸形，多伴有阴道或前庭瘘。低位皮肤瘘口多位于会阴、阴囊中缝处，可见含有胎粪的瘘管通入狭窄的肛门。

三、辅助检查

1. 发现无肛门或异位瘘口即可确诊。直肠闭锁者,需肛门指诊确定。测定直肠盲端与肛痕皮肤间距,可采用穿刺法,有瘘者可用探针测试。间距较小者患儿哭闹时,肛痕处有冲动感。

2. 影像学检查X线检查为常用方法。①采用倒置位摄片法,可判断畸形位置高低。②B超:可测出直肠盲端与肛痕皮肤间距。③CT或MRI:可显示直肠肛管畸形与邻近盆腔脏器及周围组织的关系。

四、治疗要点

除少数肛门狭窄患儿可用扩肛疗法外,多数应经手术重建肛门位置。功能低位闭锁型须争取在出生后24小时内急诊行肛门成形术;高位闭锁型可先行结肠造瘘,6个月后再行肛门成形术。有瘘型,瘘管较粗,出生后排便无明显困难者可择期手术;有直肠、泌尿系瘘者,因有逆行感染的危险,应尽早手术。手术大致可分为经会阴肛门成形术、骶会阴肛门成形术和腹骶会阴肛门成形术。

五、常见护理诊断/问题

1. 排便异常 与直肠肛管畸形有关。
2. 有感染的危险 与粪便经异常瘘口,造成逆行感染有关。

六、护理措施

1. 术前 按腹部手术常规护理。禁食,建立静脉通道,纠正水电解质、酸碱失衡,腹胀明显给予胃肠减压;向家长说明选择治疗方法的目的,消除心理负担,争取对治疗和护理的支持与配合。

2. 术后护理

(1) 常规护理:禁食至肠蠕动功能恢复;胃肠减压防止腹胀;记尿量;更换伤口敷料以防感染;按医嘱应用抗生素。

(2) 观察病情:观察体温、大便情况,如体温升高、大便次数增多,肛门处有脓液流出,直肠指检可扪得到吻合口裂隙,表示盆腔感染;如术后仍有腹胀,并且无排气、排便,可能与病变肠段切除不彻底,或吻合口狭窄有关,均应及时报告医生进行处理。

(3) 健康教育:指导家长术后2周左右开始每天扩肛1次,坚持3~6个月;同时训练排便习惯,以改善排便功能,如不能奏效,应进一步检查和处理;定期随诊,确定是否有吻合口狭窄。

案例回顾

本案例中患儿出现腹泻、呕吐3天，呈黄色稀水样便，每日7～8次，量中等。呕吐物为胃内容物，呈非喷射状，量少，同时伴有轻咳、流涕、食欲减退、精神委靡、尿量少等症状，考虑婴幼儿腹泻，可行大便常规、病原学检查来进一步明确诊断。

第六章 呼吸系统疾病患儿的护理

章前引言

呼吸系统疾病是儿童中最常见和多发的疾病。临床常见儿童呼吸系统疾病有上下呼吸道急、慢性感染性疾病、呼吸道变态反应性疾病等。其中以急性呼吸道感染最为常见，占儿科门诊的60%以上；住院患儿中上、下呼吸道感染占60%以上，绝大多数为肺炎，并且是国内5岁以下儿童死亡的首要病因。儿童呼吸系统疾病有其特殊规律，与成人的疾病谱、诊疗规范、长期管理等方面都大不相同。因此需要积极采取相应措施，降低儿童呼吸道感染的发病率和死亡率。

学习目标

1.理解急性上呼吸道感染、急性支气管炎、支气管肺炎、支气管哮喘的临床表现、护理诊断、护理措施及健康教育。

2.识记上述疾病的病因、治疗要点。

3.识记儿童呼吸系统解剖生理特点、支气管肺炎、支气管哮喘的发病机制和辅助检查。

4.掌握按照护理程序对呼吸系统疾病患儿实施整体护理。

思政目标

培养观察、沟通和动手能力，学会对患儿及家长建立同理心和表达关爱之情，促进护患关系和谐，提升护理质量。

案例导入

冬日清晨，一对年轻夫妇急急忙忙抱着1岁半的儿子来医院就诊。妈妈着急地对医生讲，孩子2天前因着凉出现咳嗽，有点发热，在家服用"感冒药"，服药几天后还是咳嗽，今晨测体温39.3℃，孩子夜里咳嗽不断直至天亮，而且气喘。

思考题

1.正确对患儿进行体格检查。

2.改善患儿的呼吸功能。

3.做好病情观察。

第一节　儿童呼吸系统解剖生理特点

一、解剖特点

呼吸系统以环状软骨下缘为界，分为上、下呼吸道。上呼吸道包括鼻、鼻窦、咽、咽鼓管、会厌及喉；下呼吸道包括气管、支气管、毛细支气管、呼吸性细支气管、肺泡管及肺泡。

(一) 上呼吸道

1. 鼻和鼻窦　婴幼儿鼻腔相对短小，鼻道狭窄，无鼻毛，鼻黏膜柔嫩、血管丰富，因此，易感染。感染时黏膜充血肿胀，易发生堵塞，导致呼吸困难或张口呼吸，影响吸吮。鼻腔黏膜与鼻窦黏膜相延续，且鼻窦口相对较大，故急性鼻炎时可累及鼻窦，易发生鼻窦炎。

2. 鼻泪管和咽鼓管　婴幼儿鼻泪管较短，开口于眼内眦部，瓣膜发育不全，故鼻腔感染时易累及眼结合膜，引起结膜炎。婴幼儿咽鼓管宽、短、直，呈水平位，故鼻咽炎时易致中耳炎。

3. 咽部　咽部垂直而狭窄。咽扁桃体又称腺样体，生后6个月已发育，腺样体严重肥大是儿童发生阻塞性睡眠呼吸暂停综合征的重要原因。腭扁桃体1岁末逐渐增大，4~10岁时发育达高峰，14~15岁时逐渐退化，故扁桃体炎多见于年长儿。

4. 喉　喉部呈漏斗形，喉腔狭窄，软骨柔软，黏膜柔嫩，富有血管及淋巴组织，故轻微炎症即可引起喉头水肿、狭窄，导致吸气性呼吸困难。

(二) 下呼吸道

1. 气管和支气管　婴幼儿气管和支气管相对短且狭窄，黏膜柔嫩，血管丰富，软骨柔软，因缺乏弹力组织支撑作用弱；因黏液腺分泌不足，气道较干燥；因纤毛运动差，清除能力弱；故易发生感染。一旦感染易发生充血、水肿，导致呼吸道阻塞。由于右主支气管为气管的直接延伸，粗短且走向垂直，因此，气管异物易进入右主支气管，引起右侧肺不张或肺气肿。

2. 肺　儿童肺的弹力纤维发育差，肺泡数量少，血管丰富，间质发育旺盛，故肺含血量丰富而含气量相对较少，故易发生感染，感染时易引起间质性炎症、肺不张或肺气肿等。

3. 胸廓和纵隔　婴幼儿胸廓上下径较短，前后径相对较长，呈桶状胸；肋骨呈水平位，膈肌位置较高；呼吸肌发育差。呼吸时胸廓运动幅度小，肺脏不能充分扩张及进行较好的通气和换气，易发生呼吸困难，导致缺氧和二氧化碳潴留。儿童的纵隔体积相对成人较大，肺的扩张易受到限制。纵隔周围组织松软，气胸或胸腔积液时易发生移位。

二、生理特点

1. 呼吸频率和节律　儿童呼吸频率快，年龄越小，呼吸频率越快。婴儿呼吸中枢发育尚不成熟，调节能力差，易出现呼吸节律不齐、间歇、暂停等现象，尤以早产儿、新生儿最为明显。各年龄阶段儿童呼吸和脉搏频率见表6-1。

表6-1 各年龄阶段儿童呼吸和脉搏频率（次/分）

年龄	呼吸	脉搏	呼吸：脉搏
新生儿	40～45	120～140	1：3
～1岁	30～40	110～130	1：3～1：4
～3岁	25～30	100～120	1：3～1：4
～7岁	20～25	80～100	1：4
～14岁	18～20	70～90	1：4

2.呼吸类型　婴幼儿呼吸肌发育不全，胸廓活动范围小，呈腹式呼吸；随着年龄的增长，呼吸肌逐渐发育，开始行走后，腹腔器官下降，肋骨由水平位逐渐变为斜位，开始转为胸腹式呼吸。

3.呼吸功能特点　儿童肺活量、潮气量、每分钟通气量及气体弥散量均较成人低，气道阻力因呼吸管腔相对细小而大于成人，所以各项呼吸功能的储备能力均较低，当患有呼吸道疾病时较易发生呼吸衰竭。

4.血气分析　新生儿和婴幼儿的肺功能检查难以进行，可通过血气分析了解血氧饱和度水平和体液酸碱平衡状态，为诊断和治疗提供依据。儿童动脉血气分析正常值见表6-2。

表6-2 儿童动脉血气分析正常值

项目	新生儿	～2岁	＞2岁
pH	7.35～7.45	7.35～7.45	7.35～7.45
PaO_2（kPa）	8～12	10.60～13.30	10.60～13.30
$PaCO_2$（kPa）	4.00～4.67	4.00～4.67	4.67～6.00
SaO_2（%）	90～97	95～97	96～98
HCO_3^-（mmol/L）	20～22	20～22	22～24
BE（mmol/L）	-6～+2	-6～+2	-4～+2

三、免疫特点

儿童呼吸道非特异性免疫功能和特异性免疫功能均较低。婴幼儿SIgA含量低，同时其他免疫球蛋白（IgG、IgA）含量也较低，肺泡巨噬细胞功能不足，乳铁蛋白、溶菌酶、干扰素、补体等的数量和活性不足，故婴幼儿时期易患呼吸道感染。

第二节　急性上呼吸道感染

急性上呼吸道感染（acute upper respiratory infection，AURI）简称"上感"，俗称"感冒"。是由各种病原体引起的鼻、鼻咽和咽部的急性感染，是儿童时期最常见的急性呼吸道感染性疾病。根据主要感染部位的不同可诊断为急性鼻咽炎、急性咽炎、急性扁桃体炎等。本病一年四季均可发生，以冬春季节及气候骤变时多见。

一、病因与发病机制

（一）病因

引起急性上呼吸道感染的病原体包括病毒、细菌、支原体等。其中病毒引起者占90%以上，主要包括鼻病毒、呼吸道合胞病毒、流感病毒、副流感病毒、腺病毒、柯萨奇病毒、埃可病毒等。病毒感染后可继发细菌感染，最常见的细菌是溶血性链球菌，其次为肺炎链球菌、流感嗜血杆菌等。

（二）发病机制

婴幼儿时期由于呼吸道解剖生理和免疫特点，易患呼吸道感染。若患有佝偻病、营养不良、贫血等疾病，或儿童生活环境不良如居室拥挤、通风不良、阳光不足、空气严重污染、被动吸烟、护理不当等易诱发本病。

二、临床症状

轻重不一，与年龄、病原体及机体抵抗力不同有关。

（一）一般类型上感

病程一般为3～5天。

1.症状　年长儿以局部症状为主，无全身症状或全身症状较轻；婴儿起病急，以全身症状为主，局部症状较轻，常有消化道症状。①局部症状：鼻塞、流涕、打喷嚏、咽部不适、咽痛等。②全身症状：发热、畏寒、烦躁不安、拒乳、乏力、头痛等，可伴呕吐、腹泻、腹痛等消化道症状，发热可引起热性惊厥。部分患儿可出现脐周阵发性疼痛，无压痛，可能与发热所致肠痉挛或肠系膜淋巴结炎有关。

2.体征　体查可见咽部充血，扁桃体肿大，颌下淋巴结肿大及触痛。肺部听诊呼吸音多正常。部分肠道病毒感染的患儿可出现不同形态的皮疹。

（二）两种特殊类型上感

1.疱疹性咽峡炎（herpangina）　由柯萨奇A组病毒感染引起，夏秋季好发。起病急，高热、咽痛、咽充血，咽腭弓、悬雍垂、软腭等处可见直径2～4mm的灰白色疱疹，周围有红晕，疱疹破溃后形成小溃疡。病程1周左右。

2.咽-结合膜热（pharyngo-conjunctival fever） 由腺病毒感染引起，春夏季好发，以发热、咽炎、结合膜炎为特征，可在集体儿童机构中流行。临床表现为发热、咽痛，一侧或双侧眼结合膜炎及颈部或耳后淋巴结肿大。病程为1~2周。

（三）并发症

上呼吸道感染可并发中耳炎、鼻窦炎、咽后壁脓肿、颈淋巴结炎、喉炎、支气管炎、支气管肺炎等。年长儿若发生链球菌上呼吸道感染，可引起急性肾炎、风湿热等自身免疫性疾病。

三、辅助检查

1.血常规 病毒感染时白细胞计数偏低或正常，淋巴细胞数相对增高；细菌感染时白细胞计数和中性粒细胞增高。

2.病原学检查 病毒分离和血清学检查可明确病原。

四、治疗要点

1.支持治疗 休息、多饮水；注意呼吸道隔离；预防并发症的发生。

2.病因治疗 普通感冒目前尚无特异性抗病毒药物，部分中药制剂有一定抗病毒作用，如流感病毒感染，可口服磷酸奥司他韦，一般不用抗生素。如细菌感染或病毒性感冒继发细菌感染者，可选用抗菌药物如青霉素类、头孢菌素类、大环内酯类等。如为链球菌感染或既往有肾炎或风湿热病史者，应用青霉素或红霉素10~14天。

3.对症治疗 高热者给予降温处理；热性惊厥者给予镇静、止惊处理；咽痛者含服咽喉片。

五、上呼吸道感染患儿的护理

（一）常见护理诊断/问题

1.体温过高 与上呼吸道炎症（病毒或细菌感染）有关。

2.舒适度减弱 与咽痛、鼻塞有关。

3.潜在并发症 热性惊厥。

（二）护理措施

1.维持体温正常

（1）居室环境：保持室内温湿度适宜，定时通风，应避免对流风。

（2）保证充足的营养和水分：鼓励患儿多饮水，进食富含维生素、易消化的清淡饮食，应少食多餐。入量不足者给予静脉补液。

（3）密切观察体温变化：发热患儿每4小时测体温一次并准确记录，如为超高热或有热性惊厥史者每1~2小时测量一次，退热处置1小时后还应复测体温。体温超过38.5℃时，遵医嘱给予对乙酰氨基酚或布洛芬等药物降温。如婴幼儿虽有发热甚至高热，但精神状态较好，玩耍如常，可在严密观察下暂不处置。如有热性惊厥病史者应及早给予降温处理。

（4）遵医嘱应用抗病毒药物或抗生素。

2.提高患儿舒适度

（1）注意休息，减少活动：如有高热者应卧床休息，并注意更换体位，临床各种治疗、护理操作集中进行，保证患儿有足够的休息时间。

（2）及时清理分泌物，保持呼吸道通畅：①鼻、咽部护理：及时清除鼻腔及咽喉部分泌物，保持鼻孔周围清洁，可用凡士林、液体石蜡等涂抹鼻翼部的黏膜及鼻下皮肤，以减轻分泌物的刺激。②鼻塞严重的患儿，可先清除鼻腔分泌物，再用0.5%麻黄素液滴鼻，每天2~3次，每次1~2滴，如婴儿因鼻塞而妨碍吸吮，可在哺乳前15分钟滴鼻，使鼻腔通畅，保证吸吮。③嘱患儿及家长不要用力擤鼻，以免炎症经咽鼓管蔓延引起中耳炎。

（3）保持口腔清洁：婴幼儿饭后喂少量温开水以清洁口腔；年长儿饭后漱口，咽部不适时可给予润喉片或雾化吸入。

3.密切观察病情　注意体温变化，警惕热性惊厥的发生；注意咳嗽特点、神经系统症状、口腔黏膜变化及皮肤有无皮疹等，以便早期发现麻疹、猩红热、百日咳、流行性脑脊髓膜炎等急性传染病。注意观察咽部充血、水肿、化脓情况，疑有咽后壁脓肿时，应及时报告医生，防止脓肿破溃后脓液流入气管引起窒息。

六、健康教育

向家长普及预防上感的知识，掌握相应的处理措施，如穿衣要适当，以逐渐适应气温的变化，避免过热或过冷；做好呼吸道隔离，接触者应戴口罩，在集体儿童机构中，应早期隔离患儿。提倡母乳喂养，按时预防接种，加强体育锻炼，多进行户外活动，不要到人群拥挤的公共场所去；要积极防治佝偻病、营养不良及贫血等各种慢性疾病，体弱儿童建议注射流感疫苗，以增强防御能力。

第三节　急性支气管炎

急性支气管炎（acute bronchitis）是指由各种致病原引起的支气管黏膜的急性炎症，气管常同时受累，故又称为急性气管支气管炎，婴幼儿多见。常继发于上呼吸道感染之后，或为一些急性呼吸道传染病如流感、麻疹、百日咳、猩红热等的前驱表现。

一、病因及发病机制

凡能引起上呼吸道感染的病原体皆可引起支气管炎，可以是病毒或细菌，或为混合感染。特异性体质、免疫功能低下、营养不良、佝偻病等为本病的危险因素。气候变化、空气污染、化学因素等刺激也可诱发本病。

二、临床表现

大多先有上感症状，之后以咳嗽为主要症状，先为干咳，以后有痰。婴幼儿症状较重，常有发热、呕吐及腹泻等。一般无全身症状。体查双肺呼吸音粗糙，可有不固定散在的干啰音和粗中湿啰音。婴幼儿有痰常不易咳出，可在咽喉部或肺部闻及痰鸣音。一般无呼吸急促和发绀。

三、辅助检查

1. 血常规　细菌感染时，外周血白细胞计数升高。
2. 胸部X线检查　无异常改变或可见肺纹理增粗。

四、治疗要点

主要是对症治疗和控制感染。

（一）对症治疗

1. 祛痰、止咳　一般不用镇咳剂，以免影响自然排痰，痰液黏稠者可用祛痰剂，如氨溴索等。
2. 止喘　喘憋严重时可雾化吸入沙丁胺醇等 β_2 受体激动剂，也可吸入糖皮质激素如布地奈德混悬液，重者可加服泼尼松3~5天。

（二）控制感染

由于病原体多为病毒，一般不需用抗生素；考虑为细菌感染时，可选用抗生素；如为支原体感染，则给予大环内酯类抗生素。

五、急性支气管炎患儿的护理

（一）常见护理诊断/问题

1. 清理呼吸道无效　与痰液黏稠不易咳出有关。
2. 体温过高　与病毒或细菌感染有关。

（二）护理措施

1. 保持呼吸道通畅

（1）保持室内空气新鲜，温湿度适宜，以避免痰液干燥，利于排痰。

(2) 注意休息，避免剧烈活动及游戏。

(3) 保证给予充足水分及营养，鼓励患儿多饮水，使痰液稀释易于咳出。

(4) 鼓励患儿有效咳嗽；对咳嗽无力及卧床患儿，宜给予更换体位、拍背，促使呼吸道分泌物排出，促进炎症消散。

(5) 遵医嘱给予止咳剂、平喘剂、抗生素，并注意观察疗效及副作用。

(6) 若有呼吸困难、发绀，应给予吸氧，并协助医生积极处理。

2. 维持体温正常　参见本章第二节。

六、健康教育

参见本章第二节。

第四节　肺炎

肺炎（pneumonia）是指不同病原体或其他因素（如吸入羊水、过敏反应等）引起的肺部炎症。以发热、咳嗽、气促、呼吸困难和肺部固定湿啰音为主要临床特征，重者可累及循环、神经及消化等系统而出现相应临床改变。肺炎是婴幼儿时期的常见病，是我国住院儿童死亡的第一位原因，严重威胁儿童健康，是我国儿童重点防治的"四病"之一。

肺炎尚无统一分类法，目前常用以下分类法。

(1) 按病理分类：大叶性肺炎、支气管肺炎和间质性肺炎。

(2) 按病因分类：病毒性肺炎、细菌性肺炎、支原体肺炎、衣原体肺炎、原虫性肺炎、真菌性肺炎、非感染病因引起的肺炎（吸入性肺炎、过敏性肺炎）等。

(3) 按病程分类：①急性肺炎：病程在1个月以内。②迁延性肺炎：病程在1～3个月。③慢性肺炎：病程在3个月以上。

(4) 按病情分类：①轻症肺炎：以呼吸系统症状为主，其他系统仅轻微受累，无明显全身中毒症状。②重症肺炎：除呼吸系统症状加重外，其他系统也受累，全身中毒症状明显。

(5) 其他分类：还可按临床表现是否典型分为典型性肺炎和非典型性肺炎；按发生地区分为社区获得性肺炎（community acquired pneumonia，CAP）和院内获得性肺炎（hospital acquired pneumonia，HAP）。

临床上若病原体明确，则按病因分类，以便指导治疗，否则按病理分类。本节重点介绍支气管肺炎。

支气管肺炎（bronchopneumonia）是累及支气管壁和肺泡的炎症。是儿童最常见的肺炎，2岁以内儿童多发。一年四季均可发病，北方多发生于冬春季或气候骤变时。室内居住拥挤、通风不良、空气污浊，致病微生物增多，易发生肺炎。营养不良、佝偻病、先天性心脏病等患儿及免疫功能低下者均易发生本病。

一、病因和发病机制

（一）病因

最常见病原体为病毒和细菌，或细菌与病毒的"混合感染"。发达国家以病毒感染为主，最常见的是呼吸道合胞病毒，其次为腺病毒、流感和副流感病毒等。发展中国家以细菌感染为主，以肺炎链球菌多见。近年来肺炎支原体、衣原体和流感嗜血杆菌感染有增多趋势。

（二）发病机制

如图6-1所示。

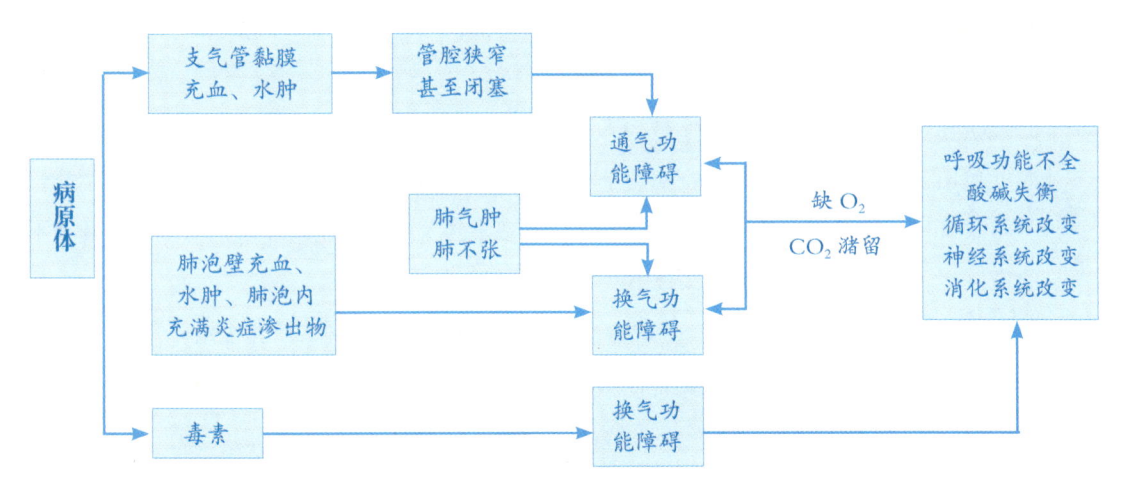

图6-1 支气管肺炎的发病机制示意图

二、病理生理

病原体常由呼吸道入侵，少数由血行入肺。病理改变为肺组织充血、水肿、炎性细胞浸润，从而引起通气、换气功能障碍，导致缺氧及二氧化碳潴留，加之病原体毒素和炎症产物作用，从而造成各器官系统发生一系列病理生理改变。

1.呼吸系统　由于通气和换气障碍，导致缺氧和二氧化碳潴留，为代偿缺氧，患儿呼吸频率与心率增快；为增加呼吸深度，辅助呼吸肌参与呼吸运动，出现鼻翼扇动和吸气性凹陷，重者可出现呼吸衰竭。

2.循环系统　可发生心肌炎、心力衰竭及微循环障碍。缺氧和二氧化碳潴留可使肺小动脉反射性收缩，肺循环压力增高，致使右心负荷加重，加之病原体和毒素的作用，可引起中毒性心肌炎，导致心力衰竭。肺动脉高压和中毒性心肌炎是诱发心力衰竭的主要原因。重症患儿还可出现微循环障碍、休克。

3.神经系统　缺氧和二氧化碳潴留使脑毛细血管扩张，毛细血管壁通透性增加，引起脑水肿；病原体和毒素的作用亦可引起脑水肿，从而发生中毒性脑病。

4.消化系统　缺氧和病原体毒素的作用，使胃肠功能发生紊乱，出现腹泻、呕吐，重者可引起中毒性肠麻痹和消化道出血。

5.酸碱平衡失调　缺氧时体内需氧代谢障碍，酸性代谢产物增加，加之高热、进食少等因素，常引起代谢性酸中毒。同时，由于二氧化碳潴留可发生呼吸性酸中毒。因此，重症肺炎常出现混合性酸中毒。

三、临床表现

（一）轻症肺炎

仅表现为呼吸系统的症状和相应的肺部体征。主要表现为发热、咳嗽、气促和肺部出现中、细湿啰音。

1.症状　①发热：热型不一，多数为不规则热，亦可为弛张热或稽留热，早产儿、重度营养不良儿可不发热。②咳嗽：较频，初为干咳，极期咳嗽略减轻，恢复期咳嗽有痰。新生儿、早产儿可仅表现为呛奶、口吐白沫等。③气促：多在发热、咳嗽后出现。④全身症状：精神不振、食欲减退、烦躁不安、轻度腹泻或呕吐等。

2.体征　①呼吸增快：可达40~80次/分，重者可有鼻翼扇动和吸气性凹陷。②发绀：口周、鼻唇沟和指（趾）端发绀，轻者亦可无发绀。③肺部啰音：早期不明显，以后肺部可闻及较固定的中、细湿啰音。

（二）重症肺炎

除呼吸系统的症状加重和全身中毒症状外，还出现循环、神经、消化系统的功能障碍。

1.循环系统　常见心肌炎、心力衰竭。心肌炎主要表现为面色苍白、心动过速、心音低钝、心律不齐及心电图ST段下移、T波平坦或倒置。心力衰竭表现为突然极度烦躁不安，明显发绀，面色青灰；呼吸困难加重，呼吸频率加快>60次/分；心率增快>180次/分，心音低钝、奔马律；颈静脉怒张；肝脏短期内迅速增大；尿少或无尿，颜面或双下肢水肿等。

2.神经系统　轻症表现为精神委靡或烦躁不安。重者可出现中毒性脑病，表现为意识障碍、惊厥、前囟膨隆，呼吸不规则，瞳孔对光反射迟钝或消失。可有脑膜刺激征，脑脊液检查除压力增高外，其他均正常。

3.消化系统　轻者表现为食欲减退、呕吐、腹泻等。发生中毒性肠麻痹时，表现为严重腹胀，呼吸困难加重，肠鸣音消失。有消化道出血时，呕吐咖啡渣样物，大便潜血试验阳性或排柏油样便。

早期合理治疗者并发症少见，若延误诊断或病原体致病力强，可引起脓胸、脓气胸及肺大泡等。

（三）几种不同病原体所致肺炎的特点

见表6-3。

表6-3 几种不同病原体所致肺炎的特点

	呼吸道合胞病毒肺炎	腺病毒肺炎	金黄色葡萄球菌肺炎	肺炎支原体肺炎
病原体	呼吸道合胞病毒	腺病毒（3、7型）	金黄色葡萄球菌	肺炎支原体
好发年龄	<2岁，2～6个月多见	6个月～2岁多见	婴幼儿多见	学龄儿多见
临床特点	起病急，干咳，低、中度发热，喘憋为突出表现，迅速出现缺氧症状及呼吸困难	起病急，全身中毒症状明显，稽留高热，热程长，咳嗽频繁，阵发性喘憋、呼吸困难、发绀等，易发生心肌炎、心衰、中毒性脑病等	起病急、进展快，全身中毒症状重，呈弛张热，皮肤常见猩红热样皮疹，易并发脓胸、脓气胸和肺大泡等	起病缓慢，常有发热（热度不一），可持续1～3周，以刺激性咳嗽为突出表现
肺部体征	肺部听诊以哮鸣音为主，肺底可闻及细湿啰音	肺部体征出现较晚，多在高热3～7天后才出现湿啰音	肺部体征出现较早，可闻及中、细湿啰音	肺部体征常不明显，少数可闻及干、湿啰音
实验室检查	白细胞计数大多正常	白细胞计数正常或偏低	白细胞计数及中性粒细胞增多，可伴核左移	白细胞计数正常或增多，血清冷凝集试验多阳性
胸部X线	小点片状薄阴影，不同程度梗阻性肺气肿及支气管周围炎	大小不等的片状阴影或融合成大病灶，多伴有肺气肿	小片浸润阴影，可很快出现脓胸、脓气胸和肺大泡等	支气管肺炎改变，或间质性肺炎改变，或肺门阴影增浓
治疗	抗病毒药物	抗病毒药物	苯唑西林钠等抗生素	大环内酯类抗生素

四、辅助检查

1.**实验室检查** ①血常规：病毒性肺炎白细胞计数大多正常或降低，可见异型淋巴细胞；细菌性肺炎白细胞计数及中性粒细胞常增高，并有核左移，胞浆中可见中毒颗粒。②C反应蛋白（CRP）：细菌感染时，血清CRP浓度多上升，非细菌性感染者则上升不明显。③前降钙素（PCT）：细菌感染时，浓度可升高，抗菌药物治疗有效时，浓度可迅速下降。④病原学检查：取鼻咽拭子或气管分泌物等标本可做病毒分离或细菌培养，有助于明确病原体。亦可作病毒抗原或特异性抗体检测。

2.**胸部X线检查** 支气管肺炎早期有肺纹理增粗，逐渐出现大小不等的斑片状阴影，可融合成片，以双肺下野、中内带多见，可伴有肺不张或肺气肿。

五、治疗要点

以控制感染、改善通气功能、对症治疗和防治并发症为主。

1.控制感染　确诊为细菌感染或病毒感染继发细菌感染者应使用抗生素。

（1）用药原则：①有效、安全；②用药前应先做细菌培养和药物敏感试验，未获得培养结果前，可根据经验选用敏感药物；③选用的药物在肺组织中应有较高的浓度；④轻症可口服，重者或因呕吐而致口服难以吸收者，可考虑胃肠道外给药，早期用药；⑤剂量适宜、合适疗程；⑥重症患儿宜静脉联合用药。

（2）根据不同病原体选择药物：①肺炎链球菌：青霉素敏感者首选青霉素或阿莫西林，耐药者首选头孢曲松、头孢噻肟；②金黄色葡萄球菌：首选苯唑西林钠，耐药者选用万古霉素；③流感嗜血杆菌：首选阿莫西林克拉维酸；④肺炎支原体和衣原体：首选大环内酯类抗生素如阿奇霉素、红霉素等。⑤病毒性肺炎可选用利巴韦林（病毒唑）、α干扰素等抗病毒药物。

（3）用药时间：一般用至热退、病情平稳、全身症状明显改善、呼吸道症状部分改善后3~5天。一般肺炎链球菌肺炎疗程为7~10天。葡萄球菌肺炎在体温正常后2~3周可停药，一般总疗程≥6周。支原体肺炎和衣原体肺炎疗程平均10~14天，个别严重病例可适当延长。

2.对症治疗　降温、止咳、平喘、改善低氧血症、纠正水、电解质及酸碱平衡紊乱。

3.糖皮质激素的应用　中毒症状明显或严重喘憋、脑水肿、感染性休克、呼吸衰竭者，可短期应用地塞米松，疗程为3~5天。

4.防治并发症　合并心力衰竭者应予以吸氧、镇静、强心、利尿和血管活性药物；合并中毒性脑病者应予镇静、止惊、降颅压和促进脑细胞功能恢复等药物；合并中毒性肠麻痹时，给予禁食、胃肠减压，也可给予酚妥拉明等；并发脓胸、脓气胸者宜早期胸穿引流。

5.其他　恢复期可用红外线照射、超短波治疗等物理疗法促进肺部炎症吸收。

六、支气管肺炎患儿的护理

（一）常见护理诊断/问题

1.气体交换受损　与肺部炎症有关。

2.清理呼吸道无效　与呼吸道分泌物过多、黏稠，体弱无力排痰有关。

3.体温过高　与病原体感染有关。

4.营养失调　低于机体需要量，与摄入不足、消耗增加有关。

5.潜在并发症　心力衰竭、中毒性脑病、中毒性肠麻痹等。

（二）护理措施

1.改善呼吸功能

（1）保持病室环境安静与舒适：保持室内空气清新，室温控制在18~22℃，湿度55%~60%为宜。定期空气消毒，防止病原体播散。按不同病原体或病情轻重分室居住，以防交叉感染。

（2）保证患儿休息，避免哭闹：嘱患儿卧床休息，被褥要轻暖，穿衣不要过多，内衣应宽松，以免影响呼吸；勤换尿布，保持皮肤清洁，使患儿感觉舒适，以利于休息。各项护理操作集中进行，尽量使患儿安静，以减少氧耗。

（3）给氧：有低氧血症表现，如气促、发绀者应尽早给氧。年长儿一般采用鼻前庭导管给氧，氧流量为0.5～1L/min，氧浓度不超过40%；婴幼儿或缺氧明显者可用面罩给氧或头罩给氧，氧流量为2～4L/min，氧浓度为50%～60%；出现呼吸衰竭时，应使用人工呼吸器或机械通气给氧。对于新生儿、婴幼儿，不主张持续高流量吸氧，氧浓度应<60%，以免发生氧中毒。

（4）遵医嘱使用抗生素和抗病毒药物，以消除肺部炎症，改善呼吸功能，并注意观察药物疗效和副作用。

2.保持呼吸道通畅

（1）根据病情采取适宜体位：如半卧位或高枕卧位，以利于呼吸运动和呼吸道分泌物的排出；胸痛患儿可采取患侧卧位以减轻疼痛；指导患儿进行有效的咳嗽，排痰前协助变换体位，帮助清除呼吸道分泌物。

（2）协助翻身拍背以促排痰：方法为五指并拢、稍向内合掌，呈空心状，由下向上、由外向内的轻拍背部，边拍边鼓励患儿咳嗽，借助重力和震动作用促使呼吸道分泌物排出，拍背力量应适度，以不引起患儿疼痛为宜，拍背时间为10分钟，一般在餐前或餐后2小时进行为宜。

（3）及时清除患儿口鼻分泌物：对于痰液黏稠者给予雾化吸入，每日2～3次，每次约20分钟，指导患儿深呼吸以达最佳雾化效果；必要时予以吸痰，吸痰不宜在患儿进食后1小时内进行，以免引起恶心、呕吐。

（4）遵医嘱给予祛痰剂、平喘剂。

3.维持体温正常　发热者要密切监测体温变化，采取相应的护理措施（参见本章第二节）。

4.补充营养及水分　鼓励患儿多饮水，给予营养丰富、易消化的流质或半流质饮食，应少量多餐，喂养时应耐心，以免呛入气管发生窒息。重症不能进食者，可遵医嘱给予静脉输液，输液时要严格控制输液量和滴注速度，最好使用输液泵，保持液体均匀滴入，以免诱发心力衰竭。

5.密切观察病情

（1）当患儿出现烦躁不安、面色苍白、喘憋加重、呼吸>60次/分、心率>180次/分、心音低钝、肝脏在短时间内迅速增大时，考虑肺炎合并心力衰竭，应立即给予半坐卧位、吸氧、减慢输液速度并报告医生，做好抢救准备。

（2）若患儿出现烦躁或嗜睡、惊厥、昏迷、呼吸不规则等颅内高压表现时，应考虑中毒性脑病，应立即报告医生，遵医嘱使用镇静、止惊和减轻脑水肿等药物。

（3）若患儿出现腹胀、肠鸣音减弱或消失、胃内容物为咖样或黑便等表现，考虑中毒性肠麻痹或消化道出血，遵医嘱予以禁食、胃肠减压。

（4）若患儿发热持续不退或退而复升、中毒症状加重，出现剧烈咳嗽、呼吸困难、胸痛、发绀加重等表现，应考虑并发脓胸或脓气胸，立即协助医生做好胸穿或胸腔闭式引流的准备工作。

七、健康教育

指导家长合理喂养，提倡母乳喂养；多做户外运动，提高机体抗病能力；注意保暖，避免受凉；养成良好的个人卫生习惯，减少呼吸道感染的发生；教会家长预防呼吸道感染的方法。

第五节　支气管哮喘

支气管哮喘（bronchial asthma），简称哮喘，是由肥大细胞、嗜酸性粒细胞、T细胞等多种炎性细胞参与的气道慢性炎症，致气道具有高反应性，引起广泛、可逆性气道阻塞。是儿童时期最常见的慢性呼吸道疾病。典型表现为反复发作性喘息、伴有哮鸣音的呼气性呼吸困难、胸闷或咳嗽等症状。常在夜间和（或）清晨发作或加剧，可自行或治疗后缓解。

一、病因和发病机制

（一）病因
尚未清楚。研究显示，哮喘是多基因遗传疾病，受遗传和环境因素的双重影响。

1.**遗传因素**　哮喘为多基因遗传性疾病，已发现许多与哮喘发病有关的基因（疾病相关基因），如IgE调节和特异性反应相关的基因等。

2.**环境因素**

（1）吸入性过敏原：如花粉、尘螨、动物毛屑及排泄物等。

（2）感染：如病毒、细菌等。

（3）食物：鸡蛋、牛奶、鱼、虾等。

（4）其他：气候变化、药物、剧烈运动及精神因素等均可诱发哮喘发作。

（二）发病机制
极为复杂，尚未完全清楚。目前认为与免疫、神经、精神、内分泌因素、遗传学背景等密切相关。

1.**免疫因素**　气道慢性炎症被认为是哮喘的本质。过敏原再次进入体内，与特异性IgE结合，引起肥大细胞和嗜碱性粒细胞释放白三烯等介质，引起支气管平滑肌收缩、黏膜水肿、分泌物增加，导致支气管狭窄，哮喘发作。研究显示，哮喘的发病机制中，嗜酸性粒细胞的局部浸润是导致哮喘气管慢性变应性炎症的中心环节，嗜酸性粒细胞的颗粒内含有的碱性蛋白和嗜酸细胞过氧化物酶等，对呼吸道及肺上皮细胞有毒性作用，会引起气道高反应性。

2. 神经、精神因素　β受体功能低下和迷走神经功能亢进或同时伴有α肾上腺素能神经的反应性增加，使支气管平滑肌收缩，腺体分泌增加，致使哮喘发作。情绪剧变可激发小儿哮喘的发作。

3. 内分泌因素　有些儿童在青春发育期哮喘症状完全消失，在月经期加剧，机制尚不清楚。

4. 遗传学背景　哮喘具有明显遗传倾向，患儿及其家庭成员患过敏性疾病和特异性体质者患病率明显高于正常人群。

二、临床表现

夜间和晨起发作或加剧，可自行或用药物缓解。

1. 婴幼患儿　起病较缓，发病前1~2天常有上呼吸道感染病史。

2. 年长患儿　起病较急，多在接触过敏原后发作。

（1）哮喘发作前：常有刺激性干咳、打喷嚏、流泪等先兆症状，咳大量白色黏痰，伴有呼气性呼吸困难和喘鸣声。重者烦躁不安，被迫采取端坐位。

（2）体查：视诊可见胸廓饱满；叩诊鼓音；听诊双肺满布哮鸣音。

3. 重症患儿　呼吸困难加剧，呼吸音明显减弱，哮鸣音消失。发作间歇期无任何症状和体征。

4. 哮喘持续状态　若哮喘严重发作，经合理用药仍不能在24小时内缓解，称哮喘持续状态。随着病情加重，患儿由呼吸严重困难的挣扎状态转为软弱无力，甚至死于急性呼吸衰竭。反复发作者，常伴营养不良和生长发育落后。

三、辅助检查

1. 肺功能检查　主要用于5岁以上患儿。呼气流速峰值及每分钟用力呼气量降低，残气量增加。

2. X线检查　急性期胸片正常或呈间质性改变，可有肺气肿或肺不张。

3. 外周血检查　嗜酸性粒细胞增高。

4. 变应原检测　目前常用方法为变应原皮肤点刺试验。

5. 其他　呼出气一氧化氮浓度测定、诱导痰技术在儿童哮喘诊断和病情监测中可发挥一定作用。

四、治疗要点

去除病因、控制发作、预防复发。坚持长期、持续、规范、个体化的治疗原则。

（一）去除病因

避免接触过敏原，去除各种诱因，积极治疗和清除感染病灶。

（二）控制发作

主要是解痉和抗炎治疗。用药物缓解支气管痉挛，减轻气道黏膜水肿和炎症，减少痰液分泌。

1.支气管舒张剂

（1）β_2受体激动剂：是控制哮喘症状的首选药。常用药物有沙丁胺醇(salbutamol，舒喘灵)、特布他林(terbutaline，喘康速）等。可采用吸入、口服等方式给药，其中吸入疗法是首选方法。

（2）茶碱类药物：常用口服氨茶碱、缓释茶碱（舒氟美）等。

2.糖皮质激素　是控制哮喘最有效的抗炎药物。首选吸入疗法，如二丙酸倍氯米松、布地奈德吸入；病情较重的急性病例给予泼尼松口服；对哮喘严重发作者，可静脉给药(如氢化可的松)。

3.抗生素　伴呼吸道细菌感染时，同时选用适当的抗生素。

（三）哮喘持续状态的治疗

保持安静，必要时用水合氯醛灌肠、给予吸氧、补液、纠正酸中毒等治疗。早期较大剂量用氢化可的松或地塞米松等静脉滴注，可在2~3日内控制气道炎症。亦可静脉滴注氨茶碱、吸入或静脉滴注β_2受体激动剂，以缓解支气管痉挛。严重持续性呼吸困难者可给予机械通气。

（四）预防复发

避免接触过敏原，积极治疗和清除感染灶，去除各种诱因。吸入维持量糖皮质激素、控制气道反应性炎症，是预防复发的关键。此外，特异性免疫治疗，可使机体对过敏原产生耐受性；应用胸腺肽等免疫调节剂提高机体免疫力、降低机体敏感性。

五、支气管哮喘患儿的护理

（一）常见护理诊断/问题

1.低效性呼吸形态　与支气管痉挛、气道阻力增加有关。

2.清理呼吸道无效　与呼吸道分泌物黏稠、体弱无力排痰有关。

3.执行指令方案无效（个人）　与不能正确使用气雾剂或不能正确理解激素的作用有关。

4.焦虑　与哮喘反复发作有关。

5.知识缺乏　缺乏哮喘防护知识。

6.潜在并发症　感染、呼吸衰竭。

（二）护理措施

1.休息与环境　保持室内空气清新，温湿度适宜，避免花草、地毯、皮毛、烟及尘埃飞扬等诱因。为患儿提供安静、舒适的环境以利休息，护理操作尽可能集中进行。

2.保持气道通畅，缓解呼吸困难

（1）置患儿于坐位或半卧位，以利于呼吸；给予鼻导管或面罩吸氧，定时进行血气分析，及时调整氧流量，保持PaO_2在70~90mmHg(9.3~12.0kPa)。

（2）遵医嘱给予支气管舒张剂和糖皮质激素，观察其药物疗效和不良反应。

（3）给予雾化吸入、胸部叩击或震荡，以促进分泌物排出；对痰多而无力咳出者，及时吸痰。

（4）保证患儿摄入足够水分，以降低分泌物黏稠度，防止痰栓形成。

（5）继发感染者遵医嘱给予抗生素。

（6）教会并鼓励患儿做深而慢的呼吸运动。

3.密切观察病情　监测生命体征，注意呼吸困难的表现及病情变化。若出现意识障碍、呼吸衰竭等及时给予机械通气。若患儿出现发绀、大汗淋漓、心率增快、血压下降、呼吸音减弱等表现，及时报告医生并协助抢救。

4.做好心理护理

（1）哮喘发作时，守护并安抚患儿，鼓励患儿将不适及时告诉医护人员，尽量满足患儿合理的要求。

（2）允许患儿及家长表达感情；向患儿家长解释哮喘的诱因、治疗过程及预后，指导家长以正确的态度对待患儿，并发挥患儿主观能动性。采取措施缓解患儿及家长的焦虑、恐惧心理。

六、健康教育

1.指导呼吸运动，加强呼吸肌功能锻炼　执行呼吸运动前，先清除呼吸道分泌物。

（1）腹部呼吸：平躺，双手平放在身体两侧，膝弯曲，脚平放；用鼻连续吸气并放松上腹部，但胸部不扩张；缩紧双唇，慢慢吐气直到吐完；重复以上动作10次。

（2）向前弯曲运动方法：坐在椅上，背伸直，头向前向下低至膝部，使腹肌收缩；慢慢上升躯干并由鼻吸气，扩张上腹部；胸部保持直立不动，由口将气慢慢吹出。

（3）胸部扩张运动：坐在椅上，将手掌放在左右两侧的最下肋骨上；吸气，扩张下肋骨，然后由口吐气，收缩上胸部和下胸部；用手掌下压肋骨，可将肺底部的空气排出；重复以上动作10次。

2.介绍用药方法及预防知识　指导家长给予患儿合理营养，多晒太阳，增强体质，预防呼吸道感染；指导患儿及家长确认哮喘发作的诱因，避免接触过敏原，去除各种诱发因素（如避免寒冷刺激、避免食入鱼虾等易致过敏的蛋白质、避免呼道感染等）；教会患儿及家长对病情进行监测，辨认哮喘发作的早期征象、发作表现及掌握适当的处理方法；教会患儿及家长选用长期预防与快速缓解哮喘的药物，正确、安全用药；必要时及时就医，以控制哮喘严重发作。

案例回顾

本章节教学案例中的患儿，根据病案内容分析考虑该患儿因受凉感冒，在家自服药物后病情有所加重，体格检查时要特别注意对患儿体温的监测和肺部呼吸音的听诊。护理时保持病室安静舒适，置患儿于适宜体位，采取相应措施保持呼吸道通畅，必要时给予氧疗。

第七章 循环系统疾病患儿的护理

章前引言

心血管系统的主要功能是维持机体循环稳定,而心脏和血管的发育有年龄特点,其中不同年龄段儿童的血压、心率等正常值不同。先天性心脏病是指胚胎期心脏和大血管发育异常所致的畸形,发病率为0.7%~0.8%,是儿童时期循环系统最常见疾病,为我国婴儿死亡的主要原因之一。本章主要介绍儿童时期最常见的各类先天性心脏病病因、病理生理特点、临床表现、诊断治疗和护理;以及病毒性心肌炎的病因、临床表现和护理。

学习目标

1. 理解正常胎儿血液循环和出生后血液循环的改变。
2. 理解房间隔缺损、室间隔缺损、动脉导管未闭、肺动脉狭窄、法洛四联症的血流动力学改变和治疗原则。
3. 理解病毒性心肌炎的病因和治疗要点。
4. 识记先天性心脏病的分类。
5. 识记法洛四联症、缺氧发作、蹲踞、杵状指（趾）的概念。
6. 识记病毒性心肌炎的临床表现。
7. 掌握根据先天性心脏病患儿的护理问题，采取妥善的护理措施。

思政目标

培养良好的职业素养，在循环系统疾病患儿的护理过程中，能够用专业的护理知识发现并解决问题，精益求精，进一步明白技术是立身之本，提升护理质量。

案例导入

患儿，男，出生后3个月，体重5.7kg，身长49cm，家长发现患儿喝完奶后有时呼吸促，嘴唇青紫，未引起重视。入院前一天，患儿喝奶时出现呛咳伴吸气性呼吸困难、烦躁，青紫加重，并且出现晕厥，立即呼叫救护车运送救治。入院查体：体温37℃，脉搏160次/分，呼吸50次/分，血压70/44mmHg，未吸氧下SpO$_2$ 85%左右，生长发育明显落后，口唇、鼻尖、耳垂、指（趾）青紫明显，伴杵状指（趾），双肺呼吸音粗，胸骨左缘闻及Ⅲ级收缩期杂音，肺动脉第二心音减弱，腹软，肝脾未及，神经系统（-）。辅助检查：血常规示血红蛋白190g/L；胸部X线显示心影呈靴形，双肺纹理减少；心电图提示右心室肥大。

思考题

1. 该患儿可能患有什么疾病？
2. 该患儿的主要护理诊断有哪些？
3. 如何针对该患儿的病情进行健康教育？

第一节 儿童循环系统解剖生理特点

一、心脏的胚胎发育

心脏胚胎发育的关键时期是胚胎的2~8周,其中受孕后2~3周内心脏开始形成,3周时开始出现心跳,成对的半月形心管融合形成单一的原始心管,胚胎第4周已有血液循环,外表上心房心室已能区分,但这时房室是共腔的,4周末开始形成间隔,自8周时房室中隔完全形成,即形成四腔心的房室结构(图7-1)。原始心脏的出口是一根动脉总干,接近胚胎第28天,在总干的内层对侧各长出一纵嵴,两者在中央轴相连,将总干划分为主动脉及肺动脉。在胚胎的2~8周如受到某些物理因素、化学因素和生物因素的影响,易引起心血管发育畸形。

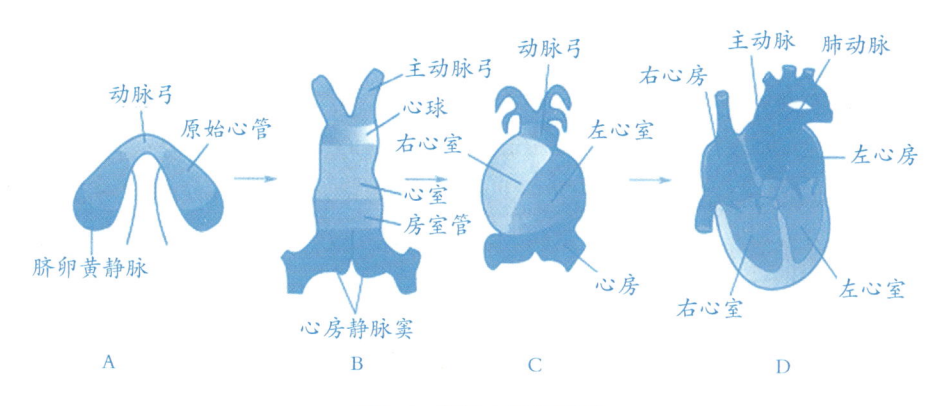

图7-1 原始心脏的形成

二、正常胎儿血液循环

胎儿时期的营养和气体交换通过胎盘和脐带进行,胎儿不存在有效的呼吸运动,肺呈压缩状态,肺循环血流量很少,肺血管的阻力高,加上卵圆孔和动脉导管的开放,胎儿的血液循环与出生后有很大差异,几乎左右心都经过主动脉流向全身。胎儿期供应脑、心、肝和上肢的血氧量远远较下半身高,其中肝脏的血氧含量最高。

三、出生后血液循环的改变

胎儿出生时,脐带结扎,胎盘血液循环停止,随着自主呼吸的建立,血液气体交换由胎盘转移至肺。

1.肺血管阻力下降　出生后肺脏开始进行气体交换,肺循环阻力下降,因肺泡扩张和氧分压升高,肺小动脉管壁肌层退化、管腔扩大,肺动脉压及阻力下降,出生后1天的肺血管阻力为体循环的1/2,出生后6周逐渐下降至成人水平。

2.卵圆孔关闭　出生后由于脐带结扎，卵圆孔发生功能上的关闭，到生后5～7个月，在解剖上关闭，留下卵圆窝。15%～20%的人可保留卵圆孔仅保持功能性关闭，特殊情况下出现右向左分流。

3.静脉导管闭合　胎盘循环在脐带剪断后终止，体循环阻力升高，生后静脉导管渐渐闭塞形成静脉韧带。

4.动脉导管关闭　正常足月儿动脉导管在生后24小时发生功能性关闭，以后管腔内血栓形成、内皮增生、纤维化而永久闭塞。未成熟儿或缺氧可使关闭延迟。

四、各年龄正常儿童心脏、心率、血压特点

1.心脏　小儿时期心脏与身体的比例相对比成人大，但随着年龄增长，心脏重量与体重比值逐渐下降。心脏增长速度在不同年龄段不同，出生后第1年最快，7～9岁及青春期时增长速度再次加快。儿童心脏在胸腔的位置也随年龄而发生变化。2岁前由于胸腺的存在，心脏距离胸壁较远，心脏多呈横位，心尖搏动位于左第4肋间隙、锁骨中线外侧，心尖部主要为右心室。2岁以后心尖搏动位于第5肋间隙，心脏逐渐由横位转为斜位。3～7岁左心室形成心尖部，心尖搏动位于左第5肋间、锁骨中线处。7岁以后心尖位置移到锁骨中线以内0.5～1cm。

2.心率　心率随着年龄增长逐渐降低，新生儿120～140次/分，1岁以内110～130次/分，2～3岁100～120次/分，4～7岁80～100次/分，8～14岁70～90次/分。5岁时，心脏神经装置开始具有成人特征，10岁发育成熟。

3.动脉血压　新生儿收缩压平均60～70mmHg（8.0～9.3kPa），1岁时70～80mmHg（9.3～10.7kPa），2岁以后收缩压可按公式计算，收缩压（mmHg）=年龄×2+80mmHg（年龄×0.26+10.7kPa）。舒张压为收缩压的2/3。正常情况下，下肢血压比上肢高约20mmHg（2.7kPa）。

五、小儿心血管疾病检查方法

常见心脏病通过询问病史，体格检查再结合X线胸片及心电图检查能作出诊断。

第二节　先天性心脏病

先天性心脏病（congenital heart disease，CHD）简称先心病，是胎儿时期心脏、大血管发育异常或发育障碍所引起的心血管解剖结构异常的一组先天性畸形疾病，是儿童最常见的心

脏病。其发病率占活产婴儿的0.7%~0.8%，其中以室间隔缺损（ventricular septal defect，VSD）和房间隔缺损（atrial septal defect，ASD）比率最高（图7-2）。

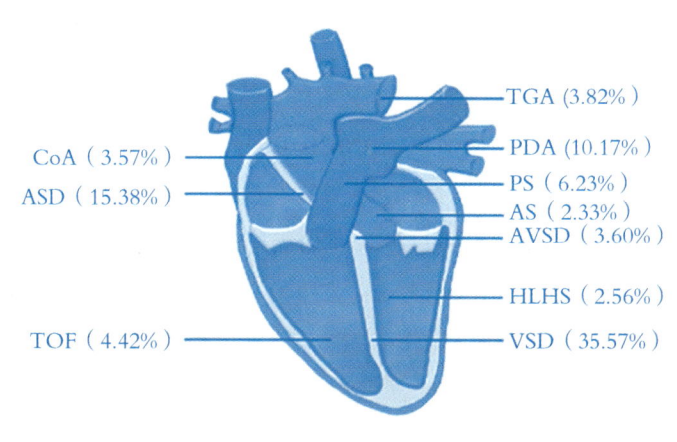

图7-2 不同类型心脏畸形占先天性心脏病的比率

CoA: 主动脉缩窄； ASD: 房间隔缺损； TOF: 法洛四联症； TGA: 大动脉移位；
PDA: 动脉导管未闭； PS: 肺动脉狭窄； AS: 主动脉狭窄； AVSD: 房室间隔缺损；
HLHS: 左心发育不全综合征； VSD: 室间隔缺损

一、病因与发病机制

（一）病因

先天性心脏病的大部分发病原因仍无从解释，在胎儿心脏发育期，任何因素的影响都会导致心脏的某一部分出现发育停滞和异常，从而造成先天性心脏病的发生。

（二）发病机制

1.遗传因素　根据基因突变类型，先心病的遗传致病因素可分为点突变、染色体非整倍性、染色体拷贝数变异和单核苷酸多态性等。

2.环境因素　与先心病的发生高度相关的环境因素主要是早期宫内感染，特别是母亲孕期病毒感染（如风疹、流行性感冒、腮腺炎、柯萨奇病毒感染等）。

二、分类

1.左向右分流型（潜伏发绀型）　在左、右心腔或主、肺动脉之间有异常通道，使血液从动脉系统分流向静脉系统。

2.右向左分流型（青紫型）　因为畸形的存在使右心腔或肺动脉压力异常高，从而导致血液从右向左分流；或者因大动脉异常起源，大量静脉血通过异常通道流入体循环，造成全身持续性青紫，常见于法洛四联症和大动脉转位。

3.无分流型（无青紫型） 心脏左、右侧或动静脉间无分流，以肺动脉狭窄、主动脉缩窄多见。

三、临床常见先天性心脏病

（一）房间隔缺损（atrial septal defect, ASD）

是常见的先天性心脏病，占发病总数的7%～15%，女性多见，男女比率约1：2。其是在胚胎发育过程中房间隔发育不良、吸收过度或心内膜垫发育障碍，导致两心房之间存在通道。根据解剖病变分为以下4种类型（图7-3）：原发孔型房间隔缺损、继发孔型房间隔缺损、静脉窦型房间隔缺损、冠状静脉窦型房间隔缺损。儿童时期临床症状较轻，部分患者成年后才被发现。

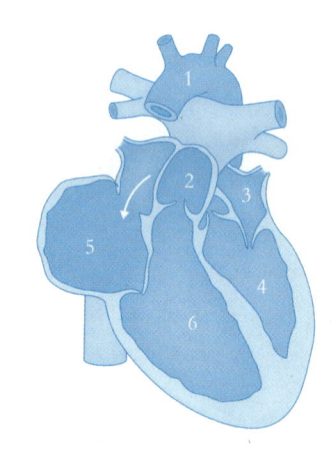

图7-3 房间隔缺损
1.主动脉；2.肺动脉干；3.左心房；4.左心室；5.右心房；6.右心室

1.病理生理 出生后左右心房之间存在异常通道，随着肺循环血量的增加，左心房的压力高于右心房，血液由左向右分流。

2.临床表现 房间隔缺损的症状严重程度与缺损大小、有无合并其他畸形有关。缺损小者可无症状，活动量正常，仅在体格检查时发现胸骨左缘第2、3肋间有收缩期杂音。缺损大者症状发生较早，并随着年龄增长逐渐明显。大型的房间隔缺损由于分流量大使体循环缺血，导致患儿生长发育落后、喂养困难、乏力多汗和指（趾）细长，肺循环血流增多使肺充血，易有呼吸道感染，活动时容易气促。

3.辅助检查

（1）心电图：提示右心室容量负荷过重，典型心电图表现为电轴右偏和不完全或完全性右束支传导阻滞。

（2）X线检查：呈现"肺门舞蹈征"，心影略呈梨形图。

（3）超声心动图：彩色多普勒血液显像可观察到分流的位置、方向和估测分流的大小。

4.治疗要点

(1) 外科治疗：1岁以内患儿分流量小，无症状，有自行闭合的可能，一般不主张手术治疗；1岁以上者只要明确诊断，即可手术修补治疗。最佳手术年龄为3～5岁。

(2) 介入性心导管术：在排除其他合并畸形、严格掌握指征的情况下，可通过介入性心导管用微型伞关闭房缺。目前适用于年龄大于2岁患儿，缺损周围有足够房间隔边缘者。

(3) 预后：一般预后较好，极少数后期可能发生肺血管梗阻性疾病。

（二）室间隔缺损（ventricular septal defect，VSD）

是最常见的先天性心脏病，发病率占先心病的30%～50%，是心室间隔在胚胎发育过程中发育不全所致，可单独存在，也可与其他畸形并存。根据缺损的大小可分为：小型缺损（缺损<0.5cm）、中型缺损（缺损为0.5～1.0cm）、大型缺损（缺损>1.0cm）。根据缺损位置的不同，可分为3种类型：①膜周型室间隔缺损：最多见，占60%～70%，又分为单纯膜部缺损、嵴下型缺损、隔瓣后型缺损（图7-4）。②肌部型室间隔缺损。③双动脉下型室间隔缺损。

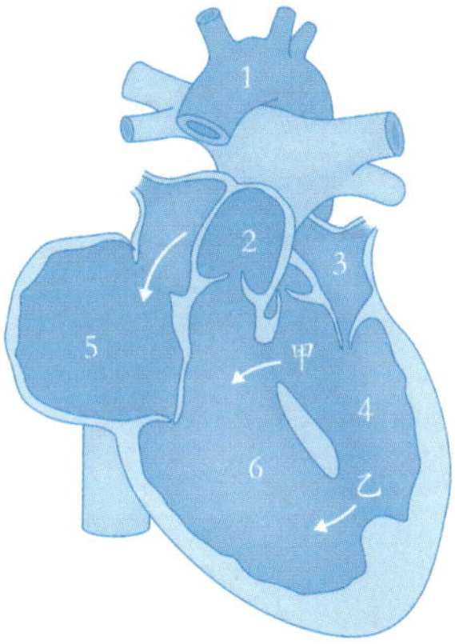

图7-4 室间隔缺损

1.主动脉；2.肺动脉干；3.左心房；4.左心室；5.右心房；6.右心室。甲：间隔膜部缺损；乙：间隔肌部缺损

1.病理生理 由于左心室压力高于右心室，血液通过室间隔缺损由左向右分流，所以一般无青紫。随着病情的发展或分流量大时，可产生肺动脉高压。此时自左向右分流量减少，最后出现双向分流或反向分流而呈现青紫。

2.临床表现

(1) 小型室间隔缺损：分流量小，患儿无明显临床症状，生长发育正常。仅仅在常规体格检查中发现在胸骨左缘第3、4肋间听到特征性的响亮粗糙的全收缩期杂音，并广泛传导。

(2) 大、中型室间隔缺损：在婴儿期即可出现症状，左向右分流多，肺动脉压力增高使患儿呼吸困难，临床表现为呼吸急促、面色苍白、喂养困难、多汗、生长发育落后，吸吮时常因气急而中断，反复出现肺部感染和充血性心力衰竭。年长儿可出现消瘦、气短、心悸、乏力等症状。有时因扩张的肺动脉压迫喉返神经，引起声音嘶哑。长期肺动脉高压的患儿多有活动能力的下降、青紫和杵状指。

3.辅助检查

(1) 心电图：小型室间隔缺损者心电图基本正常或表现为轻度左心室肥大，中型缺损者提示左心室肥大，大型缺损者提示右心室肥大。

(2) X线检查：心脏以左心室增大为主，肺门血管充血，肺动脉段凸出明显，晚期肺动脉高压，肺纹理增粗增多，可出现右心室增大。

(3) 超声心动图：二维超声检查可见缺损大小和位置，多普勒彩色血流显像可见分流的位置、方向和区别分流的大小，有助于肌部缺损和多发性缺损的诊断。

4.治疗要点

(1) 内科治疗：主要防治感染性心内膜炎、心力衰竭和肺部感染。介入性心导管封堵术目前被认为是有效和相对安全的，虽难度较大，但大部分预后良好。

(2) 外科治疗：不能自然闭合者，一旦确诊尽早手术根治。

(三) 动脉导管未闭 (patent ductus arteriosus，PDA)

是较常见的先天性心脏病，占发病总数的9%～12%，男女比例为2:1～3:1。动脉导管是胎儿循环的重要途径，连接肺动脉与主动脉，出生后数小时至数天内随着呼吸的开始出现功能性闭合，生后3个月解剖上可形成闭合。若出现持续开放引起血液左向右分流则为动脉导管未闭，有管型、漏斗型、窗型、哑铃型和动脉瘤型5种，前3种多见（图7-5）。可合并其他畸形如肺动脉狭窄、主动脉缩窄、室间隔缺损、大动脉转位等。

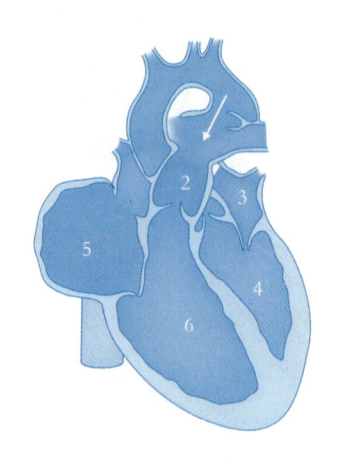

图7-5 动脉导管未闭

1.主动脉；2.肺动脉干；3.左心房；4.左心室；5.右心房；6.右心室；箭头表示动脉导管未闭

1.病理生理 动脉导管开放分流量的大小与导管直径、长度及主、肺动脉之间压力差相关。长期左向右分流，刺激肺小动脉痉挛使肺循环压力升高，右心室负荷增加，逐渐右心室肥大。

2.临床表现 动脉导管较细者分流少，临床可无症状，可在体格检查时发现心脏杂音或因其他疾病就诊时被发现，部分患儿表现为活动后疲乏、气急、多汗。导管直径粗大的患儿分流量大，可有呼吸困难、喂养困难，生长发育落后，易发生反复呼吸道感染或充血性心力衰竭。如合并重度肺动脉高压，即出现青紫，另扩大的肺动脉或左心房压迫喉返神经，少数患儿会出现声音嘶哑。

3.辅助检查

（1）心电图：分流量小者心电图可正常，分流量大者可有左心室或双心室肥大，合并肺动脉高压时右心室肥大。

（2）X线检查：心脏大小与分流量直接相关。分流量小者，心影正常。分流量大者，多见左心室增大，主动脉结增宽，肺动脉段凸出，肺门血管影增粗，肺野充血；严重病例肺动脉高压，右心室也有增大。婴儿期可无主动脉结增宽的特征。

（3）超声心动图：动脉导管细小者心腔大小正常。导管粗大者，左心房和左心室内径增宽。二维超声可直接显示未闭动脉导管管径与长度。彩色多普勒血流显像可看到自主动脉至肺动脉的血流方向。

4.治疗要点

（1）内科治疗

1）药物治疗：多用于早产儿或新生儿早期，口服吲哚美辛0.2~0.3mg/kg或阿司匹林20mg/kg，每天4次口服，来抑制前列腺素合成，从而促使动脉导管平滑肌收缩关闭。

2）介入性心导管术：已成为目前动脉导管未闭的首选治疗方法，尤其用于治疗管型或漏斗型动脉导管未闭，可通过心导管采用微型弹簧圈或蘑菇伞来堵塞动脉导管。

（2）外科治疗：原则上凡确诊动脉导管未闭的患儿都应手术治疗。

（四）肺动脉狭窄 （pulmonary stenosis，PS）

是由于肺动脉出口狭窄导致右心室流出道梗阻的先天性心脏病。按狭窄部位不同可分为肺动脉瓣狭窄（图7-6）、肺动脉瓣下狭窄（又称漏斗部狭窄）和肺动脉瓣上狭窄，包括肺动脉干及肺动脉分支狭窄。其中以肺动脉瓣狭窄最常见。

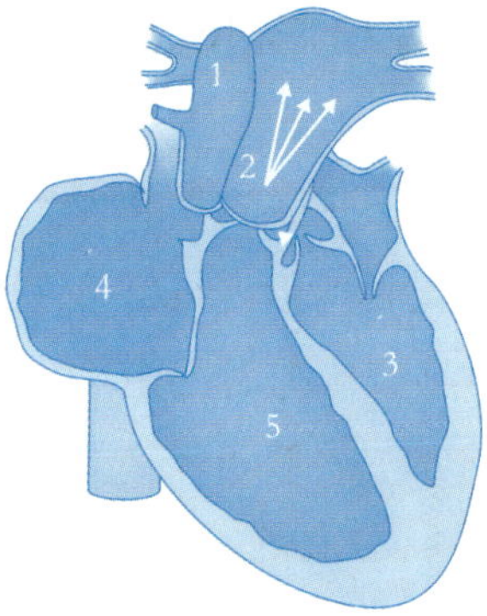

图7-6 肺动脉瓣狭窄

1.主动脉；2.肺动脉干；3.左心室；4.右心房；5.右心室

1. **病理生理** 因肺动脉狭窄，右心室流出道梗阻，收缩期负荷增加，右心室压力升高，后负荷增加引起右心室肥厚，当右心室失代偿时，引起右心衰竭。如伴有卵圆孔未闭或房间隔缺损，则可发生右向左分流而出现发绀。

2. **临床表现** 症状出现的早晚及轻重程度与肺动脉瓣狭窄程度、右心室腔大小以及是否伴有卵圆孔未闭有关。轻度和中度的肺动脉狭窄一般无症状，生长发育正常，只有在体检时才发现心脏杂音。若肺动脉狭窄严重，婴儿期即可出现青紫和右心功能不全。重症患儿多呈脸圆、红颧、活动后气急、乏力、心悸、生长发育落后。

3. **辅助检查**

(1) 心电图：轻度狭窄时心电图在正常范围内，中度以上狭窄者右心室有不同程度的肥大。

(2) X线检查：轻型病例，心影及肺血管影可以正常。中至重度狭窄者右心室扩大。肺动脉瓣狭窄者的肺动脉段可有狭窄后的扩张，使肺动脉凸出。

(3) 超声心动图：扇形切面显像可见肺动脉瓣增厚和活动受限，右心室和右心房内径增宽，彩色多普勒显像可估测跨瓣压力阶差。

(4) 心导管及心血管造影检查：在右心室腔注射造影剂可发现右心室与肺动脉排空时间延长，并显示右心室、肺动脉瓣、肺动脉及其分支狭窄的形态、范围与程度，有助于确定手术方案。

4. **治疗要点**

(1) 内科治疗

1) 药物治疗：防治肺部感染、心力衰竭或感染性心内膜炎。严重肺动脉狭窄伴发绀的新生儿可应用前列环素E来开放动脉导管。

2) 介入性心导管术：经皮球囊肺动脉瓣成形术由于不需要开胸，操作简便、安全，是肺动脉狭窄的首选治疗方法。

(2) 外科治疗：严重狭窄或出现右心衰竭的应在婴幼儿期进行手术，可在体外循环下行瓣膜切开术或肥厚肌束切除术。

(五) 法洛四联症 (tetralogy of Fallot, TOF)

是最常见的青紫型先天性心脏病，发生率占所有先天性心脏病的10%~15%，是一组复合畸形，包括肺动脉狭窄、室间隔缺损、主动脉骑跨和右心室肥厚，以肺动脉狭窄为主（图7-7）。外科手术是治疗法洛四联症唯一有效的手段。

1. **病理生理** 法洛四联症的胚胎学基础是圆锥动脉干发育异常。由于肺动脉狭窄，血流进入肺循环受阻，右心室压力升高，引起右心室代偿性肥厚，

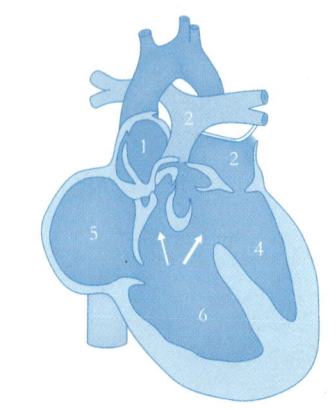

图7-7 法洛四联症

1.主动脉；2.肺动脉干；3.左心房；4.左心室；5.右心房；6.右心室。粗箭头示室间隔缺损，细箭头示肺动脉漏斗部狭窄

使血液自右心室向左心室及主动脉分流,由于室间隔缺损、骑跨的主动脉接收两心室的混合血,并向全身输送而出现青紫;同时因肺动脉的狭窄,进入肺循环进行气体交换的血流减少,回流至左心房的氧合血减少,加重了青紫。6个月以下的婴儿在动脉导管关闭前,肺循环血流量减少的程度轻,故青紫不明显。随着动脉导管关闭和漏斗部狭窄逐渐加重,青紫日益明显。

2.临床表现

(1)青紫:青紫是法洛四联症最典型的症状,典型病例在出生后6个月青紫逐渐加重,常表现在唇、球结合膜、口腔黏膜、耳垂、指(趾)等毛细血管丰富的部位。重症患儿多表现为呼吸急促,哭吵或吃奶等活动后青紫加剧。

(2)缺氧发作:2岁以下的患儿多有缺氧发作,常在晨起喂奶或大便、哭闹后出现阵发性呼吸困难,表现为气促、烦躁、青紫加重,严重者可引起意识不清、惊厥或脑血管意外。酸中毒、情绪激动、贫血常为诱因,每次发作可持续数分钟至数小时,常能自行缓解。

(3)蹲踞:是法洛四联症患儿活动后常见症状,为一种无意识的自我缓解缺氧和疲劳的体位。蹲踞时下肢屈曲,体循环阻力增加,使血液右向左分流减少,肺血流量增加;与此同时,下肢屈曲使静脉回心血量减少,减轻了右心室负荷,使右心室左向右分流增加,从而缺氧症状暂时得以缓解。

(4)杵状指(趾):青紫持续6个月以上,指(趾)末端毛细血管因缺氧而扩张增生,局部软组织和骨组织也增生肥大,随后指(趾)末端膨大如鼓槌,称杵状指(趾)。

3.辅助检查

(1)实验室检查:动脉氧饱和度降低,有周围血细胞计数增多表现,血红蛋白计数可升至200g/L以上。重度发绀患者血小板计数和全血纤维蛋白原明显减少。

(2)心电图:由右心室肥大导致的右束支传导阻滞。

(3)X线检查:心影正常或稍大,右心室肥大,心影呈"靴状心"(图7-8)。肺门血管阴影细小,肺野纹理减少,透亮度增加。年长儿肺野可出现网状侧支循环影。

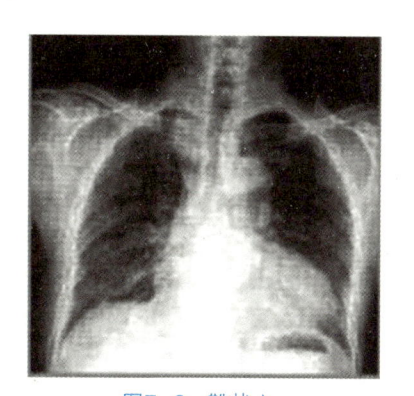

图7-8 靴状心

(4)超声心动图:二维超声心动图可显示主动脉增宽骑跨并向右移位。右心室内径增大且前壁增厚,流出道狭窄。左心室内径缩小。多普勒彩色血流显像可见右心室直接将血液注入骑跨的主动脉及狭窄的肺动脉。

(5)心导管检查和心血管造影:导管较易从右心室进入主动脉,有时能通过室间隔缺损从右心室入左心室,心导管从肺动脉向右心室退出时,可记录到肺动脉和右心室之间的压力差。选择右心室造影可了解室间隔缺损部位及大小,肺动脉狭窄的部位、程度和肺血管情况。

4. 治疗要点

(1) 内科治疗：需要控制呼吸道感染，及时防治感染性心内膜炎并预防脱水和并发症。缺氧发作的处理：轻症患儿取膝胸卧位，及时吸氧并保持安静；重症患儿可静脉给予β受体阻滞剂普萘洛尔减慢心率，必要时皮下注射吗啡消除呼吸急促，注意用药安全，防止呼吸抑制，并及时静脉应用碳酸氢钠纠正酸中毒。

(2) 外科治疗：法洛四联症的治疗依赖于外科手术，缺氧发作的出现通常被认为是手术指征。单纯型法洛四联症首选一期根治手术，最佳手术时间为6~12个月。

四、先天性心脏病患儿的护理

(一) 常见护理诊断/问题

1. 活动无耐力　与体循环血量减少或氧供不足有关。
2. 营养失调　低于机体需要量，与喂养困难、组织缺氧有关。
3. 生长发育迟缓　与体循环量减少有关。
4. 有感染的危险　与肺充血、机体抵抗力下降有关。
5. 潜在并发症　心力衰竭、脑血栓、感染性心内膜炎。
6. 焦虑　与缺乏先天性心脏病的知识有关。

(二) 护理措施

1. 建立合理的生活制度　安排好患儿作息时间，保持居家环境的舒适安静，减少氧消耗；根据病情安排适当活动量，减少心脏负担。集束化护理，住院期间保证患儿睡眠，尽量减少搬动和刺激患儿，避免引起患儿情绪激动。病情严重的患儿应卧床休息。

2. 合理喂养　保证营养供给，注意搭配，供给充足能量、蛋白质和维生素，增强体质；小婴儿需要补充含铁制剂，预防缺铁性贫血；对喂养困难的患儿要少量多餐，避免呛咳，若患儿自身无法摄入足够的能量，可改用高能量的配方奶粉或鼻饲喂养；心功能不全有水钠潴留的患儿，根据病情，采取无盐或低盐饮食。法洛四联症患儿血液黏稠度高，发热、出汗、吐泻时，体液量减少，加重血液浓缩易形成血栓，因此要注意供给充足液体，必要时可静脉输液。

3. 预防感染　按气温变化及时加减衣服，避免受凉引起呼吸系统感染。注意保护性隔离，少去人群密集的公共场所，以免交叉感染。做介入治疗或各种小手术时，应给予预防性使用抗生素防止感染性心内膜炎发生，一旦发生感染应积极治疗。

4. 注意病情变化，防止并发症

(1) 注意观察呼吸、心率、心律、脉搏的变化，出现呼吸困难、端坐呼吸、心率增快、水肿、肝大等心衰表现时立即告知医生，采取心衰护理常规。

(2) 观察缺氧发作情况：法洛四联症患儿因哭闹、便秘、活动易引起缺氧发作，一旦发生，立即予以膝胸卧位，还需要及时吸氧、镇静，并可遵医嘱给予普萘洛尔或吗啡以减轻右心室流出道梗阻。

（3）输液时严格控制输液速度和输液量，减轻心脏负荷。

5.心理护理　关心爱护患儿，建立良好的护患关系，加强与家长的沟通，解释病情及检查、治疗过程，取得理解和信任。

（三）健康教育

指导家长掌握先天性心脏病的日常护理，帮助建立合理的生活制度，制定随访计划，预防感染和其他并发症，教会父母心肺复苏的急救技能。

第三节　病毒性心肌炎

病毒性心肌炎（viral myocarditis，VM）是病毒侵犯心脏，导致心肌细胞变性、坏死从而引发以心肌炎性病变为主要表现的疾病。流行病学资料显示，病毒性心肌炎好发于男性，发病率约为女性的2倍，临床表现轻者预后大多良好。病情严重者后期发生心肌纤维化并演变为扩张型心肌病，是青少年猝死的常见原因之一，儿童期的发病率尚不明确，少数为重症患儿。

一、病因与发病机制

（一）病因

引起儿童病毒性心肌炎的病毒主要是肠道和呼吸道病毒，有柯萨奇病毒、埃可病毒、腺病毒、脊髓灰质炎病毒、传染性肝炎病毒、流感和副流感病毒等。其中以柯萨奇病毒B组最常见，引起婴幼儿秋季腹泻的轮状病毒也可引起心肌的损害。

（二）发病机制

本病的发病机制尚未明确，可能与病毒感染后侵犯心肌细胞和引起自身免疫反应造成心肌细胞损害有关。

二、病理生理

1.本病发病机制尚未明确，病变分布可为局灶性、散在性或弥漫性，多以心肌间质组织和附近血管周围单核细胞、淋巴细胞和中性粒细胞浸润为主。

2.随着分子病毒学、分子免疫学的发展，发现除了病毒对受感染心肌细胞的直接损害外，病毒引起的人体自身免疫反应也是导致心肌炎的重要因素。

三、临床表现

1. 前驱症状　典型病例在起病前数日或1~3周有感冒样症状或胃肠道症状，如发热、咽痛、腹泻等，可有心前区不适、胸闷、心悸头晕、乏力、皮疹等。

2. 心肌炎表现　轻者可无自觉症状，仅表现为心电图异常。一般病例表现为乏力、面色苍白、多汗、气促、食欲不振、恶心呕吐、腹痛、心悸和心前区不适或疼痛。重症患儿可爆发心源性休克、急性心力衰竭，发病急骤可于数小时内死亡。

四、辅助检查

（一）实验室检查

1. 血沉增快，急性期白细胞总数轻度增高，以中性粒细胞为主。

2. 病程早期血清心肌标志物酶如血清磷酸激酶（CPK）及其同工酶、乳酸脱氢酶（LDH）多增高，尤其是血清肌酸激酶同工酶（CK-MB）或心肌肌钙蛋白（CTn）的变化对心肌炎诊断特异性强。

3. 心肌活检是诊断的"金标准"，但由于取样部位局限，国内应用有限。病毒PCR检测可在疾病早期检测出相关病毒呈核酸阳性反应。

（二）X线检查

透视下心搏减弱，心脏大小正常或不同程度增大，常伴肺淤血或肺水肿，有时可见心包或胸腔积液。

（三）心电图检查

主要表现为ST段T波异常，提示心动过速，心律失常以期前收缩多见，也可见心房扑动或纤颤、房室或室内传导阻滞等。

（四）超声心动图

非特异性，可显示左心室功能不全，对于新生儿和婴儿，可通过检查排除其他心脏畸形。

（五）心血管MRI

是病毒性心肌炎新的诊断手段，对心肌炎症和心肌受损诊断有意义。

五、治疗要点

本病为自限性疾病，目前尚无特效疗法，主要采取综合措施和对症治疗。

（一）休息

急性期应卧床休息，减轻心脏负担。体温稳定后再休息3~4周，有心力衰竭、心脏扩大者，休息应不少于6个月。

（二）药物治疗

1.营养心肌　磷酸肌酸、1，6-二磷酸果糖可以改善心肌能力代谢，促进心肌修复。辅酶Q10、大剂量维生素C有抗氧化和改善细胞代谢功能。

2.糖皮质激素　激素有改善心肌功能、减轻心肌炎性反应和抗休克作用。轻症患者通常不用，对重症合并心源性休克、致死性心律失常、心肌活检证实慢性自身免疫性心肌炎者，应足量、早期运用。

3.丙种球蛋白　用于重症病例，可帮助直接清除病毒，或通过封闭抗体减轻炎症。

4.中药　常规治疗基础上加用丹参或黄芪等。

5.其他治疗　病程早期利巴韦林抗病毒治疗，但疗效不确定；心力衰竭时应用强心药、利尿剂和血管活性药物，由于心肌炎对洋地黄制剂较敏感，易中毒，应低于常规剂量使用，并在重症患者使用利尿剂时，注意血钾变化，以免引起心律失常；国外有报道柯萨奇B病毒单克隆抗体治疗柯萨奇B病毒性心肌炎。

（三）心室辅助装置

心源性休克者可考虑体外膜氧合或心室辅助装置，部分代替心脏功能，有助于渡过心脏功能不全的急性期。

六、常见护理诊断/问题

1.活动无耐力　与心肌收缩力下降，组织供氧不足有关。

2.潜在并发症　心力衰竭、心律失常和心源性休克。

3.知识缺乏　患儿及家属缺乏本病的护理知识。

七、护理措施

（一）卧床休息

急性期卧床休息至体温稳定后3~4周；重症患儿有心力衰竭、心脏扩大的应绝对卧床休息至心衰控制、心功能好转、心脏大小恢复正常后再逐渐活动，以不出现心悸为宜，休息时间不少于6个月。

（二）严密观察病情，及时发现并处理并发症

1.给予心电监护，密切观察并记录心率、心律变化，并注意患儿精神状态、皮肤颜色及基础生命体征；如发生心动过速或过缓、多源性期前收缩、频发性期前收缩、高度或完全性房室传导阻滞应立即告知医生，并采取相应急救措施。

2.胸闷、气急患儿给予吸氧和舒适体位，烦躁的患儿可遵医嘱予以镇静剂，心力衰竭患儿可采取半卧位，静脉给药时控制滴速，以免加重心脏负担，在应用血管活性药物时精准控制静

脉给药速率，避免引起血压大范围波动。另外，使用洋地黄制剂时注意观察有无中毒症状。

八、健康教育

指导患儿及家属用药，对其介绍本病的治疗和预后，减少患儿和家属的焦虑和恐惧。强调休息对心肌炎恢复的重要性，使其能自觉配合治疗，出院后避免过度劳累，尽量不去公共场所以预防交叉感染，并嘱咐其定期门诊随访。

案例回顾

本章节教学案例中的患儿可见青紫症状，喂养困难，护士应根据检查结果进行先天性心脏病种类的判断。在对患儿家属进行健康教育时，应注意患儿生长发育的特点，指导家长掌握先天性心脏病的日常护理，教会父母竖抱时将患儿双膝屈曲，大腿贴腹部，侧卧时双膝屈曲来缓解缺氧症状，帮助建立合理的生活制度，预防感染和其他并发症，并教会家长心肺复苏的急救技能。

第八章
泌尿系统疾病患儿的护理

章前引言

泌尿系统主要由肾脏、输尿管、膀胱和尿道等器官组成。常见的儿童泌尿系统疾病包括肾病综合征、急性肾小球肾炎、尿路感染等，肾脏是人体重要的代谢及内分泌器官，不仅能够调节水、电解质与酸碱平衡，维持内环境稳定，还具有重要的内分泌功能，可以分泌促红细胞生成素，作用于骨髓造血系统，也可促进维生素D的活化，调节骨代谢。慢性肾脏疾病患病率呈上升趋势，成为威胁儿童健康的又一重要疾病，可发展为慢性肾功能不全，甚至肾衰竭，危及生命。近年来，小儿泌尿生殖器官的相关病症亦得到较多关注，如尿道下裂、隐睾、包茎等。随着社会及医疗水平的发展，儿童泌尿系统疾病的诊治与护理技术已逐渐趋于完善，但是仍然面临着许多严峻的考验，如慢性肾脏病患儿的延续管理与干预、如何降低治疗与康复过程中并发症的发生率等，给护理工作带来诸多挑战，需我们共同努力。

学习目标

1. 理解肾病综合征与急性肾小球肾炎的发病机制及病理生理特点。
2. 识记急性肾炎与肾病综合征的主要异同点。
3. 识记儿童正常尿量范围、少尿、无尿的判断标准。
4. 识记肾病综合征与急性肾炎的主要临床表现、护理措施。
5. 学会运用护理程序，对急性肾小球肾炎、肾病综合征患儿进行护理评估，提出护理诊断，正确实施护理措施，并合理评价效果。
6. 理解泌尿系统其他常见病症的临床表现、治疗及护理。

思政目标

通过学习，培养正确分析泌尿系统疾病患儿的现状与需求的能力，从而实施有效优质的护理措施，提升护理质量。

案例导入

小宇，13岁，男孩，8个月前的一个早晨起床时，妈妈突然发现他的眼睑有些水肿，妈妈以为是他晚上没有睡好，并没有当回事。可是几个月过去了，小宇的水肿非但没有恢复，反而逐渐蔓延至双腿，小便里还有泡沫，尿量也有所减少。妈妈赶紧带他到医院检查，查体体温38.6℃，脉搏101次/分，呼吸21次/分，血压126/86mmHg，SpO_2 98%；面部及双下肢轻度水肿，压之可凹陷。尿蛋白+++，总蛋白57.18g/L↓，白蛋白35.29g/L↓，Na^+ 141mmol/L，K^+ 4.3mmol/L。医生给予小宇甲泼尼龙80mg静脉滴注，1周后尿蛋白转阴，改为泼尼松口服（早30mg，中25mg，晚25mg），后门诊规律减量至15mgQD，医护人员叮嘱必须规范坚持服药。3周后小宇的各项症状都消失了，人也精神了，妈妈觉得他已经痊愈了，没必要再吃苦苦的药片。可是停药几天后，小宇又出现了水肿和泡沫尿的症状，尿蛋白+++。

思考题

1. 小宇怎么了？如何判定？
2. 为什么小宇的病情会反复？
3. 作为责任护士可以给予小宇哪些护理措施和健康指导？

第一节　儿童泌尿系统解剖生理特点

一、小儿泌尿系统的生理解剖特点

1.肾脏　肾脏位于腹后壁脊柱两旁,对称分布,成人约平第11胸椎至第3腰椎,婴儿位置较低,上极平第十二胸椎,下极平第四腰椎。足月儿出生时肾脏的长轴约6cm,重量约为体重的1/125。成人肾脏约为体重的1/220,婴儿肾脏相对较大,且年龄越小,其相对越重。

2.输尿管　婴幼儿输尿管管壁肌肉和弹力纤维发育不成熟,且较为细长,易受压或扭曲导致梗阻;输尿管与膀胱连接处、埋于膀胱下斜行的一段输尿管较短而直,较易发生膀胱输尿管反流。

3.膀胱　婴儿期膀胱位置相对教高,尿液充盈时可升入腹腔,查体时可在耻骨联合上扪及,随年龄增长逐渐降入盆腔。

4.尿道　女孩尿道粗而短,新生女婴尿道长仅约1cm,且尿道口位置接近肛门,易发生尿路感染。

二、生理功能

肾脏的生理功能主要包括肾小球的滤过功能、肾小管的重吸收功能及肾脏的内分泌功能。

1.肾小球的滤过功能　肾小球滤过率(glomerular filtration rate,GFR)即单位时间(分)内从肾小球滤过的血浆毫升数。新生儿及婴幼儿入球及出球小动脉阻力高,毛细血管通透性低,滤过膜面积仅为成人的约1/8,故其肾小球滤过率较低。足月新生儿每个肾有85万~100万个肾单位,其肾小球滤过率仅为成人的1/4。

2.肾小管的重吸收功能　肾小管可重新吸收原尿中的水分、电解质及营养物质,如葡萄糖、氨基酸等小分子成分,排泄废物如尿素、肌酐等。新生儿及婴幼儿肾小管的重吸收能力较低,可形成一过性生理性葡萄糖尿及氨基酸尿;对水钠负荷调节功能较差,易导致水肿。

3.浓缩和稀释功能　正常成人尿液渗透压为30~120mOsm/L,新生儿虽也可使尿液稀释至30mOsm/L,但尿液的浓缩功能较差,至1.5岁可达成人水平。

4.调节代谢与内分泌　肾脏可以通过自分泌、旁分泌和胞分泌的方式产生肾素、激肽释放酶、前列腺素、促红细胞生成素和1,25-(OH)$_2$D$_3$等近10种激素及生物活性物质,调节血压、水电平衡以及钙磷代谢。

三、儿童排尿及尿液特点

1.尿量　新生儿出生后48小时内一般尿量为1~3mL/kg,婴儿每日尿量为400~500mL

（表8-1），幼儿为500～600mL，学龄前儿童为600～800mL，学龄期儿童为800～1 400mL。若新生儿尿量少于1mL/(kg·h)，为少尿，少于0.5mL/(kg·h)为无尿，婴幼儿每日尿量少于200mL，学龄前儿童少于300mL、学龄期儿童少于400mL为少尿，每日尿量少于50mL时为无尿。尿量还与液体摄入量、食物种类、气温、湿度、活动情况及精神因素等有关。

表8-1 正常婴儿排尿情况

	婴儿年龄			
	前3天	2周	8周	1岁
每日尿量（mL/kg）	20～75	25～120	80～130	40～100
液体摄入的百分比（%）	40～80	50～70	45～65	40～60
每次排尿量（mL/kg）	4～6	4～7	4～6	3～6

2.排尿次数　大多数新生儿出生后24小时内即可排尿，几天内每日排尿4～6次；后续因摄入增多，膀胱容量较小，排尿次数相应增加；学龄前及学龄期儿童每日排尿6～7次。

3.尿液性质及控制排尿特点　出生后最初数日，尿液内含较多尿酸盐而呈强酸性，后逐渐接近中性或弱酸性，pH为5～7。新生儿出生后3～5天内，尤其是未成熟儿，尿液中可有微量蛋白，少数未成熟新生儿，也可出现尿糖。

四、泌尿系统常用实验室及辅助检查

1.尿液检查　泌尿系统疾病常见的尿液检查有尿液常规检查、尿液化学检查、尿沉渣显微镜检查、细菌学检查等。尿常规检查包括尿液的外观、气味、比重、酸碱度、蛋白质、葡萄糖、酮体、红细胞、白细胞等；尿液细菌学检查是诊断尿路感染的依据。

2.早期肾损伤检查　早期肾损伤检查项目大致可分为：肾小球标志物、肾小管标志物、肾组织蛋白/相关抗原三部分。

3.肾穿刺活检　肾穿刺活检主要用于诊断原因不明的弥漫性肾脏疾病，出血性疾病、孤立肾、马蹄肾、异位肾以及肾内肿瘤等禁忌肾穿刺。

4.其他辅助检查　放射学检查包括X线检查、CT及磁共振（MR）检查。B超检查可用于诊断肾肿瘤、肾结石、肾血管病变等疾病。儿科核医学的泌尿系统显像包括肾动态显像、肾静态显像、放射性核素膀胱造影（RNC）等，可协助诊断肾积水、上尿路梗阻、输尿管肾反流（UVR）及肾血管性高血压等疾病。

第二节 急性肾小球肾炎

一、概念

急性肾小球肾炎（acute glomerulonephritis，AGN）简称急性肾炎，是以血尿、蛋白尿、水肿、高血压和肾小球滤过率下降为特点的肾小球疾病。多见于3～8岁儿童，2岁以下少见。男女之比约为2∶1，一般预后良好。

二、病因及发病机制

绝大多数为A组β溶血性链球菌感染后所致，亦称为急性链球菌感染后肾炎（Acute post-streptococcal glomerulonephritis，APSGN）。

发病机制尚未完全明确，主要有以下几种观点：①宿主抗体与已植入肾小球的抗原发生反应；②链球菌的产物与肾小球局部的抗原反应；③部分患儿肾小球基底膜存在与链球菌的交叉抗原；④链球菌抗原与宿主机体反应形成可溶性复合物，不能被肾小球清除，沿基底膜沉积于皮下，激发补体系统炎性反应，造成基底膜的破坏。

三、临床表现

1. 前驱感染和间歇期　前驱常为链球菌所致的上呼吸道感染，如急性化脓性扁桃体炎、咽炎、淋巴结炎等，或是皮肤感染如脓包病、疖肿等。

2. 典型病例的临床表现　前驱链球菌感染后经1～3周无症状间歇期而急性起病，表现为水肿、血尿、高血压及不同程度的肾功能受累。

水肿是最常见的症状，系因肾小球滤过率减低所致。多为轻中度水肿，初始累及颜面部及眼睑，晨起重，严重者波及全身，少数可伴胸、腹腔积液；可见肉眼血尿，呈洗肉水色、棕红色或鲜红色。通常肉眼血尿在1～2周后可转为镜下血尿，也可因劳累、感染而反复。少数患儿可发展为无尿。

高血压见于30%～80%的患儿，因水钠潴留容量扩大导致。一般为轻中度增高，大多于1～2周岁随利尿消肿后降至正常。

四、辅助检查

1. 常规辅助检查

（1）尿液检查：尿蛋白+～+++，镜下除见大量的红细胞，还可见透明、颗粒或红细胞管型。

(2) 血液检查：轻度贫血，血沉增快，血清总补体及C3降低。血清抗链球菌抗体增高，提示近期有链球菌感染，是诊断APSGN的依据。

(3) 肾功能检查：少尿期有血浆尿素氮、肌酐暂时性升高。

2.抗肾小球基底膜抗体　抗肾小球基底膜抗体（抗GBM抗体）是最早用于检测肺出血-肾炎综合征（GPS）的特异性抗体，其抗体滴度与肾功能改变密切相关。

3.肾组织活检　临床考虑不典型的急性肾炎，或临床表现、检验不典型，或病情迁延者应考虑行肾组织病理检查。

五、治疗

1.药物治疗

(1) 清除感染灶：有咽部及扁桃体炎症者给予青霉素或其他敏感抗生素治疗7～10天。

(2) 利尿剂：凡经控制水、盐而尿依然减少、水肿、高血压者应使用利尿剂，如氢氯噻嗪、呋塞米。

(3) 降压药物：经休息、限水盐、利尿而血压仍高者给予降压药，常用硝苯地平口服；ACEI如卡托普利较呋塞米联合利血平，能更好地控制仰卧位和站立位的高血压。

2.并发症的治疗

(1) 高血压脑病：常用硝普钠，可直接作用于血管平滑肌使血管扩张，血压在1～2分钟内迅速下降，同时能扩张冠状动脉及肾血管，增加肾血流量。

(2) 严重循环充血及肺水肿：尽快利尿，可静脉注射呋塞米，配合镇静、降压。

(3) 肾功能不全和肾病水平的蛋白尿：急性（急进性）肾功能不全、严重的体液潴留、难以纠正的高钾血症，应予持续性血液净化治疗。

六、护理评估

1.健康史　询问发病前1～4周有无上呼吸道或皮肤感染史及用药情况、既往史。

2.身体评估　评估患儿生命体征、神志、精神状态；了解水肿部位、程度、尿色和尿量等。检查心、肺、肝脏等情况；结合实验室检查观察疾病进展。

3.临床特点　结合特有表现及并发症的临床特点。

4.心理、社会特征　评估患儿及家属的心态及对本病的认识程度；评估患儿家长对疾病的认识、家庭经济情况及心理状况。

七、护理措施

1.休息管理　休息可减轻心脏负担，增加心排血量，提高肾血流量，提高肾小球滤过率，减少水钠潴留。起病2周内卧床休息,出现高血压和心力衰竭者,要绝对卧床休息。水肿消退、血压正常、肉眼血尿消失可下床轻微活动；1～2个月内应限制活动量，3月内避免剧烈活动；血沉接近正常可上学,但应避免体育活动；Addis计数正常后,恢复正常生活。

2.饮食与营养　水肿、少尿时,限制钠盐的摄入[60～120mg/(kg·d)]，水分一般以不显性失水加尿量计算供给，同时给予易消化的高糖、低盐、低蛋白质饮食，可利用糖、醋及其他调料来满足味觉需要,增强食欲。尿量增多、氮质血症消除后应尽早供应优质动物蛋白质0.5g/(kg·d)。水肿消退、血压恢复正常后,逐渐过渡到普通饮食。维生素C可以通过增加血管渗透性，可适量多食，如新鲜水果蔬菜。

避免浓茶、辛辣刺激等对肾实质有刺激作用的食物，动物内脏以及肉汤等容易产生尿酸与嘌呤，菠菜所含草酸容易与钙结合形成结晶。

3.容量管理

（1）利尿剂的应用：应用利尿剂期间需防范不良反应发生，如电解质紊乱：低血钠、低血钾；代谢紊乱：糖代谢紊乱、低血脂；肾功能异常：肾前性氮质血症甚至急性肾小管坏死。儿童用药期间需要严密观察。

（2）容量控制：详细、准确记录出入量，防止液体排出过快过多而导致水液失衡。

4.严重并发症的观察与护理

（1）高血压脑病的预防及处理：严密观察患儿有无头痛、恶心、呕吐、意识模糊、视力障碍、血压升高等高血压性脑病的前期表现；需维持患儿情绪的稳定,床头抬高15°～30°；若出现抽搐，立即按医嘱给予降压、利尿及镇静止痉药物；若出现呼吸衰竭等危象，应备好相应的抢救药物及用物。

（2）严重循环充血及肺水肿：如出现呼吸困难、发绀、颈静脉怒张、心率加快等，考虑发生循环充血。应立即进行利尿、镇静、降压等处理，注意观察用药效果及病情进展。明显肺水肿者可给予血管扩张剂如硝普钠、酚妥拉明。处理无效者尽早行血液净化治疗。

八、急性肾小球肾炎的预防

1.一级预防　注意预防感冒，保证营养均衡，适当户外锻炼，增强抵抗力；勤洗手，养成良好卫生习惯。积极治疗并清除慢性感染灶如屡发的扁桃体炎、鼻窦炎等，达到病因预防。

2.二级预防　早发现、早诊断及早治疗。加强观察，发现血尿、水肿等症状及时就医规范治疗。

3.三级预防　提高治疗依从性，积极预防各种并发症的发生；治愈或好转后控制各种危险因素，定期随访，预防复发及迁延。

第三节 肾病综合征

一、概念

肾病综合征（nephrotic syndrome，NS）是由于肾小球滤过膜对血浆蛋白通透性增高，大量血浆蛋白自尿中丢失，而引起的一系列病理生理改变综合征。

二、病因与发病机制

1. 细胞白介素（IL）与肾病综合征 原发性NS发病机制尚未明确。近年来的研究表明，白细胞介素可能在其中起重要的作用。
2. 遗传与基因 遗传因素被认为与原发性NS相关，基因突变也是理解原发性肾病综合征发生机制的又一新视角。
3. 肾病综合征与过敏状态的关系 儿童原发性NS多伴有过敏体质，容易合并支气管哮喘、荨麻疹等过敏反应性疾病，使患者对激素治疗不敏感，影响预后。

三、疾病分型

1. 按病因可分为 先天性肾病综合征、原发性肾病综合征与继发性肾病综合征。
2. 依据临床表现可分为 单纯型NS与肾炎型NS。
3. 按糖皮质激素反应可分为 激素敏感型NS（SSNS）、激素耐药型NS（SRNS）、激素依赖型NS（SDNS）。

四、临床表现

单纯性发病年龄偏小，肾炎性偏大。男女比例为1.5∶1~3.7∶1，学龄前为发病高峰。NS具有四大典型表现：①大量蛋白尿，定性检查（++++），定量每日超过50mg/kg；②低蛋白血症：血清白蛋白<25mg/L；③高胆固醇血症（高脂血症）：血清胆固醇超过5.72mmol/L；④水肿。其中前两项为诊断NS必备条件。

水肿是最常见的临床表现，常最早被发现。水肿一般始于颜面及眼睑，渐波及全身，呈凹陷性，亦可出现胸腹腔积液及阴囊水肿等。长期蛋白质丢失会出现营养不良，表现为面色苍白、皮肤干燥、精神倦怠、食欲减退等。病程较长或反复发作者会出现发育落后。肾炎性NS可伴高血压及血尿等。

五、辅助检查

1. 实验室检查

（1）尿液分析：1周内3次尿蛋白定性（+++）～（++++），或随机或晨尿尿蛋白/肌酐（mg/mg）>2；24小时尿蛋白定量>50mg/kg。

（2）血液检查：血浆胆固醇高于5.72mmol/L；血浆白蛋白低于25g/L。肾功能检查一般正常。

2. 肾活检明确病理类型　微小病变型（MCD）；局灶节段性肾小球硬化（FSGS）。

六、治疗

1. 水肿治疗　一般应用激素7～14天内多数患儿可以利尿消肿，如高度水肿或合并感染、高血压或激素不敏感者，可用氢氯噻嗪或加用螺内酯，效果不佳者可使用袢利尿剂如呋塞米。对利尿剂无效且血浆蛋白过低者，可先扩容再利尿。

2. 肾上腺皮质激素治疗　初发NS激素治疗分为两个阶段：

（1）诱导缓解阶段：采用足量泼尼松分次口服，尿蛋白转阴后改为晨顿服，疗程6周。

（2）巩固维持阶段：隔日顿服，共6周，逐渐减量。

3. 激素依赖或频复发NS　更换激素种类或免疫抑制剂治疗，如环磷酰胺冲击疗法或环孢素A口服。

4. 难治性肾病　临床上对频繁复发、激素抵抗、激素依赖三种情况中任一种称为难治性NS。可采用美罗华冲击治疗，或采用泼尼松（隔日疗法）与环孢素A基础上加或不加甲强龙冲击治疗。

5. 中医治疗　以中医辩证思维分阶段辅以治疗，如艾灸、敷贴、中药灌肠、中成药制剂等，增加机体对西药的敏感性，减少复发率和机体的副反应。

七、护理评估

1. 健康史　评估有无感染、劳累、预防接种等诱因；了解饮食习惯、水肿情况、尿量及性质等。非初发患儿要了解治疗过程及激素使用情况、效果、有无并发症。

2. 临床特点　三高一低典型症状及并发症状。

3. 心理、社会特征　评估家长对疾病的认知程度，治疗对患儿造成的心理影响，以及家长是否有长期治疗经济负担重产生的焦虑、依从性缺失等。

八、护理措施

1. 一般护理　若出现高度水肿、低血容量及感染，需绝对卧床休息。经常变换体位，防止皮肤损伤及深静脉血栓形成。

2.饮食与营养　评估患儿生长发育、营养摄入及饮食偏好，原则上给予低盐、低蛋白质、优质蛋白质饮食，保持出入量平衡。

（1）蛋白质：大量蛋白尿时应限制蛋白质摄入，以防肾小管重吸收蛋白质增加，机体蛋白质分解亢进。尿蛋白消失后长期激素治疗者应多补充优质蛋白质，如乳类、鱼、蛋类、家禽等，防止负氮平衡。

（2）钠盐：水肿期限制含钠较高的食物（如腌制的食品、香肠、海产品、碳酸饮料等），同时防止低钠血症；恢复期正常饮食，以清淡为主。

（3）钾盐：少尿者限制钾的摄入，防止高钾血症；应用利尿剂期间，应适当补充含钾食物，如橘子汁、香蕉、葡萄、牛奶等。

（4）钙、磷：长期激素治疗可致骨质疏松，钙剂宜与维生素D同服。摄入高钙食物如豆类、乳制品、骨类等。控制摄入碳酸饮料、可乐、咖啡、动物肝脏等含磷丰富食物，以免钙磷比例失调。

3.水肿管理　避免在水肿部位穿刺、注射及贴胶布，以免引起感染或损伤。水肿严重时，可垫橡皮气圈或棉圈，阴囊水肿者可用吊带托起，着宽松柔软衣裤；重度水肿者尽量避免过多行走及跑跳，防止擦伤。若皮肤破损覆盖消毒无菌敷料，定时换药，严防感染。

4.用药护理　遵医嘱正确使用药物，同时应注意观察药物的作用、副作用。长期使用激素会导致诱发或加重感染、溃疡、类肾上腺皮质功能亢进症、向心性肥胖、库欣面容、骨质疏松等，还可抑制骨的成长和蛋白质合成，以及停药反跳现象。利尿或持续血液滤过者，注意防止电解质紊乱及低血容量性休克。

5.美罗华冲击治疗的护理技术

（1）不良反应：轻型或一过性的过敏反应有皮疹、头痛、腹痛、发热、寒战、低血压、心律失常、中性粒细胞减少症等，多发生在首次输注后。亦可见感染、低丙种球蛋白血症、肝细胞溶解、呼吸窘迫综合征等严重并发症，甚至死亡。

（2）护理注意事项：使用前了解脏器功能，注射前按医嘱给予抗组胺药或激素预防过敏反应。原液应现配现用，尽量采用中心静脉置管，以免外渗造成局部组织损伤。输注过程中严密监护生命体征，预防并发症，及早处理。用药期间患儿免疫力下降，应加强基础护理，预防感染。

九、健康教育与心理支持

1.药物依从性　应针对患儿及其监护人的年龄、文化背景、接受能力进行评估指导，提高用药依从性。

2.自我护理技能　指导家长及患儿疾病各类症状、并发症的观察与护理方法，如水肿的皮肤护理、高凝状态预防血栓形成、尿蛋白自测等。

3.预防感染　感染是最常见的并发症和复发诱因,应做好预防,必要时进行保护性隔离。在大量使用激素和免疫抑制剂时可延迟预防接种,一般应在症状缓解半年后进行,避免使用活疫苗。

4.心理支持　由于长期使用激素导致的外貌改变可令年长儿产生孤僻、自卑等心理问题,且NS儿童病情不稳、病程长、易反复,会使其有恐惧抑郁情绪。经济负担会使家长产生焦虑、厌烦、抵触治疗的情绪。应利用护患沟通技巧,开展出院后延续性护理服务,及时了解病情和心理发展动态状况。

第四节　泌尿道感染

一、概念

泌尿道感染（urinary tract infection,UTI）是由细菌直接侵入尿路而引起的炎症。感染可累及尿道、膀胱、肾盂及肾实质。UTI是小儿常见的感染性疾病。

二、病因及发病机制

大肠埃希菌是主要致病菌。按病原体侵袭的部位不同,分为肾盂炎、膀胱炎、尿道炎。肾盂炎又称上尿路感染,膀胱炎和尿道炎合称下尿路感染。以上行感染最为多见,血行感染主要见于新生儿及小婴儿。

三、临床表现

典型表现以脓尿和（或）菌尿为特征,可有尿路刺激征、发热及腰痛等症状。年龄越小,症状越不典型。

新生儿及婴儿期多以全身症状为主,如发热、吃奶差、呕吐、腹泻、腹胀等,还有可能出现生长发育停滞、体重生长缓慢等表现;2岁以后尿频、尿急、尿痛等尿路刺激症状逐渐明显。小儿UTI分首次发作及复发,反复发作患儿可表现为间歇性发热、腰酸、乏力、消瘦及肾功能受累等表现。

四、辅助检查

1.尿液检查

（1）镜检白细胞:清洁中段尿沉渣中白细胞＞5个/HP应考虑可能为UTI,如见白细胞管型及蛋白尿则提示肾脏受累。

（2）尿液培养：采集清洁中段尿进行细菌培养，诊断标准是＞10^5菌落数/mL。

（3）尿白细胞酯酶、亚硝酸盐还原试验、沉渣涂片镜检细菌等试验均可作为UTI的辅助尿液检查方法。

2.小儿UTI后检查　超声检查、排泄性膀胱尿路造影、尿路动力学检查等是应用较广泛的协助诊断尿路结构或功能改变的手段。

五、治疗

治疗原则：积极控制感染，去除诱因，防止复发，纠正尿路结构和功能异常，尽可能减少肾脏损害。

1.抗生素治疗　根据尿培养及药敏试验调整用药，必要时联合。常用的有磺胺类、青霉素和头孢类抗生素。常规疗程5～7天，急性肾盂肾炎抗生素疗程为10～14天，急性膀胱炎为5～7天，完成疗程1周后复查。

2.积极治疗尿路结构及功能异常。

六、护理评估

1.评估患儿的年龄、性别、尿量、尿液性质等影响因素。

2.评估患儿的家庭社会状况，如经济状况、照顾者的照顾能力等。

3.评估患儿的病程及病情，用药史、过敏史、家族史等，非首次UTI需评估既往治疗史。

七、护理措施

1.维持体温与正常身体功能

（1）休息：急性期卧床休息，鼓励患儿多饮水。

（2）饮食：发热患儿宜给流质或半流质饮食。

（3）降温：监测体温变化，高热者给予物理降温或药物降温。

2.排尿异常对症护理

（1）保持会阴部清洁，便后冲洗外阴，小婴儿勤换尿布。

（2）婴幼儿哭闹、尿路刺激症状明显者，可应用山莨菪碱等抗胆碱药。

（3）按医嘱留取中段尿后给予抗菌药物，注意药物不良反应。

（4）定期复查尿常规和进行尿培养。

八、预防与健康教育

1. 保持会阴部清洁干燥，幼儿不穿开裆裤，为婴儿勤换尿布，男孩注意包皮处清洁，及时治疗包茎。

2. 指导按时服药，定期复查，防止复发与再感染。急性期疗程结束后，应每月随访1次，连续3次，如无复发则可认为治愈。反复发作者，每3~6个月复查1次。

第五节　其他儿童泌尿系统常见异常病症

一、尿道下裂

（一）概念

尿道下裂（hypospadias）指因尿道发育不全而致尿道开口未能达到龟头顶端位置，是小儿泌尿生殖系统最常见的畸形之一，每125~250个初生男婴中有1例，发病率有增高趋势。

（二）病因及发病机制

发病与遗传和环境等多种因素有关，还可能与内分泌干扰相关，包括内分泌疾病、酶异常或局部组织发育停滞，胎儿睾丸激素产生异常或胎儿睾丸间质细胞的过早退化等引起雄激素刺激的过早终止。

（三）临床表现

按尿道开口位置不同分为四型：

1. 阴茎头型　最为常见，也是最轻型。尿道开口于包皮系带处，系带本身缺如，阴茎头向腹侧弯曲。

2. 阴茎型　尿道口可位于阴茎体腹侧任何部位，以阴茎体中部最为多见，包皮呈帽状覆盖于阴茎头的背面。

3. 阴茎阴囊型　尿道口位于阴茎根部与阴囊交界处，阴茎向腹侧弯曲，常有阴囊对裂，如合并隐睾则似女性阴唇。

4. 会阴型　尿道口位于会阴部，阴茎亦向腹侧弯曲，外生殖器酷似女性，如合并隐睾则呈男性假两性畸形。

（四）辅助检查

常用鉴别性别的方法如染色体检查、尿17-酮类固醇排泄量，在不能确定性别时，全面的内分泌评估重要，腹腔镜检查性腺活体组织检查最为可靠。

（五）治疗

手术是唯一根治的方法。目的是矫正阴茎下弯，尿道开口于或接近正常位置。一般于学龄前完成手术矫治，多主张一次性阴茎矫正及尿道成形术，按病情也有分期手术。

二、隐睾症

（一）概念

隐睾（cryptorchidism）指睾丸未能按照正常发育过程从腹膜后经腹股沟管下降至阴囊底部。包括睾丸下降不全及睾丸异位。

（二）病因及发病机制

目前隐睾的病因未明确，可能为多因素导致，多认为与纤维韧带阻止睾丸下降和内分泌激素缺乏有关。

（三）临床表现

隐睾可发生单侧或双侧，单侧隐睾约为双侧的3倍，右侧较左侧多见。病变一侧阴囊空虚，检查时无法扪及阴囊。66%~93%的隐睾合并腹股沟斜疝，可有腹痛或嵌顿；双侧隐睾由于温度较阴囊内高，睾丸上皮萎缩，阻碍精子形成，可导致不育。

（四）辅助检查

B超、CT检查有助于发现未触及的睾丸位置；放射性同位素免疫学检查可了解患侧睾丸的内分泌功能；腹腔镜和睾丸血管造影用于判断患侧有无睾丸以及睾丸的位置。

（五）治疗

隐睾的治疗可分为内分泌治疗及手术治疗。

1. 内分泌治疗　目前多采用绒毛膜促性腺激素（hCG）或促性腺激素释放激素（GnRH）治疗，hCG刺激间质细胞，使血浆睾酮增高促进睾丸下降，GnRH可矫正基础黄体素低下。

2. 手术治疗　内分泌治疗无效者可采用手术治疗。充分游离分解精索，横断并闭合鞘状突，将睾丸固定于阴囊底部肉膜外皮下。

三、包茎和嵌顿包茎

（一）概念

包茎（phimosis）是指包皮口过小，使包皮不能上翻显露出阴茎头。嵌顿包茎（paraphimosis）指包皮翻上后未及时复位，包皮环口嵌顿于冠状沟内，循环受阻可引起水肿甚至坏死。

（二）病因及发病机制

新生儿包皮内面和龟头表面有轻度粘连，阻碍包皮翻转至冠状沟，属于生理性包茎，

2~3年内随着上皮粘连被吸收可自然消失。真性包茎指3岁以后包皮仍不能翻转至冠状沟者。

（三）临床表现

包皮口细小者排尿时尿线较细、缓慢，亦可见乳白色的豆渣样包皮垢从包皮口排出。包皮嵌顿者因血液回流受阻形成水肿、充血、疼痛，如不及时处理可发生局部组织坏死。

（四）治疗

新生儿及婴幼儿时期的多数包茎无需治疗，可指导家长重复进行包皮上翻，逐渐露出阴茎头。手法复位无效、包皮粘连不能剥离或嵌顿者，需行包皮环切术。

四、护理

（一）术前护理

1. 术前准备 完善各项检查，术前一天备皮，肥皂水清洁后，用75%酒精进行皮肤消毒，教会年长患儿床上使用便器。术日晨清洁灌肠一次。

2. 心理护理 外生殖器异常的患儿及家属，会有不同程度的心理障碍。应做好患儿及家属的解释指导，协助其完成良好的术前生理及心理准备，以最好的状态接受手术。

3. 术前6小时禁食、禁水，避免术后出现腹胀、恶心、呕吐等胃肠道症状。

（二）术后护理

1. 体位 患儿麻醉未清醒前应去枕平卧，必要时适当约束肢体，以免活动剧烈碰触伤口。头偏向一侧，保持呼吸道通畅，避免呕吐致窒息。

2. 伤口管理 避免压迫伤口，将床被与阴茎伤口隔开，观察手术部位情况，有无伤口渗血、渗液。

3. 保持导尿管通畅

（1）术后清洁导尿管及尿道口2次/天，防止伤口和尿路感染；伤口纱布尿湿或渗出时及时更换，防止伤口感染。

（2）保持引流通畅、固定，防止扭曲、受压或脱落。观察记录引流液色、质、量。集尿袋位于耻骨下联，避免逆行感染。

4. 合理饮食 鼓励患儿多饮水，给予营养丰富，高蛋白质、易消化、含纤维素多的食物，如奶类、果汁、菜汁、肉汤，避免便秘。

5. 疼痛管理 术后1~3天内疼痛较明显，可根据病情给予止痛药物。加强心理支持，避免因紧张、剧烈活动引起疼痛。

6. 拔管护理 尿道下裂术后第10~14天拔管。拔管前应先夹管，以恢复膀胱功能。

案例回顾

　　本章教学案例中，小宇出现了大量蛋白尿、低蛋白血症、水肿等症状，根据所学内容，不难发现这些都是肾病综合征的典型症状；应用激素1周后尿蛋白转阴，为激素敏感型，但家属自行停药后再次出现蛋白尿和水肿，考虑发生了激素停药后"反跳"。

　　肾病综合征首选糖皮质激素治疗，且小宇的病情对激素敏感，若坚持规范用药，可以较好地控制疾病发展。激素药物需严格按医嘱规律用药，根据病情调整剂量，规范逐渐减量直至停药，否则极易出现"反跳"现象。作为责任护士，首先要做好用药与疾病指导，提高治疗依从性，并进行延续性跟踪督促，规律随访。小宇由于蛋白质大量丢失导致低蛋白血症而出现水肿，需控制水钠的摄入，低盐、低蛋白质饮食，选择优质高效价动物蛋白质，保证营养摄入，并遵医嘱使用利尿剂；同时要注意皮肤清洁，避免皮肤受压过久；保持床单位平整、清洁、干燥，减少摩擦，穿着柔软、宽松、舒适的全棉内衣裤。应用激素可致免疫力低下，日常生活中需预防感染，至人群聚集的公共场所佩戴口罩，勤洗手，室内加强通风。

第九章
血液系统疾病患儿的护理

章前引言

儿童造血系统疾病包括营养性缺铁性贫血、营养性巨幼细胞性贫血、免疫性血小板减少症等疾病,其中营养性缺铁性贫血是我国重点防治的儿童"四病"之一,是儿童贫血中最常见类型,婴幼儿发病率最高,严重危害儿童健康。本章主要介绍儿童造血和血液特点、儿童贫血概述、营养性缺铁性贫血、营养性巨幼细胞性贫血、免疫性血小板减少症的疾病内容。

学习目标

1. 理解儿童骨髓外造血、生理性贫血的特点，贫血的定义，营养性缺铁性贫血、营养性巨幼细胞性贫血、免疫性血小板减少症的临床表现、护理诊断、护理措施及健康教育。
2. 识记儿童贫血的分度和分类方法及上述疾病的病因、辅助检查和治疗要点。
3. 识记儿童造血和血液特点以及上述疾病的发病机制。
4. 掌握按照护理程序对血液系统疾病患儿实施整体护理。

思政目标

培养良好的护患沟通能力，具有对患儿及家长关心、爱护的情怀、较强的观察、沟通和动手能力，促进护患关系的和谐，提升护理质量。

案例导入

患儿，男，7个月。出生后一直母乳喂养。因经常腹泻，故未如期添加各种辅食。现每天以甜粥为主，偶食蒸蛋。平时易激惹、食欲较差、有异食癖，皮肤、黏膜苍白，肝右肋下3cm，脾肋下1.5cm，血红蛋白71g/L，红细胞$3.6×10^{12}$/L。

思考题

1. 该患儿可能的疾病诊断及依据？
2. 该患儿如何治疗？
3. 如何做好对患儿家长的健康教育？

第一节　儿童造血和血液特点

一、造血特点

儿童造血一般分为胚胎期造血和生后造血。

（一）胚胎期造血

可分为三个阶段。

1. 中胚叶造血期　于胚胎第3周出现卵黄囊造血，分化为原始的血细胞。在胚胎第6周后中胚叶造血减退。

2. 肝脾造血期　肝脏造血自胚胎第6周开始，在胚胎4~5个月时最活跃，是胚胎中期主要的造血器官。于胚胎第8周，脾脏也开始造血，主要生成红细胞、粒细胞、淋巴细胞和单核细胞。胎儿5个月后，肝脾造血逐渐减退，脾脏制造淋巴细胞的功能持续终身。胸腺从胎儿期至出生后一直为生成淋巴细胞的重要器官。淋巴结从胚胎第4个月开始，参与淋巴细胞的生成。

3. 骨髓造血期　胚胎第6周出现骨髓，但其造血作用从胚胎第4个月时开始，并迅速成为造血的主要器官，直至出生2~5周后骨髓成为唯一的造血场所。

（二）生后造血

分为骨髓造血和骨髓外造血。

1. 骨髓造血　出生后主要是在骨髓造血。婴幼儿所有的骨髓均为红骨髓，全部参与造血以满足小儿生长发育需要。5~7岁开始，长骨干中出现黄骨髓（不造血），至18岁时，红骨髓仅分布于椎骨、胸骨、肋骨、颅骨、肩胛骨和骨盆等扁平骨，以及肱骨、股骨的骨骺端，但黄骨髓有造血潜力，当造血需要增加时，黄骨髓可转变为红骨髓，恢复造血功能。

2. 骨髓外造血　当出现各种感染或严重贫血时，因骨髓造血储备力小，肝、脾和淋巴结可随时恢复到胎儿时期的造血状态。此时，肝、脾和淋巴结肿大，同时末梢血液中可出现有核红细胞和幼稚粒细胞，这是小儿造血器官的一种特殊反应，称为"骨髓外造血"。当病因去除后，又可恢复正常的骨髓造血。

二、血液特点

1. 红细胞数和血红蛋白量　由于胎儿期处于相对缺氧状态，因此其红细胞数和血红蛋白含量高。出生时红细胞数可高达$(5.0~7.0)\times10^{12}/L$，血红蛋白量为150~220g/L。出生后建立了自主呼吸，血氧含量增加，红细胞生成素减少、骨髓造血能力暂时下降且红细胞寿命较短等因素。较多的红细胞在短时间破坏（生理性溶血），至生后10天左右，红细胞和血红蛋白减少约20%，以后则下降缓慢。由于婴儿生长发育迅速，循环血量迅速增加，至2~3个月时，红细胞数下降至$3.0\times10^{12}/L$，血红蛋白下降至100g/L左右，有轻度贫血，称为"生理性贫血"。

3个月以后，红细胞数和血红蛋白量又缓慢增加，至12岁时达成人水平。

2.白细胞数及分类　　出生时白细胞数为$(15\sim20)\times10^9/L$，生后10～12天时，平均为$(10\sim12)\times10^9/L$，8岁以后接近成人水平。

白细胞分类应重点注意中性粒细胞和淋巴细胞比例的变化特点。出生时，中性粒细胞占优势，约为65%，淋巴细胞相对较少，约为30%。出生后4～6天两者比例约相等，在4～6岁两者比例又约相等。以后白细胞分类与成人相似。

3.血小板　　儿童血小板数与成人相近，为$(100\sim300)\times10^9/L$。

4.血容量　　儿童血容量相对较成人多，新生儿血容量约占体重的10%，平均300mL，10岁时占体重的8%～10%。成人血容量占体重的6%～8%。

第二节　儿童贫血

贫血（anemia）是指外周血液中单位容积内红细胞数和（或）血红蛋白量低于正常参考值。根据世界卫生组织的资料，6个月至6岁儿童，血红蛋白低于110g/L，血细胞比容低于0.33，6～12岁儿童，血红蛋白低于115g/L，血细胞比容低于0.34，称为贫血。但由于各地区的差异，此标准仅作为诊断参考。

一、贫血分类

（一）贫血程度分类

贫血依据外周血红蛋白或红细胞数分为轻、中、重和极重四度（表9-1）。

表9-1　贫血程度分类

	轻度	中度	重度	极重度
血红蛋白 g/L	90～110	60～90	30～60	<30
红细胞数 $\times10^{12}/L$	3～4	2～3	1～2	<1

（二）病因分类

最为常用。病因分类有利于明确贫血性质，对诊断和治疗都有一定指导意义。

1.红细胞和血红蛋白生成不足　　①造血物质缺乏：因饮食中缺乏、吸收不良和需要增加所致，如铁剂缺乏引起缺铁性贫血；叶酸和（或）维生素B_{12}缺乏引起巨幼细胞性贫血等。②骨髓造血功能障碍：如再生障碍性贫血。③其他：感染性、炎症性、癌症性贫血和慢性肾疾病所致的贫血。

2.溶血性贫血　红细胞破坏过多（溶血性），可由红细胞内在缺陷或红细胞外在因素引起。①红细胞内在缺陷：如红细胞膜结构缺陷、红细胞酶缺陷、血红蛋白异常等。②红细胞外在因素：免疫性因素如新生儿溶血病及免疫性溶血性贫血；非免疫性因素如药物、毒物、物理、化学及感染因素引起的贫血。

3.失血性贫血　包括急性和慢性失血引起的贫血。

（三）形态学分类

根据红细胞数、血红蛋白量和红细胞比容计算红细胞平均容积（MCV）、红细胞平均血红蛋白量（MCH）、红细胞平均血红蛋白浓度（MCHC），将贫血分为四类（表9-2）。

表9-2　贫血的细胞形态分类

	MCV（fl）	MCH(pg)	MCHC(%)
正常值	80～90	28～32	32～38
大细胞性	＞94	＞32	32～38
正细胞性	80～94	28～32	32～28
单纯小细胞性	＜80	＜28	32～28
小细胞低色素性	＜80	＜28	＜32

二、营养性缺铁性贫血

营养性缺铁性贫血（nutritional iron deficiency anemia，NIDA）是由于体内铁缺乏导致血红蛋白合成减少而引起的贫血，临床特点为小细胞低色素性贫血、血清铁减少以及铁剂治疗有效。婴幼儿发病率最高，是儿科重点防治的"四病"之一。

（一）病因与发病机制

1.病因　根本原因是体内铁缺乏。

（1）先天储铁不足：胎儿从母体获得铁以妊娠最后3个月最多。胎儿晚期从母体获得的铁和出生后红细胞破坏所释放的铁，一般只够生后4～5个月内的需求。早产、双胎、过早结扎脐带和胎儿输血（如胎儿向母亲或向另一孪生胎儿输血）均可使胎儿储铁减少使小儿出生后发生贫血。

（2）铁摄入量不足：是导致缺铁性贫血的主要原因。人体内的铁主要来源于食物，衰老的红细胞破坏释放的铁也几乎全部被再利用。如不及时添加含铁丰富的食物，很容易缺铁。因此婴儿期要及时添加含铁丰富的辅食。

（3）铁的吸收和利用障碍：食物中的铁主要在十二指肠和空肠上段被吸收。长期消化功能紊乱、腹泻、呕吐等疾病均可直接影响铁的吸收和利用。

（4）生长发育快：随着儿童生长发育，血容量也相应增加，年龄越小，生长发育越快，铁的需要量越多。早产儿体质量增加快，如不及时添加含铁丰富的食物，婴儿（尤其是早产儿）很容易发生缺铁性贫血。

（5）铁的丢失过多：钩虫病、肠息肉及其他原因所致的慢性失血；长期反复感染性疾病致消耗过多而引起缺铁性贫血。用不经加热处理的鲜牛乳喂养婴儿可能因牛乳中含不耐热蛋白而引起少量肠出血。

2. 发病机制　铁是合成血红蛋白的原料，缺铁时血红蛋白合成减少，红细胞内血红蛋白含量不足；而缺铁对细胞分裂、增殖影响较小，红细胞数量减少的程度不如血红蛋白减少明显，故形成小细胞低色素性贫血。

缺铁还可影响肌红蛋白合成，肌红蛋白储存氧供肌肉收缩时利用。缺铁可使某些含铁酶的活性降低，如细胞色素C、单胺氧化酶、核糖核苷酸还原酶、琥珀酸脱氢酶等。这些酶与生物氧化、组织呼吸、神经介质的合成和分解有关，酶活性降低细胞功能紊乱，可出现非血液系统症状，如体弱、易疲劳及精神运动发育和认知功能的损害。

（二）临床表现

以6个月至2岁最多见。起病缓慢，多不能确定发病时间。临床表现可随病情轻重及贫血的进展而有所不同。

1. 一般表现　皮肤黏膜进行性苍白，以口唇、口腔黏膜、眼结膜、甲床、手掌等处最为明显，易疲乏，活动少。还可引起细胞免疫功能低下，损害中性粒细胞的功能，故易合并感染。

2. 造血系统表现　由于代偿性骨髓外造血，肝、脾、淋巴结可轻度肿大。年龄越小，病程越久，贫血越重，则肝、脾肿大越明显。

3. 非造血系统表现

（1）消化系统：食欲减退，可有呕吐、腹泻。少数患儿有异食癖，如喜食泥土、墙皮、煤渣等。可出现口腔炎、舌炎、舌乳头萎缩等；重者出现萎缩性胃炎或吸收不良综合征。

（2）神经系统：患儿常烦躁不安或委靡不振，对周围环境不感兴趣，注意力不集中，记忆力减退，智力减退等；年长儿常诉头晕、耳鸣、眼前发黑等。

（3）呼吸系统和循环系统：明显贫血时，脉搏和呼吸代偿性增快，心脏扩大，心前区可闻及收缩期杂音。当合并呼吸道感染后，心脏负担加重，可诱发心力衰竭。

（4）其他：因免疫功能低下，易合并感染。毛发枯黄，出现反甲。

（三）辅助检查

1. 外周血象　红细胞数和血红蛋白量均减低，血红蛋白量减低更明显，呈小细胞低色素性贫血。血涂片可见红细胞体积大小不等，以小细胞为多，中央淡染区扩大。网织红细胞计数正常或略减少。白细胞和血小板一般无改变。

2. 骨髓象　骨髓增生活跃，红细胞增生旺盛，以中、晚幼红细胞增生为主，各期红细胞均较正常小，血红蛋白含量少。粒细胞系和巨核细胞系一般无异常。

3. 有关铁代谢的检查

（1）血清铁蛋白（SF）：血清铁蛋白是反映体内铁储存情况的较灵敏指标，是诊断缺铁铁减少期（ID期）的敏感指标。

(2) 血清铁（SI）、总铁结合力（TIBC）和转铁蛋白饱和度（TS）：这三项检查反映血浆中的铁含量。在缺铁性贫血期（IDA期）血清铁、转铁蛋白饱和度降低、总铁结合力增高。

(3) 红细胞游离原卟啉（FEP）：缺铁性贫血时，红细胞内原卟啉不能完全与铁结合生成血红素，血红素减少又反馈性地使原卟啉合成增多。红细胞游离原卟啉增高是缺铁性贫血较敏感的检测指标。

（四）治疗要点

1. 去除病因　是治疗的根本。治疗原发疾病，纠正不合理的饮食习惯和食物组成。

2. 铁剂治疗　是治疗本病的特效药物。

(1) 口服铁剂：二价铁比三价铁易吸收，临床选用二价铁剂如硫酸亚铁、富马酸铁、葡萄糖酸亚铁、琥珀酸亚铁等。口服剂量以元素铁计算，每天4～6mg/kg，分3次服用铁吸收率最高。

服用铁剂宜从小剂量开始，避免空腹服用，最好在两餐间服药以减少对胃黏膜刺激，又利于铁的吸收。维生素C能使三价铁还原成二价铁，促进铁的吸收。铁剂不宜与牛乳，钙剂、浓茶、咖啡等同服以免影响吸收。

(2) 注射铁剂：临床应慎用。常在不能口服铁剂的情况下使用。常用注射铁剂为右旋糖酐铁，5%右旋糖酐铁肌内注射，每次剂量不超过0.1mL/kg。铁剂治疗不良反应较多如恶心、呕吐、腹泻、脱水、重者可发生循环衰竭、休克、昏迷等。

(3) 铁剂治疗效果：①铁剂口服3周内血红蛋白上升不足20g/L，应考虑是否有诊断错误或其他影响疗效的原因；②铁剂治疗后若有效，则口服铁剂12～24小时后，细胞内含铁酶开始恢复，烦躁等精神症状减轻，食欲增加。于3～4天后网织红细胞升高，7～10天达高峰，治疗约2周后，血红蛋白开始上升，临床症状亦随之好转。一般于治疗3～4周后贫血即可被纠正，但铁剂应继续服用至血红蛋白恢复正常水平后2个月左右再停药，以增加铁的储存。

3. 输血治疗　重度贫血并发心功能不全或明显感染者应给予输血。

（五）营养性缺铁性贫血患儿的护理

1. 常见护理诊断/问题

(1) 活动无耐力：与贫血导致组织器官缺氧有关。

(2) 营养失调：与铁的供应不足、吸收不良、丢失过多等有关。

(3) 知识缺乏：家长及患儿缺乏相关疾病和预防知识。

2. 护理措施

(1) 合理休息与活动：合理锻炼，规律作息，保证充足睡眠，避免剧烈活动。活动后有明显心悸、气促等表现者，应严格限制活动量。

(2) 合理饮食：合理搭配饮食，提供含铁丰富的食物，如牛肉、蛋黄、动物肝脏和动物血等，维生素C、果糖等可促进铁的吸收。茶、牛奶、咖啡等抑制铁的吸收，避免与含铁食物同食；合理喂养，提倡母乳喂养，及时添加含铁丰富且吸收利用率高的辅食（如蛋黄、肝、瘦肉和动物血等）；早产、双胎、低体质儿储存铁较少，可于出生后2个月左右给予铁剂口服预防。

（3）指导正确口服铁剂：口服铁剂于两餐之间服药，减少对胃肠道的刺激，同时又利于吸收。铁剂可使牙染色，服药时指导患儿使用吸管。服药期间大便会变黑，提前告知患儿及家属，停药后可恢复正常。及时观察副作用，口服铁剂可引起胃肠道反应，如恶心、呕吐、腹泻等，可遵医嘱停服几天，待症状好转后从小剂量重新开始。

（4）观察疗效：铁剂治疗有效者服药2~3天后网织红细胞开始上升，5~7天达到高峰，2~3周下降至正常，血红蛋白一般3~4周恢复正常。一般在血红蛋白达到正常后，继续服药6~8周，以增加体内储存铁。

（六）健康教育

加强婴幼儿营养指导，做好卫生宣传教育工作，使家长了解到缺铁性贫血对小儿的危害性，并且认识到缺铁性贫血是完全可以预防的。针对缺铁性贫血的病因，预防措施包括：①合理喂养：提倡母乳喂养，及时添加含铁丰富且吸收利用率高的辅食（如蛋黄、肝、瘦肉和动物血等）。若采用牛乳喂养，要煮沸后食用，以减少牛奶过敏引起的肠道失血。②早产、双胎、低体质儿储存铁较少，可于出生后2个月左右给予铁剂口服预防。③婴幼儿食品（牛乳制品、谷类制品等）可加入适量铁剂强化。④注意防治腹泻、呕吐等消化功能紊乱、感染性疾病和钩虫、息肉等肠出血性疾病。

三、营养性巨幼细胞性贫血

营养性巨幼细胞性贫血（nutritional megaloblastic anemia，NMA）是由于缺乏维生素B_{12}和（或）叶酸而引起的一种大细胞性贫血。临床特点有贫血表现外，还可出现神经系统症状、红细胞胞体变大、骨髓中出现巨幼细胞、维生素B_{12}和（或）叶酸治疗有效。

（一）病因与发病机制

1.病因　营养性巨幼细胞性贫血根本原因是维生素B_{12}、叶酸缺乏。

（1）维生素B_{12}缺乏

1）摄入量不足：维生素B_{12}主要存在于肝、肾等内脏及鱼、蛋、奶中。长期单纯母乳喂养而又未添加辅食的婴儿，素食的孕母和（或）乳母维生素B_{12}缺乏，使得胎儿经胎盘、婴儿从母乳中获取维生素B_{12}减少。维生素B_{12}在乳类中含量较低，奶粉和羊奶中含量更低，若乳量不足或长期单纯乳类喂养而不及时添加辅食时，较易发生此类贫血。

2）吸收、代谢障碍：长期腹泻，营养物质吸收不良；肝疾病影响叶酸代谢；维生素B_{12}缺乏除供应不足外，与内因子缺乏有关。维生素B_{12}进入胃内先与胃底部壁细胞分泌的糖蛋白（内因子）结合才能在回肠末端吸收，并与转钴蛋白结合运送到肝内储存。若回肠末端病变亦可影响吸收。

(2) 叶酸缺乏

1) 摄入不足：羊乳中叶酸含量极低，维生素B₁₂含量也少，故羊乳喂养儿如不补充叶酸易患本病。人乳和牛乳中叶酸含量一般可满足婴儿需要，但若孕母和（或）乳母叶酸缺乏也可使胎儿和（或）婴儿的叶酸获得减少。

2) 吸收和代谢障碍：叶酸主要在十二指肠和空肠近端主动吸收，慢性腹泻、长期服用某些抗癫痫药（如苯妥英钠、苯巴比妥）均可引起叶酸吸收障碍；某些抗叶酸药物如甲氨蝶呤、乙胺嘧啶等可阻止叶酸转变为四氢叶酸而致病。

3) 需要量增加：婴儿期，特别是早产儿生长发育迅速，需要量增加；维生素C缺乏时，叶酸代替维生素C参与核酸代谢而被额外消耗；当急、慢性感染疾病时，消耗也相对增加，均可诱发本病。

2. 发病机制　维生素B₁₂、叶酸是核酸和核蛋白合成代谢所必需物质，维生素C可促进叶酸代谢。维生素B₁₂或叶酸缺乏使红细胞中脱氧核糖核酸（DNA）合成减少。幼红细胞内的DNA减少使红细胞分裂和增殖时间延长，红细胞核发育落后于细胞质，胞质的血红蛋白合成不受影响，红细胞胞体变大，形成巨幼红细胞。红细胞生成减少，加之巨幼红细胞在骨髓内易遭受破坏，红细胞寿命缩短，故引起贫血。

维生素B₁₂除为合成脱氧核糖核酸所必需外，同时也是神经髓鞘脂蛋白生成所必需的，在其缺乏时可发生神经细胞退行性变，表现出神经系统症状，如淡漠、嗜睡、震颤等。叶酸缺乏主要引起情感改变，偶见深感觉障碍，其机制尚未明了。

（二）临床表现

起病缓慢，6个月~2岁儿童多见。

1. 一般表现　颜面虚胖，或伴轻度水肿，毛发稀疏发黄，疲乏无力，常有食欲不振、呕吐、腹泻、舌炎等，严重病例可有皮肤出血点。

2. 贫血表现　轻度或中度贫血占大多数，面色苍黄，结膜、口唇、指甲等处明显苍白，因贫血而引起骨髓外造血反应，故常伴有肝、脾和淋巴结肿大。

3. 精神神经症状　患儿可出现烦躁不安、易怒等。维生素B₁₂缺乏者还可出现神经系统症状，主要表现为表情呆滞、嗜睡、对外界反应迟钝、智力发育和动作发育落后，甚至倒退。常出现肢体、躯干、头部及全身震颤，甚至抽搐。部分患儿腱反射亢进，浅反射消失，少数有踝阵挛阳性。

4. 消化系统症状　有厌食、恶心、呕吐、舌炎等表现。

（三）辅助检查

1. 外周血象　呈大细胞性贫血，血涂片可见红细胞大小不等，以大红细胞多见，体积大，中央淡染区不明显。偶见巨幼变的有核红细胞，网织红细胞正常或减少。白细胞、血小板计数常减少。网织红细胞大多正常。白细胞改变多出现在红细胞改变前，对早期诊断有重要意义。

2.骨髓象　骨髓增生活跃，以红细胞增生为主，各期红细胞均出现巨幼变，表现为胞体变大，核染色质疏松，细胞核的发育落后于胞质。粒细胞系也可见巨幼变，分叶核粒细胞有分叶过多现象。巨核细胞出现核分叶过多，胞体甚大，可见巨大血小板。

3.血清维生素B_{12}和叶酸测定　血清维生素B_{12}正常值为200～800ng/L，叶酸正常值为5～6μg/L。

（四）治疗要点

去除病因，注意营养与护理，补充维生素B_{12}和叶酸，防止感染。对震颤患儿可用镇静剂对症治疗。

（五）营养性巨幼细胞性贫血患儿的护理

1.常见护理诊断/问题

（1）活动无耐力：与维生素B12和叶酸缺乏有关。

（2）营养失调：与铁的供应不足、吸收不良、丢失过多等有关。

（3）知识缺乏：家长及患儿缺乏相关疾病和预防知识

2.护理措施

（1）合理休息与活动：参见营养性缺铁性贫血。

（2）合理饮食：给患儿提供含维生素B_{12}和叶酸丰富的食物，如新鲜蔬菜和水果等，避免挑食、偏食等。

（3）观察用药效果：使用维生素B_{12}治疗后6～7小时骨髓内巨幼红细胞可转为正常幼红细胞；一般精神症状2～4天后好转，网织红细胞2～4天开始增加，6～7天达高峰，2周后降为正常；神经精神症状恢复较慢。

服用叶酸1～2天后食欲好转，骨髓中巨幼红细胞转为正常；2～4天网织红细胞增加，4～7天达高峰；2～6周红细胞和血红蛋白恢复正常。

（六）健康教育

加强孕妇及乳母营养，对婴儿合理喂养，及时添加辅食。对营养缺乏症及急性感染、婴幼儿腹泻等应及时治疗。

第三节　出血性疾病

一、免疫性血小板减少症

免疫性血小板减少症（idiopathic thrombocytopenic purpura，ITP）是儿童最常见的出血性疾病。临床特点为皮肤、黏膜自发性出血，血小板减少，出血时间延长和血块收缩不良。

（一）病因与发病机制

目前认为本病是一种自身免疫病。约80%的患儿在发病前常有病毒感染史。病毒感染不是导致血小板减少的直接原因，而是由于病毒感染后使机体产生相应的血小板相关抗体（PAIgG、PAIgM、PAIgA），这类抗体与血小板膜发生交叉反应，使血小扳受到损伤而被单核—巨噬细胞系统所清除；在病毒感染后，体内形成的抗原-抗体复合物附着于血小板表面，使血小板易被单核—巨噬细胞系统吞噬和破坏，血小板的寿命缩短，导致血小板减少。血小板和巨核细胞有共同抗原性，血小板相关抗体同样作用于骨髓中巨核细胞，致其成熟障碍，使血小板进一步减少。

（二）临床表现

本病各年龄期均可发病，以1~5岁小儿多见，无性别差异，冬春季发病数较高。于发病前1~3周常有急性病毒感染史，如上呼吸道感染、流行性腮腺炎、水痘、麻疹等，偶亦见于免疫接种后。以自发性皮肤和黏膜出血为突出表现，多为针尖大小的皮内或皮下出血点或为瘀斑和紫癜，分布不均，以四肢多见，易于碰撞部位。常伴有鼻出血或齿龈出血，青春期女性可有月经过多，少数患者可有结膜下和视网膜出血、呕血、便血、血尿。颅内出血少见，一旦发生，预后不良。出血严重者可致贫血，肝脾偶见轻度肿大，淋巴结不肿大。

（三）辅助检查

1. 外周血象　血小板计数$<100\times10^9$/L。如血小板$<50\times10^9$/L时可见自发性出血，$<20\times10^9$/L出血明显，$<10\times10^9$/L出血严重。失血较多时可致贫血，白细胞计数正常。

2. 骨髓象　急性病例骨髓巨核细胞数增多或正常。慢性者巨核细胞显著增多；幼稚巨核细胞比例增多，产生血小板的成熟巨核细胞明显减少。

3. 血小板抗体测定　PAIgG增高。

4. 其他　出血时间延长，凝血时间正常，血块收缩不良。束臂试验阳性。

（四）治疗要点

1. 一般治疗　急性出血期应卧床休息，防治各种外伤及颅内出血，预防及控制感染，避免服用影响血小板功能的药物，如阿司匹林。

2. 糖皮质激素　首选药物。可降低毛细血管通透性，抑制血小板抗体产生，抑制单核-巨噬细胞系统破坏有抗体吸附的血小板。①泼尼松：剂量为每日1.5~2mg/kg，分3次口服。②出血严重者可用冲击疗法：地塞米松每日0.5~2mg/kg，或甲基泼尼松龙每日20~30mg/kg，静脉滴注，连用3天，症状缓解后改服泼尼松。用药至血小板数回升至接近正常水平即可逐渐减量，疗程一般不超过4周。停药后如有复发，可再用泼尼松治疗。

3. 其他治疗　大剂量静脉滴注丙种球蛋白。颅内出血或急性内脏大出血、危及生命时输注血小板，同时予以大剂量肾上腺皮质激素，以减少输入血小板破坏。脾切除、免疫抑制剂等。

（五）免疫性血小板减少症患儿的护理

1. 常见护理诊断/问题

（1）皮肤黏膜完整性受损：与血小板减少致皮肤黏膜出血有关。

（2）有感染的危险：与免疫抑制剂或者糖皮质激素用药等有关。

（3）潜在并发症：脏器出血。

（4）恐惧：与严重出血有关。

2.护理措施

（1）预防出血：血小板计数$50×10^9$/L以上者，出血不重，可适当活动，避免外伤；血小板≤$50×10^9$/L时，减少活动，增加卧床休息时间；血小板≤$20×10^9$/L者，应绝对卧床休息。急性期减少活动，尤其注意保护头部；尽量减少肌内注射及深静脉穿刺，如必须操作，要延长局部压迫时间，防止深部血肿。禁食坚硬、多刺食物，使用软毛牙刷。避免接触坚硬、锋利用具，床头、床栏、家具尖角要用软垫包好。保持大便通畅，避免用力排便，以免腹压增高而导致颅内出血。

（2）协助止血：口、鼻黏膜出血时，可用浸有1%麻黄碱或0.1%肾上腺素的纱条、棉球或明胶海绵局部压迫止血。无效者，请耳鼻喉科医生用油纱条填塞，2～3天后更换。遵医嘱使用止血药物，必要时输注同型血小板。

（3）密切观察病情：监测血小板计数，注意有无自发性出血症状。监测生命体征及病情变化：如患儿面色苍白、呼吸、脉搏增快，出冷汗，血压下降，提示出血性休克；出现烦躁、嗜睡、头痛、呕吐，甚至惊厥、昏迷等提示颅内出血；消化道出血常伴腹痛、便血；肾出血者可伴腰痛、血尿等。

（4）预防感染：注意个人卫生，保持出血部位清洁，严格无菌技术操作，减少探视，避免接触感染者。

（六）健康教育

指导家长及年长儿学会预防损伤，避免接触锐器、避免进行剧烈对抗性运动等；告知要自我保护，如避免与感染者接触，预防感冒，忌用阿司匹林等药物；教会家长及年长儿识别出血征象，学会压迫止血方法，发现出血，立即就近就医。

二、血友病

血友病是一组遗传性凝血因子缺乏的出血性疾病。包括血友病A、血友病B，以血友病A最常见。临床以终身自发或外伤后出血不止、血肿形成及关节出血为特征。

（一）病因及发病机制

为遗传性疾病，大多数男性患病，女性为缺陷基因携带者。血友病A缺乏凝血因子Ⅷ（FⅧ），血友病B缺乏凝血因子Ⅸ（FⅨ）。血友病A、B两型均属典型的X连锁隐性遗传性疾病，其遗传规律见图9-1。

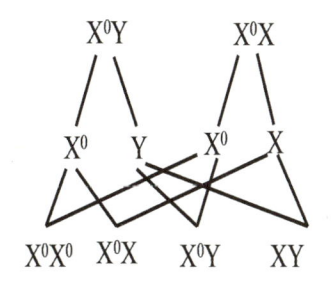

血友病 A/B 男性患者与女性携带者结婚

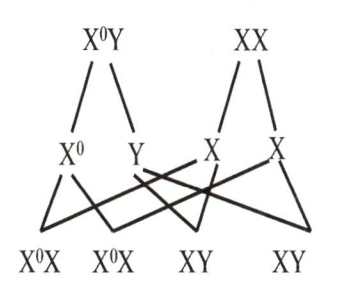

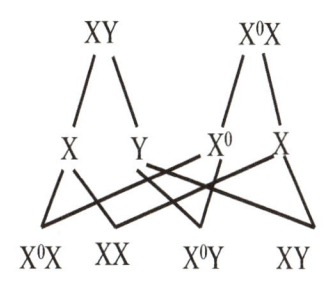

血友病 A/B 男性患者与正常女性结婚　　正常男性与血友病 A/B 女性携带者结婚

图9-1　血友病A、B遗传规律图

（二）临床表现

血友病A出血较重，血友病B较轻。血友病出血表现为皮肤、浅表黏膜出血、鼻出血、关节出血、肌肉出血、泌尿系统出血等，多为自发性或者外伤、小手术后出血不止，且具备以下特征：①出生俱有，伴随终身；②常表现为软组织或深部肌肉内出血；③负重关节如膝、踝关节等反复出血较为突出。重者可发生呕血、咯血，甚至颅内出血。血肿出现后压迫神经、血管等可出现相应压迫症状。

（三）辅助检查

1.血液检查　凝血时间延长，出血时间、凝血酶原时间、血小板计数基本正常。

2.FⅧ或FⅨ活性检测　减少或极少。有助于血友病类型、病情判断及指导治疗。

（四）治疗要点

尚无根治疗法，关键是预防出血、止血和替代疗法。

1.一般治疗　卧床休息；避免外伤；避免使用影响血小板的药物。

2.替代疗法　补充凝血因子，是防治血友病出血的重要措施。

3.局部止血　压迫止血、加压包扎等。

（五）常见护理诊断/问题

1.有出血的危险　与凝血因子缺乏有关。

2.组织完整性受损　与凝血因子缺乏致出血有关。

3.恐惧　与出血不止，危及生命有关。

4.知识缺乏　缺乏相关疾病防治及预防出血的知识。

(六)护理措施

1. 休息与活动　适量活动,时间不宜过长,避免受伤、预防出血。

2. 饮食护理　饮食清淡、易消化的流食、半流食或普食;若有消化道出血,避免过冷过热饮食,必要时禁食。

3. 病情观察　观察出血情况,特别是出血部位、范围和出血量;观察神志改变、监测生命体征及血小板计数变化等,及时发现颅内或内脏出血,并积极抢救。

4. 用药护理　选用糖皮质激素、免疫抑制剂、血制品等治疗;观察药物疗效及不良反应。强调规律服药的重要性;遵医嘱按时按量服药;不可随意增减药量、漏服或突然停药;注意药物的疗效及不良反应。

(七)健康教育

1. 疾病宣教　解释出血原因、减轻出血的方法、治疗与护理的措施及其配合要求等,强调紧张、恐惧情绪不利于病情控制。

2. 介绍治疗成功病例,增强患儿战胜疾病的信心。

3. 患儿出血突然加重时,及时处理沾污血渍的衣物、床单及地板等,避免不良刺激,消除其紧张、恐惧情绪。

案例回顾

本章节教学案例中患儿出生后一直母乳喂养,未如期添加辅食。患儿出现了易激惹、食欲较差、有异食癖,皮肤、黏膜苍白等贫血的表现,查血红蛋白含量、红细胞计数减少。通过对血液系统疾病患儿的护理的学习后,同学们应该能确定该患儿可能的诊断是营养性缺铁性贫血,属于营养物质缺乏引起的一类疾病。在治疗和护理的过程中遵循"缺什么补什么"的原则,给予患儿补充铁剂;同时加强患儿的营养指导,使患儿家长了解到缺铁性贫血对小儿的危害性,并及时添加含铁丰富且吸收利用率高的辅食。

第十章 神经系统疾病患儿的护理

章前引言

小儿神经系统疾病种类繁多，其中以感染引起的各种脑膜炎、脑炎多见。近年来，随着医疗水平的提高、疾病诊断率和护理技术提升，病死率、致残率降低，化脓性脑膜炎、病毒性脑膜炎、脑性瘫痪等早期进行诊治、后期进行功能康复，预后情况较好。儿童神经系统发育尚未成熟，各年龄段存在正常差异，检查方法及对结果的判断也各具特点。对儿童神经系统进行检查与评估时，需结合该年龄段生理特征，引导患儿合作配合，减轻其恐惧不安的负面情绪。在疾病后期的护理过程中，要密切观察、早期发现，加强功能锻炼，促使患儿快速康复。

学习目标

1. 理解儿童神经系统解剖生理特点。
2. 识记12对脑神经名称。
3. 识记化脓性脑膜炎、病毒性脑膜炎的脑脊液特点。
4. 掌握神经系统疾病患儿的护理常规要点。

思政目标

培养学生对神经系统学习的兴趣、提高对危重患儿护理评估的能力，能及时发现病病情变化，预防严重并发症的发生，减轻患儿、家庭经济负担。将人文关怀等融入到神经系统疾病患儿的护理中，指导患儿家长进行疾病的预防、用药指导与观察等。

案例导入

患儿，男，5岁，在入院前出现抽搐，表现为意识丧失、突然跌倒，持续数秒可缓解。入院当日上午抽搐频繁，共约6次，表现为突然点头，意识丧失，四肢强直抖动，两眼上翻，面色青紫，口吐白沫，无大小便的失禁，抽搐持续数秒可恢复正常。入院后完善相关检查,体格检查显示患儿体温36.9℃，脉搏100次/分，呼吸21次/分，血压90/50mmHg，SpO_2 98%。神志清楚，精神欠佳，皮肤无异常，肌张力及反射异常，运动发育落后；视频脑电图示：异常脑电图（①背景电活动欠佳；②各导联高电位约1.2~1.5Hz棘慢复合波发放，睡眠期著；③睡眠期少量多棘慢复合波短段爆发）。门诊拟"癫痫"收治入院。

思考题

作为此名患儿的责任护士，收治入院时应该做好哪些准备工作？如果患儿突然抽搐，我们应该如何处理？

第一节　儿童神经系统解剖生理特点

神经系统出中枢神经系统和周围神经系统组成，而中枢神经系统包括脑和脊髓；周围神经系统包括躯体神经和内脏神经。与中枢神经系统的连接关系分为12对脑神经和31对脊神经。

（一）儿童神经系统解剖特点

1.12对脑神经　嗅神经、视神经、动眼神经、滑车神经、三叉神经、外展神经、面神经、听神经、舌咽神经、迷走神经、副神经、舌下神经。

2.颅内压　颅内压（ICP）是指颅腔内容物对颅腔壁上所产生的压力，又称脑压。正常颅内压，在侧卧位时，成人为0.7~2.0kPa（5~15mmHg），儿童为0.5~1.0kPa（3.5~7.5mmHg），此压力比平卧位时侧脑室的最高点要高。

3.头围　经眉弓上方、枕后结节绕头一周的长度为头围，与脑和颅骨的发育密切相关。胎儿时期发育最快，故出生时头围相对较大，为32~34cm。头围在1岁以内增长较快，前3个月和后9个月都增长约6cm，故1岁时为46cm。1岁以后头围增长明显减慢，2岁时为48cm，5岁时为50cm，15岁时54~58cm（接近成人头围）。头围测量在2岁前最有价值。较小的头围常提示脑发育不良；头围增长过快则提示脑积水。

4.小儿神经系统的发育　胎儿时期神经系统发育最早，尤其是脑的发育最为迅速。出生时脑重约370g，占其体重的1/9~1/8，达到成人脑重的25%，6个月时脑重600~700g，2岁时达900~1000g，7岁时接近成人脑重。脊髓的发育在出生后与运动功能的进展平行，随年龄而增重、加长。脊髓下端在胎儿时位于第2腰椎下缘，4岁时上移至第1腰椎，做腰穿时应注意。

5.昏迷指数　是医学上评估患儿昏迷程度的指标，现今用得最广的是格拉斯哥昏迷指数（Glasgow Coma Scale，GCS）。小儿改良昏迷指数量表如下表10-1。

表10-1　Glasgow昏迷评分法（GCS）

睁眼反应		言语反应				运动反应		
评分	标准	评分	标准			评分	标准	
			<2岁	2~5岁	>5岁		<1岁	≥1岁
4分	自动睁眼	5分	微笑、发声	适当的单词，短语	能定向说	6分	自发	服从命令动作
3分	声刺睁眼	4分	回答错误	词语不当	不能定向	5分		因局部疼痛而动
2分	痛刺睁眼	3分	含混不清	持续哭闹，尖叫	语言不当	4分		因痛而屈曲回缩
1分	无反应	2分	唯有声叹	呻吟	语言难以理解	3分		因疼痛而呈屈曲反应（似去皮层强直）
		1分	无反应			2分		因疼痛而呈肢伸反应（似去大脑强直）
						1分		无反应

轻度昏迷：13~14分；中度昏迷：9~12分；重度昏迷：3~8分

6.脑干组成　延髓、脑桥和中脑。

7.脑膜分层　由外向内分为硬脑膜、蛛网膜和软脑膜。

8.脑室系统　包括左右侧脑室，第三脑室和第四脑室。

9.肌力　肌力分为以下0～Ⅴ级，共6个级别：

0级，完全瘫痪，测不到肌肉收缩。

Ⅰ级，仅测到肌肉收缩，但不能产生动作。

Ⅱ级，肢体能在床上平行移动，但不能抵抗自身重力，即不能抬离床面。

Ⅲ级，肢体可以克服地心吸引力，能抬离床面，但不能抵抗阻力。

Ⅳ级，肢体能做对抗外界阻力的运动，但不完全。

Ⅴ级，肌力正常。

（二）儿童神经系统检查

儿童神经系统检查包括一般检查、颅神经检查、运动检查和反射检查。

第二节　化脓性脑膜炎

化脓性脑膜炎（简称化脑）是小儿时期常见的神经系统急性感染性疾病，可由各种化脓性细菌引起，婴幼儿多见。病死率高达5%～15%，神经系统后遗症较多。

一、病因与发病机制

（一）病因

化脓性脑膜炎常见致病菌与患儿年龄关系密切。新生儿及2个月以下的婴儿，致病菌多为革兰阴性杆菌和金黄色葡萄球菌，由革兰阴性杆菌所致脑膜炎中最常见的是大肠埃希菌，其次为变形杆菌、铜绿假单胞菌等。3个月至3岁小儿所患化脓性脑膜炎多由流感嗜血杆菌引起。年长儿由脑膜炎双球菌、肺炎链球菌引起的化脓性脑膜炎最多见。

（二）发病机制

致病菌大多从呼吸道侵入，也可由皮肤、黏膜或新生儿脐部侵入，经血流到脑膜微血管，再穿过血脑屏障抵达脑膜。少数由邻近组织器官感染，如中耳炎、乳突炎、鼻窦炎等炎症的扩散所致。此外，颅脑外伤、脑脊髓膜膨出等情况时，细菌可通过与颅腔存在的直接通道进入蛛网膜下腔造成脑膜炎症。炎症反应以软脑膜、蛛网膜和表层脑组织为主，造成广泛的炎性粘连及脓液积聚，可逐渐波及脑室内膜，导致脑室管膜炎；软脑膜下及脑室周围的脑实质可因细胞浸润、出血、坏死、变性而发生脑膜脑炎；脓液黏稠、广泛粘连，使脑脊液循环受阻及再吸收障碍，可导致脑积水；炎症累及周围颅神经，可引起失明、面瘫、耳聋等相应的功能改变。

二、病理生理

不同病原菌引起化脓性脑膜炎的病理改变基本相同。致病细菌经血液循环侵入蛛网膜下隙后，由于脑脊液缺乏有效的免疫防御，细菌大量繁殖，菌壁抗原成分及某些介导炎性反应的细胞因子刺激血管内皮细胞，促使中性粒细胞进入中枢神经系统，诱发一系列的炎性病理改变。

三、临床表现

1.典型表现

（1）全身中度症状：体温升高，意识逐渐改变，烦躁或精神委靡、嗜睡直至惊厥、昏迷。

（2）颅内压增高：头痛剧烈、喷射性呕吐。严重者合并脑疝，出现双侧瞳孔不等大、对光反应迟钝等。

（3）脑膜刺激征：颈强直、Kering征、Brudzinski征阳性。

2.非典型表现　3月以下患儿起病隐匿，常因缺乏典型的症状和体征而被忽略。表现为体温可升高或降低，甚至出现体温不升，面色灰青，吸吮力差、拒乳、呕吐，哭声高尖，两眼凝视，前囟饱满、张力增高，头围增大或颅骨缝裂开，不典型性惊厥发作。由于颅缝及囟门的缓冲作用，使颅内压增高与脑膜刺激征不明显。

3.并发症

（1）硬脑膜下积液：发生率较高。1岁以下婴儿多见。一般出现在化脓性脑膜炎开始正规治疗48～72小时以后。临床特点为经治疗发热、意识改变、颅内高压等临床表现不见好转，甚至逐渐加重，或在症状体征逐渐好转时病情又出现反复，并伴随进行性前囟饱满，颅缝分离。硬膜下试验穿刺是直接的确诊手段（正常液量在2mL以下）。

（2）脑室管膜炎：多见于革兰阴性杆菌感染且延误治疗的婴儿。临床特点为经抗生素治疗发热、惊厥等症状持续存在，颈强直逐渐加重，脑脊液检查结果始终异常。

（3）脑积水：由脑膜炎症造成的脑脊液循环障碍所致。除一般神经系统症状外，患儿头颅呈进行性增大，颅缝裂开，头皮静脉扩张，患儿额大面小，眼呈落日状，头颅有"破壶"音。长期持续的颅内压增高可造成大脑皮质退行性萎缩，患儿神经系统功能逐渐倒退。

（4）其他：炎症可导致各种神经功能障碍，耳聋、失明等。

四、辅助检查

1.脑脊液　脑脊液检查为本病确诊的重要依据。化脓性脑膜炎典型的脑脊液改变为压力增高，外观浑浊，白细胞数明显增多达$1\,000×10^6$/L以上，分类以中性粒细胞为主；蛋白明显升高，糖和氯化物含量显著下降。

常见疾病脑脊液改变情况见表10-2。

表10-2 常见疾病脑脊液改变

	压力 (kPa)	外观	潘氏试验	白细胞数 (×10⁶/L)	蛋白 (g/L)	糖 (mmol/L)	其他
正常	0.69～1.96	清	—	0～5	0.2～0.4	2.2～4.4	
化脓性 脑膜炎	高	浑浊	++～+++	数百至数万， 多形核为主	1～5	明显降低	涂片培养可 见细菌
结核性 脑膜炎	常升高	毛玻璃状	+～+++	数十至数百， 淋巴为主	增高	减低	涂片培养可 见结核菌
病毒性 脑炎	正常或增高	多清	±～++	正常或数百	正常或稍高	正常	病毒抗体 阳性

2.血液

（1）血常规：白细胞数明显增高，分类以中性粒细胞增高为主，占80%以上。

（2）血培养：病程早期做血培养可帮助确定病原菌。

3.头颅CT 可显示不同层面脑组织、脑室、颅骨等的结构、形态，确定脑水肿、脑膜炎、脑室扩大、硬脑膜下积液等病理改变。

五、治疗要点

1.抗生素治疗 采用敏感的、可通过血脑屏障的、毒性低的抗生素，联合用药，注意配伍禁忌，力争及早、足量、足疗程静脉给药，在用药24小时内将脑脊液中的致病菌杀灭。对确定诊断而致病菌不详时，主张使用第三代头孢菌素，病原菌明确后可参考细菌药物敏感试验的结果，选用病原菌敏感的抗生素。

2.肾上腺皮质激素治疗 应用肾上腺皮质激素对多种炎症因子的产生有抑制作用，可使血管通透性降低，脑水肿及颅内高压症状得以减轻。

3.并发症治疗

（1）硬脑膜下积液：积液量多且出现颅内压增高表现时，采取硬膜下反复穿刺将积液放出的方法（放液量每次每侧15mL以内），多数患儿的积液可逐渐减少而治愈。

（2）脑室管膜炎：采取侧脑室穿刺引流的方法缓解症状，同时应用适宜抗生素行脑室内注入。

（3）脑积水：可行导水管扩张及脑脊液分流手术进行治疗。

4.对症及支持治疗 密切观察生命体征、意识、瞳孔的变化；及时处理颅内压增高以及高热、惊厥等情况；保证能量摄入，维持水、电解质以及酸碱平衡。

六、常见护理诊断/问题

1. 营养—代谢形态　有体温改变的危险，体温过高，与细菌感染有关。
2. 健康感知—健康管理形态　有受伤的危险，与惊厥发作有关。
3. 潜在并发症　颅内压增高。

七、护理措施

1. 高热护理　保持病室安静，空气新鲜。绝对卧床休息。每4小时测体温1次。并观察热型及伴随症状。鼓励患儿多饮水。必要时静脉补液。出汗后及时更衣，注意保暖。体温超过38.5℃时，及时给予物理降温或药物降温，以减少大脑对氧的消耗，防止高热惊厥，并记录降温效果。

2. 饮食护理　保证足够热量摄入，按患儿热量需要制定饮食计划，给予高热量、清淡、易消化的流质或半流质饮食。少量多餐，以减轻胃胀，防止呕吐发生。频繁呕吐不能进食者，应注意观察呕吐情况并静脉输液，维持水电解质平衡。

3. 基础护理　协助患儿洗漱、进食、大小便及个人卫生等生活护理。做好口腔护理，呕吐后帮助患儿漱口，保持口腔清洁，及时清除呕吐物，减少不良刺激。做好皮肤护理，及时清除大小便，保持臀部干燥，必要时使用气垫等抗压力器材，预防压力性损伤的发生。注意患儿安全，躁动不安或惊厥时防坠床及舌咬伤。

4. 药物指导　了解各种用药的使用要求及副作用。

5. 做好抢救药品及器械的准备　做好氧气、吸引器、人工呼吸机、脱水剂、呼吸兴奋剂、硬脑膜下穿刺包及侧脑室引流包的准备。

6. 密切观察病情

（1）观察患儿有无意识障碍、躁动不安、频繁呕吐、四肢肌张力增高以及囟门、瞳孔改变等惊厥先兆，若有则提示有脑水肿、颅内压升高的可能。

（2）观察生命体征：若呼吸节律不规则、瞳孔忽大忽小或两侧不等大、对光反应迟钝、血压升高，应注意脑疝及呼吸衰竭的存在。

（3）做好并发症的观察：如患儿在治疗中发热不退或退而复升、前囟饱满、颅缝裂开、呕吐不止、频繁惊厥，应考虑有并发症存在。可做颅骨透照法、头颅CT扫描检查等，以期早确诊，及时处理。

八、健康教育

1. 必须加强卫生知识的大力宣传，预防化脓性脑膜炎。

2.根据患儿及家长的接受程度，介绍病情，治疗护理的目的与方法，使其主动配合。

3.对恢复期患儿，应进行功能训练，指导家属根据不同情况给予相应护理，以减少后遗症的发生。

第三节　病毒性脑炎

病毒性脑炎是由各种病毒引起的一组以精神和意识障碍为突出表现的中枢神经系统感染性疾病。轻者能自行缓解，危重者可导致后遗症及死亡。

一、病因与发病机制

（一）病因

多种病毒均可引起脑炎，主要为柯萨奇病毒、埃可病毒等肠道病毒，其次为疱疹病毒、腮腺炎病毒以及虫媒病毒等。

（二）发病机制

病毒通过两种途径侵犯中枢神经系统，一种为血行播散，病毒自呼吸道、肠道等途径侵入人体，先在淋巴细胞内繁殖后进入血流侵犯各脏器，形成病毒血症，导致患儿出现发热等全身症状。病毒进一步繁殖，通过血—脑屏障侵犯脑膜及脑实质，造成脑或脑膜感染的相应症状。另一种途径为病毒直接侵犯中枢神经系统。如单纯疱疹病毒经嗅神经直接入侵脑部，导致神经系统的炎症，表现为水肿、变性及坏死。

二、病理生理

主要的变化为直接入侵的病毒对脑组织的破坏，脑组织弥漫性充血、水肿、血管周围有淋巴细胞浸润，胶质细胞增生及局部出血性软化坏死灶。除此之外，免疫反应可导致神经脱髓鞘病变以及血管和血管周围的损伤。

三、临床表现

主要表现为发热、惊厥、意识障碍以及颅内压增高症状。

1.前驱症状　为一般急性全身感染症状，如发热、头痛、呕吐、腹泻等。

2.中枢神经系统症状

（1）惊厥：多数表现为全身性发作，严重者可呈惊厥持续状态。

(2) 意识障碍：轻者反应淡漠、迟钝、嗜睡、烦躁；重者谵妄、昏迷，甚至深度昏迷。

(3) 颅内压增高：头痛、呕吐，婴儿前囟饱满，严重者发生脑疝。

(4) 运动功能障碍：根据受损部位不同，可出现偏瘫、不自主运动、面瘫、吞咽障碍等。

(5) 精神障碍：病变累及额叶底部、颞叶边缘系统，可发生幻觉、失语、定向力障碍等精神情绪异常。

3.病程　一般2～3周，多数病例可完全恢复，少数患儿可遗留后遗症，如癫痫、听力障碍、肢体瘫痪以及不同程度的智力低下等。

四、辅助检查

1.脑脊液检查　压力正常或增高，外观清亮，白细胞总数轻度增多，病程早期分类以多核细胞为主，后期以淋巴细胞为主；蛋白轻度升高，糖及氯化物在正常范围。

2.病毒学检查　部分患儿取脑脊液进行病毒分离及特异性抗体测试均为阳性，恢复期患儿血清特异性抗体滴度较急性期高4倍以上时具有诊断意义。

3.脑电图　秉承早期脑电图出现弥漫性或局限性异常慢波背景活动，提示脑功能异常。

五、治疗要点

1.支持治疗及对症治疗　卧床休息，供给充足的营养，退热，保持水、电解质平衡。控制惊厥发作、脑水肿、降低颅内压。

2.抗病毒治疗　一般采取静脉滴注高效广谱抗病毒药，可阻止病毒DNA的合成。

六、常见护理诊断/问题

1.营养—代谢形态　有体温改变的危险：体温过高，与病毒血症有关。

2.认知—感知形态　急性意识障碍，与脑实质炎症有关。

3.潜在并发症　颅内压增高。

七、护理措施

1.高热护理　监测体温、观察热型及伴随症状。出汗后及时更换衣物。体温＞38.5℃时给予物理降温或药物降温、静脉补液。

2.精神异常的护理　向患儿介绍环境，以减轻其不安与焦虑。明确环境中可引起患儿坐立不安的刺激因素，尽可能使患儿离开刺激源。纠正患儿的错误概念和定向力错误。如患儿有幻觉，及时询问幻觉的内容，以便采取适当的措施。为患儿提供保护性的看护和日常生活的细心护理。

3. 昏迷的护理

(1) 患儿取平卧位，一侧背部稍垫高，使头偏向一侧，以便让分泌物排出，上半身可抬高20°～30°，利于静脉回流，降低脑静脉窦压力，利于降低颅内压。

(2) 每2小时翻身1次，轻拍背促进痰液排出，减少坠积性肺炎，动作宜轻柔。

(3) 密切观察瞳孔及呼吸，防止因移动体位致脑疝形成和呼吸骤停。

(4) 保持呼吸道通畅、给氧，如有痰液堵塞，立即气管插管吸痰，必要时作气管切开或使用人工呼吸机。

(5) 对昏迷或吞咽困难的患儿，应尽早给予鼻饲，做好口腔护理。保持镇静，因任何躁动不安均能加重脑缺氧，可遵医嘱使用镇静剂。

4. 瘫痪的护理

(1) 做好心理护理，增强患儿自我照顾能力和信心。

(2) 卧床期间协助患儿洗漱、进食、大小便及个人卫生等。

(3) 使家长掌握协助患儿翻身及皮肤护理的方法。

(4) 适当使用气圈、气垫等，预防压力性损伤。保持瘫痪肢体处于功能位置。

(5) 病情稳定后，及早督促患儿进行肢体的被动或主动功能锻炼，活动时要循序渐进，加强保护措施，防碰伤。在每次改变锻炼方式时给予指导、帮助和正面鼓励。

八、健康教育

1. 向患儿及家长介绍病情，做好心理护理，增强战胜疾病的信心。
2. 向家长提供保护性看护和日常生活护理的有关知识。
3. 指导家长做好智力训练和瘫痪肢体功能训练。
4. 有继发癫痫者应指导长期正规服用抗癫痫药物。
5. 定期随访。

第四节　癫痫发作和癫痫

小儿癫痫是小儿神经系统的常见病之一，是多种原因造成的慢性脑功能障碍，导致神经元过度同步放电，引起的反复的、自发的、不可预测的癫痫发作，同时对躯体、认知、精神心理和社会功能等多方面产生不良影响。主要是以发作性神经功能的障碍作为临床症状，同时伴有脑电波的改变，它是由于脑电活动异常所形成的脑神经系统疾病。临床表现以突然发作的短暂意识丧失，肢体痉挛及抽搐为特点，也可表现为感觉，情感，行为或自主神经功能异常。其预后取决于病因、发作类型、年龄、严重程度、病程长短、药物疗效和脑电图改变等多种因素。

一、病因与发病机制

（一）病因

1. **特发性癫痫** 与遗传因素有关，又称原发性癫痫。许多单基因遗传病、染色体病都伴有癫痫发作。

2. **症状性癫痫** 与脑内器质性、结构性病变有关。又称继发性癫痫，常见原因有脑部病变、缺氧性脑损伤、代谢紊乱、中毒等。

3. **隐原性癫痫** 脑内病变不能确定，可能为症状性癫痫。

多种因素均可诱发癫痫发作，如饥饿、劳累、睡眠不足、换气过度等。

（二）发病机制

癫痫的发病与遗传因素和脑内结构异常有关。

1. **遗传因素** 基因、染色体的异常。

2. **脑内结构异常** 颅脑损伤导致脑内结构异常，包括先天性、后天性的损伤等。

二、病理生理

1. 基因、染色体异常，多数为单基因遗传，病理基因影响到神经细胞膜的离子通道，使癫痫发作阈值降低而发病。

2. 脑发育畸形、宫内感染、脑外伤后遗症等，使异常放电的致病灶产生，或癫痫发作阈值降低。

三、临床表现

（一）癫痫发作

1. **局灶性发作**

（1）单纯性：以局灶性运动性发作多见。表现为面部或四肢某部分的抽动，头、眼持续向相同方向偏斜，无意识丧失，发作时间在10～20秒，发作后无不适情况。

（2）复杂性：多数患儿表现为在意识部分丧失的情况下，精神行为异常，如吞咽、咀嚼、摸索等，多见于颞叶、部分额叶的癫痫发作。

2. **全部性发作**

（1）强直—阵挛发作：临床最常见，又称为大发作。发作时表现为突然意识丧失，全身骨骼肌出现剧烈的强制性收缩，呼吸肌的强直收缩将肺内空气压出，发出尖叫声，导致呼吸暂停，发绀。强直症状持续数秒至数十秒后出现较长时间反复的阵挛，即全身肌肉节律性抽搐，口吐白沫，持续1～5分钟逐渐停止。发作后常有深睡，醒后出现头痛、嗜睡等。

（2）失神发作：意识丧失，双眼凝视，正在进行的活动突然停止，持续数秒后即恢复，对所发生的情况无记忆。

(3) 肌阵挛发作：广泛性脑损害的患儿多见。表现为全身或局部骨骼肌突然短暂收缩，如突然点头、身体前倾、两臂抬起等，严重者可能跌到。

(4) 失张力发作：发作时肌肉张力突然短暂性丧失，同时伴有意识障碍。若累及全身肌肉，患儿可能突然跌倒。

(5) 痉挛：主要见于婴儿，表现为点头、伸臂、屈腿等。

(二) 癫痫持续状态

癫痫一次发作持续30分钟以上，或两次发作间歇期意识不能完全恢复者，称为癫痫持续状态。临床上多见强直-阵挛持续状态，颅内外急性疾病均可引起。

四、辅助检查

1. 脑电图　是确诊癫痫发作和癫痫的最重要检查手段。典型脑电图可显示棘波、尖波、棘—慢复合波等癫痫样波。因癫痫波多数为间歇发放，单凭一次常规脑电图检查很难做出正确的判断，因此需要较长时间的描记，才能获得准确的结果。

2. 影像学检查　对脑电图提示为局灶性发作或局灶—继发全部性发作的患儿，应进行CT、MRI等颅脑影像学检查。

五、治疗要点

1. 药物治疗　早期合理的药物治疗，能够完全或大部分控制多数患儿的癫痫发作。因此要根据发作类型选择一种药或联合用药及早治疗，一般先一种药物，从小剂量开始直至完全控制发作。需要增加新的药物时也先从小剂量开始。用药期间应定期复查，以观察用药效果及不良反应。常用抗癫痫药物有丙戊酸钠、氯硝基安定等。

2. 癫痫持续状态　如患儿出现癫痫持续状态时，要立即处理，及时控制，保持呼吸道通畅，静脉注射有效而足量的地西泮。用药同时采用支持疗法，维持正常生命功能。发作停止后，仍需要长期抗癫痫治疗。

3. 手术治疗　对于经过抗癫痫药物治疗无效的难治性癫痫患儿，可在充分进行术前评估的前提下实施手术治疗。如颅内病灶切除术，可完全治愈或不同程度的改善症状。

六、常见护理诊断/问题

1. 健康感知—健康管理形态　有窒息的危险，与喉痉挛、呼吸道分泌物增多有关。

2. 健康感知—健康管理形态　有受伤的危险，与癫痫发作时抽搐有关。

3. 潜在并发症　脑水肿、酸中毒、呼吸衰竭、循环衰竭。

七、护理措施

（一）一般护理

1. 间歇期活动时，注意安全，出现先兆者应立即卧床休息，必要时加用床栏。

2. 合理安排患儿生活，避免癫痫发作的诱因，如饮食过量，情绪激动，睡眠不足，压力过大等。

3. 禁止用口腔体温表测量体温。

4. 按时服药，不能随意停药。

5. 关心或安慰患儿及家长，讲解疾病的治疗，预后和早期治疗的重要性，为其树立信心，做好长期治疗的准备。

（二）症状护理

1. 发作时的处理

（1）立即就地平卧，松解衣领扣，头偏向一侧，清除气道异物及分泌物，必要时吸痰，保持呼吸道通畅；用小毛巾塞入患儿上下齿之间，防止咬伤舌头或颊部。

（2）给予氧气吸入。

（3）刺激人中，合谷穴，遵医嘱给予镇静解痉药物（水合氯醛、苯巴比妥）。

2. 癫痫持续状态的处理

（1）遵医嘱准确、及时、安全、有效地使用解痉药物，两人操作及观察疗效及不良反应。

（2）动态观察和记录呼吸，脉搏，血压的变化，密切观察意识状态及肌张力情况，发现异常立即通知医生。

（3）准备氧气装置，吸痰器等抢救物品及药品。

（4）在发作未控制前，应由专人守护，加用床栏。切勿用力按压患儿肢体。以免发生骨折，脱臼。

（5）发作后，注意安全，加强保护措施。患儿未清醒前不能进食，防止食物吸入气管，引起吸入性肺炎及窒息。注意保暖。保持皮肤清洁、干燥。保证患儿充分摄入营养。

（6）患儿出现兴奋躁动时，应加强保护，避免自伤或伤人。

（7）预防并发症，监测电解质的变化，遵医嘱静脉快速滴入脱水剂，限制饮水量，清除呼吸道分泌物。

（8）在医生指导下调整药物剂量后，不能随意停药或减量，必须按时准确给患儿服药。

八、健康教育

1. 向家长宣传坚持正规用药的必要性和重要性，不能随意停药或减量。

2. 合理饮食，不能进食过饱及饮水过多。

3.合理安排患儿的生活及学习，保证充分休息，避免睡眠不足及情绪激动。

4.减少诱发因素，避免各种对身心有不良刺激的因素。在发作未完全控制前，不能让患儿单独外出、玩耍、游泳、骑车等。

5.出院后定期随访，若有癫痫发作应立即就诊。

第五节 脑性瘫痪

脑性瘫痪是出生前到出生后一个月内非进行性脑损伤所致的综合症，主要表现为中枢性运动障碍和姿势异常。严重病例还伴有智力低下，抽搐及视、听或语言功能障碍。为小儿常见的致残疾病之一。

一、病因与发病机制

1.产前因素　胚胎早期阶段发育异常可能是造成脑性瘫痪的重要原因，如胎位异常、颅内出血等。受孕前后孕母身体内外环境的变化、遗传以及孕期疾病所致妊娠早期胎盘羊膜炎症等均可对胎儿早期阶段神经系统的发育产生影响。

2.围产期因素　早产、窒息、难产、颅内出血、颅脑外伤等。

3.产后因素　脑膜炎、核黄疸等。

二、病理生理

因缺氧、缺血或中毒造成脑部神经细胞变性、坏死和纤维化。表现为不同程度的脑萎缩，脑回变浅、脑沟增宽，皮质下白质的神经纤维稀少。神经细胞数目减少，胶质细胞增生。

三、临床表现

1.运动障碍　基本表现包括运动发育落后，肌张力、姿势及神经反射异常。按照运动障碍的性质分为：

（1）痉挛型：临床最为多见，病变在锥体系。表现为肌张力增高，下肢伸直，交叉或剪刀样，扶立时足跟悬空，足尖着地；上肢屈曲内收，肘关节、手腕部及指尖关节屈曲。

（2）手足徐动型：病变主要在锥体外系，新生儿期表现为弥漫性肌张力降低。随年龄增长症状逐渐明显，患儿在静止时手足常出现缓慢的、无规律的、无目的、不协调、不能自控的动作，如手足徐动、舞蹈样动作、舌伸出于口外、流涎，睡眠时不自主动作消失，肌张力正常。

（3）肌张力低下型：锥体系与锥体外系可能同时受累。肌张力显著降低呈软瘫状，自主运动很少，腱反射存在。此型见于婴幼儿期，2～3岁后转为其他类型。

（4）强直型：较少见。全身肌张力显著增高，身体异常僵硬。做四肢被动运动时，感觉肢体呈铅管样强直。

（5）共济失调型：较少见。病变主要在小脑，婴儿期表现肌张力降低，肌腱反射不易引出。一般在患儿2岁左右逐渐出现身体稳定性及协调性差，步态蹒跚、快速轮换动作差等症状。

（6）震颤型：表现为静止性震颤。

（7）混合型：同时具有2种或2种以上类型的表现。临床以手足徐动型和痉挛型并存多见。

2.伴随症状　除运动障碍外，脑瘫患儿约半数以上同时伴有智力低下，听力、语言、视力障碍，认知和行为异常以及癫痫等一系列发育异常的症状。

四、辅助检查

通过影像学及脑电图检查帮助明确病变部位、范围，有无先天性畸形，是否合并癫痫。

五、治疗要点

促进各系统功能的恢复以及正常发育，纠正异常姿势，减轻其伤残程度。

1.早发现，尽早进行功能训练，促进正常运动发育，抑制异常运动和姿势。

2.对瘫痪及挛缩的肌肉进行理疗、按摩、推拿等治疗。

3.锻炼上肢和手的精细运动技能。使用一些辅助矫形器械或支具，帮助完成训练或矫正异常的姿势。

4.手术治疗，矫正肢体畸形，解除肌紧张。

六、常见护理诊断／问题

1.健康感知—健康管理形态　生长发育改变，与脑损伤有关。
2.活动—运动形态　有废用综合征的危险，与肢体痉挛性瘫痪有关。
3.营养—代谢形态　营养失调是指低于机体需要量，与脑性瘫痪造成的进食困难有关。

七、护理措施

1.生活护理

（1）指导父母和家庭其他成员正确护理患儿。如进食、更衣、洗漱、如厕等。

（2）更衣时应注意患儿的体位，通常坐着脱衣较为方便。为患儿选择穿脱方便的衣服，更衣时一般病重侧肢体先穿、后脱。

（3）根据患儿年龄进行卫生梳洗训练，养成定时大小便习惯，随年龄的增长教会患儿在排便前能向大人预示，学会使用手纸、穿脱裤子的动作等。

2．饮食护理

（1）需供给高热量、高蛋白质及富有维生素、易消化的食物。

（2）对独立进食困难患儿应进行饮食训练，在喂食时，切勿在患儿牙齿紧咬下将汤匙硬行抽出，以防损伤牙齿。

（3）喂食时应保持患儿头处于中线位，患儿头后仰进食可致异物吸入。

（4）要让患儿学习进食动作。如患儿进食的热量无法保证，可进行鼻饲。

3．皮肤护理　经常帮患儿翻身，白天尽量减少卧床时间。及时清理大小便，保持皮肤清洁，防止压力性损伤发生或继发其他感染。

4．功能训练

（1）对瘫痪的肢体应保持功能位，并进行被动或主动运动，促进肌肉、关节活动和改善肌张力。

（2）可配合推拿、按摩、针刺及理疗。

（3）严重肢体畸形者5岁后可考虑手术矫正。

（4）对伴有语言障碍的患儿，应按正常小儿语言发育的规律进行训练，尤其0～6岁是学习语言的关键期，平时要给患儿丰富的语言刺激，鼓励患儿发声、矫正发声异常，并持之以恒地进行语言训练，以增加患儿对社会生活的适应力。

5．术前护理

（1）感觉障碍的护理：尽量不使用热敷、冷敷等。如用热水袋等热敷时，要防止烫伤；使用冰袋等降温时防止冻伤，并要严密观察和交接班。

（2）注意安全：患儿有不同程度肢体功能障碍或感觉异常，行走时应有人陪伴，防止跌倒。

6．术后护理

（1）卧位：术后采取侧卧位或侧俯卧位，按时翻身，翻身时要按轴位翻身法，以防脊髓损伤。

（2）伤口护理：观察伤口渗液情况，保持敷料清洁干燥。

（3）尽早指导家属及患儿，加强肢体功能锻炼，防止废用综合征的发生。

（4）术后注意观察有无腹胀，正确的给患儿腹部按摩，合理进食，少吃产气多的食物，腹胀严重时，及时行肛门排气。

八、健康教育

1．做好产前保健　在妊娠早期预防感染性疾病，如风疹、弓形虫等感染。

2．做好新生儿期预防　主要预防新生儿呼吸暂停、低血糖、胆红素脑病颅内感染等疾病。

3. 做好脑性瘫痪的特殊教育　进行一些特殊的教育和职业训练，培养其克服困难的信心。

4. 进行肢体功能主动与被动锻炼，防止废用性肌肉萎缩。

5. 进行力所能及的日常生活运动，逐渐恢复肢体的活动功能。

案例回顾

本章节的教学案例中，患儿在入院前就出现抽搐、意识丧失、四肢强直抖动、两眼上翻、面色青紫、口吐白沫，抽搐持续数秒可恢复正常。在后续的学习中，我们已经了解到这是典型的"癫痫"表现。如果患儿在病房中出现癫痫发作，你作为责任护士，是否已经掌握了正确的护理措施呢？沉着冷静、开放气道，并积极配合医生进行镇静解痉，安抚患儿及家属，防止意外的发生。

第十一章
内分泌系统疾病患儿的护理

章前引言

　　内分泌系统包括神经系统的丘脑下部、脑垂体、甲状腺、肾上腺和性腺等人体内分泌腺，以及某些脏器中的内分泌组织组成的一个体液调节系统，其主要功能是促进和协调人体生长、发育、性成熟和生殖等过程。激素(hormone)是内分泌系统调节机体生理代谢活动的化学信使，参与细胞内外联系的内源性信号分子和调控分子，进入血液和细胞之间传递信息。在正常生理状态时，各种激素在下丘脑—垂体—靶腺轴的各种反馈机制及其相互之间的调节作用而处于动态平衡状态。因某种原因导致激素的合成、释放、调节及靶细胞的反应出现异常时，均可导致内分泌疾病的发生，常导致生长迟缓、性分化异常和激素功能异常，严重影响儿童体格和智能发育。因此，对于儿童内分泌疾病应早关注、早发现、早诊断、早治疗。

学习目标

1. 识记先天性甲状腺功能减低症、性早熟、儿童糖尿病的概念、分类与病因。
2. 理解先天性甲状腺功能减低症、性早熟、儿童糖尿病的临床表现与治疗原则。
3. 掌握先天性甲状腺功能减低症、性早熟、糖尿病护理措施。

思政目标

培养学生仁爱之心，学会关注社会的现实性需求，以专业的知识为社会群体提供服务。

案例导入

患儿，男，10个月，因生长发育滞后就诊。患儿系足月顺产，生后无窒息。患儿吃奶少，哭声低哑，睡眠时打鼾，皮肤凉，出汗少。平时2~3天1次大便。生长发育较同龄儿落后，4个月会抬头，现不会独坐，不会笑，不认人。查体：体温36.2℃，脉搏100次/分，呼吸30次/分，体重6.0kg，身长57cm，头围40cm。皮肤粗糙、毛发干枯稀少、表情呆滞、眼睑水肿、眼距宽、鼻根低平、舌伸出口外。

思考题

1. 该患儿最可能的临床诊断是什么？
2. 该患儿目前应采取哪些护理措施？

第一节 先天性甲状腺功能减低症

先天性甲状腺功能减低症简称甲减，是由于先天因素使甲状腺激素分泌减少或生物效应低下而引起生长发育缓慢、智能发育障碍的疾病。包括散发性和地方性，是小儿最常见的内分泌疾病。

一、病因与发病机制

1.散发性先天性甲减　由于先天性甲状腺发育障碍或甲状腺激素合成途径中酶的缺陷所致。

（1）甲状腺不发育、发育不全或异位：是造成先天性甲状腺功能低下的最主要的原因，多见于女孩。这类发育不全的甲状腺部分或完全丧失了分泌功能，大多数患儿在出生时即存在甲状腺激素缺乏。

（2）甲状腺激素合成途径障碍：大多为常染色体隐性遗传病，是引起先天性甲状腺功能低下的第二位原因。

（3）促甲状腺素(TSH)、促甲状腺激素释放激素(TRH)缺乏：亦称下丘脑—垂体性甲低或中枢性甲低，主要因为垂体分泌TSH障碍而造成甲状腺功能低下，常见于特发性垂体功能低下或下丘脑、垂体发育缺陷，其中因TRH不足所致者较多见。

（4）母亲因素：因母亲在妊娠期服用抗甲状腺药物，通过胎盘影响胎儿，造成暂时性甲低，通常可在3个月内好转。

（5）甲状腺或靶器官反应性低下。

2.地方性先天性甲减　多因孕妇饮食中缺碘，致使胎儿在胚胎期即因碘缺乏而导致甲状腺功能低下，从而可造成不可逆的神经系统损害。

二、病理生理

甲状腺的主要功能是合成甲状腺素（T_4）和三碘甲状腺原氨酸（T_3）。甲状腺激素的主要生理作用是加速细胞内氧化过程，促进新陈代谢，增高基础代谢率；促进蛋白质合成，增加酶活性；提高糖的吸收和利用；加速脂肪分解、氧化；促进细胞、组织的分化、成熟；促进钙、磷在骨质中的合成代谢和骨、软骨生长；更重要的是促进中枢神经系统的生长发育。因此，当甲状腺功能不足时，可引起代谢障碍、生理功能低下、生长发育迟缓、智能障碍等。

三、临床表现

甲状腺功能减低症患儿症状出现的早晚及轻重程度与患儿残留的甲状腺组织的量及其功能有关。主要临床特征为生长发育落后、智能低下、基础代谢率降低。

1. 新生儿期　缺乏特异性或症状轻微，如患儿为过期产、巨大儿、皮肤粗糙、黄疸消退延迟、少哭、哭声低下、少动、吸吮力差、胎便排出延迟、腹胀、脐疝发生率高，体温低，前后囟门大、心率缓慢等。

2. 婴幼儿及儿童期

（1）特殊面容：面部黏液水肿、眼睑水肿、眼距宽、鼻梁塌、唇厚舌大。

（2）特殊体态：身材矮小、头大、躯干长、四肢短、腹部膨隆。

（3）毛发、皮肤改变：头发枯黄、稀少、皮肤粗糙。

（4）神经系统功能障碍：智力低下、反应迟钝、表情呆滞。

（5）生长发育迟缓：身材矮小、运动发育落后、骨龄发育落后。

（6）生理功能低下：少动、低体温、脉搏及心率缓慢、腹胀、便秘等。

四、辅助检查

1. 新生儿筛查　出生3天的新生儿足跟末梢血滴在滤纸上，干燥后送筛查中心检查TSH浓度作为初筛，大于20mU/L时，再检查血清FT_4、FT_3和TSH以确诊。

2. 甲状腺功能检查　原发性甲低表现为血TSH增高，血清FT_3、FT_4值降低；继发性甲低表现为血TSH正常或降低，血清FT_3、FT_4值降低。

3. 骨龄X线检查　骨龄落后于实际年龄。

4. 甲状腺B超或99m-TC甲状腺显像　部分可显示甲状腺的缺失、异位或发育不良。

五、治疗要点

1. 终身治疗　一旦确诊，需立即终身服药治疗（除暂时性甲低者）。

2. 药物治疗　左甲状腺素钠（$L-T_4$）是治疗先天性甲低最有效的首选药物。

（1）新生儿期甲低初始剂量为10～15μg/kg，每日1次晨起口服。

（2）对于幼儿及年长儿下丘脑—垂体性甲低，$L-T_4$治疗需从小剂量开始。如伴有肾上腺皮质功能不足者，需同时给予生理需要量皮质素治疗，防止突发性肾上腺皮质功能衰竭。

六、常见护理诊断／问题

1. 体温过低　与新陈代谢减低有关。

2. 营养失调　低于机体需要量，与喂养困难、食欲差有关。

3. 便秘　与肌张力低下、肠蠕动减慢、活动量减少有关。

4. 生长发育迟缓　与甲状腺素合成不足有关。

5. 知识缺乏　家长缺乏有关本病的知识。

七、护理措施

1.饮食护理　对小婴儿耐心、细致喂养。在服用甲状腺制剂期间,多补充蛋白质、维生素和矿物质,以满足生长发育的需要。

2.病情观察

(1) 观察精神、食欲、生命体征及生理功能。

(2) 观察动作及智能发育情况。

(3) 对新生儿黄疸持续不退者,仔细观察吸吮、吞咽情况,有无低温、心率慢、呼吸慢、便秘等表现。

3.用药护理

(1) 该病一般需终身服用甲状腺制剂。遵医嘱从足量开始,逐渐调整,直至临床症状好转又无甲状腺功能亢进表现时使用维持剂量。

(2) 治疗过程中要密切观察患儿生长曲线、智商、骨龄,以及血T_3、T_4和TSH的变化等,随时调整剂量。

(3) 严密观察药物不良反应,定期随访。

4.预防感染　由于患儿基础代谢低下,活动量少,体温低且怕冷,应注意保持合适的室内温度,避免受凉。由于患儿机体抵抗力较差,易患感染性疾病,应避免与感染性或传染性疾病患儿和成人接触,同时应加强个人卫生。

5.保持大便通畅　指导家长采取正确的防治便秘的措施,为患儿提供充足液体入量,多吃水果、蔬菜,适当增加活动量,养成定时排便的习惯,必要时采用大便缓泻剂、软化剂或灌肠。

6.加强行为训练,提高自理能力　指导家长掌握训练的方法,并使其充分认识到早期训练的重要性。通过各种方法加强智力、行为训练,以促进生长发育,使其掌握基本生活技能。

八、健康教育

使家长和较大的患儿能充分了解疾病的相关知识,尤其是坚持遵医嘱服药的重要性和服药方法,重要体征的监测方法,以及喂养和早期训练方法,并帮助家长树立战胜疾病的信心。同时,由于本病早期诊断、早期治疗至关重要,护理人员应尽力宣传新生儿筛查的重要性,一经诊断,在出生后的1~2个月内即开始治疗,可避免严重神经系统功能损害,提高患儿的治疗效果。

第二节 性早熟

性早熟是指男童在9岁以前，女童在8岁前出现第二性征或10岁以前出现月经初潮，或任何性发育特征出现年龄较正常儿童平均年龄提前2个标准差以上者。本病女孩多见，男女之比约为1：4。

一、病因和发病机制

（一）病因

性早熟的病因很多，可按下丘脑-垂体-性腺轴功能是否提前发动，将性早熟分为中枢性和外周性两类。

1. 中枢性性早熟（CPP） 又称真性或完全性性早熟，是由于下丘脑—垂体—性腺轴功能提前激活，导致性腺发育和功能成熟。性发育的过程和正常青春期发育的顺序一致，并可具有一定的生育能力。

2. 外周性性早熟 亦称假性或部分性性早熟，是非受控于下丘脑—垂体—性腺轴功能所引起的性早熟，有性激素水平升高，并促使第二性征发育，但下丘脑—垂体—性腺轴不成熟，无性腺发育，无生育能力。

（二）发病机制

人体生殖系统的发育和功能维持受下丘脑—垂体—性腺轴（HpGA）的控制。下丘脑以脉冲形式分泌促性腺激素释放激素（GnRH），刺激垂体前叶分泌促性腺激素（Gn），即黄体生成素（LH）和促卵泡激素（FSH），促进卵巢和睾丸发育，并分泌雌二醇和睾酮，致使性激素水平升高，第二性征呈现和性器官发育。

由于某些原因可使下丘脑神经抑制因子与兴奋因子间的平衡失调，导致下丘脑—垂体—性腺轴提前兴奋，GnRH脉冲释放明显增强而导致中枢性性早熟。中枢神经系统的器质性病变也会直接扰乱GnRH脉冲发生器的调节机制而致病。此外，性早熟的发生还可能与"环境激素污染"问题有关，即一些非甾体激素物质影响相关激素受体的敏感性，由此干扰人类性腺功能。

二、临床表现

1. 中枢性性早熟 主要包括中枢神经系统病变所致性早熟和特发性性早熟两大类。临床症状包括第二性征提前出现，发育顺序与正常一致（女孩首先表现为乳房发育，男孩为睾丸增大），骨龄提前，生长加速和具备生育能力。颅内肿瘤所致性早熟者可有头痛、呕吐、视力障碍等神经系统症状和体征。

2.周围性性早熟 第二性征提前出现，可以是同性的，也可以是异性的；不具备生育能力，其中误服避孕药者乳晕着色极深，阴道有分泌物或出血。

3.部分性性早熟 仅单纯乳房早发育、单纯阴毛早现、月经初潮早而不伴有其他性征的出现。无骨龄提前和生长加速，与中枢性性早熟的早期阶段相似。

三、辅助检查

1.左手腕骨片 中枢性性早熟者骨龄提前1年半以上。

2.性腺轴激素检测 基础的催乳素（PRL）、黄体生成素（LH）、促卵泡激素（FSH2）或T检测在不同类型的性早熟中结果各异，可增高或正常；LHRH激发试验：中枢性性早熟者LH峰值高(>5IU/L)、LH峰值/FSH峰值>0.6以上。

3.CT和MRI 可发现头部、腹部占位病变及肾上腺大小的异常。

4.B超 女性行盆腔B超可见子宫、卵巢体积增大卵泡开始发育；男性可见两侧睾丸不等大或有结节。

四、治疗要点

1.中枢性性早熟的治疗目的 抑制或减慢性发育，特别是阻止女孩月经来潮；抑制骨骼成熟，改善成人期最终身高；进行适当的心理指导。

2.病因治疗 肿瘤引起者应手术摘除或进行化疗；甲状腺功能低下者予甲状腺激素替代治疗；先天性肾上腺皮质增生患儿可采用皮质激素制剂治疗。

3.药物治疗 促性腺激素释放激素类似物，每4周用药1次，用药后，患儿的性发育、生长速度、骨龄成熟得到控制，从而改善成人期最终身高。

五、常见护理诊断/问题

1.生长发育改变 与下丘脑—垂体—性腺轴功能失调有关。

2.自我概念紊乱 与性早熟有关。

六、护理措施

1.饮食护理 食物要多样化、均衡化，纠正不良的饮食习惯，避免摄入过多的高蛋白质、高热量食物，少吃甜食、洋快餐、反季节蔬菜水果和零食等，避免摄入保健品和滋补品。

2.用药护理 长效促性腺激素释放激素类药物是中枢性性早熟的特殊治疗用药，为冻干粉制剂，使用时药物需充分混匀，轻轻摇晃，勿起泡沫，以免抽吸时浪费药液，抽吸后立即注射、现配现用，部分女孩第一次给药后会出现少量阴道出血，一般无需特殊处理。极少数患儿注射部位皮肤出现红肿、溃烂，注意禁止热敷，及时就医处理。

3.日常生活护理　建立良好的生活方式，保证充足的睡眠时间，平时多参加运动，可选择跳绳、跳橡皮筋、爬楼梯等伸展运动。避免接触不健康的电视和书画，不滥用成人的化妆品。

4.心理护理　加强同患儿及家长的沟通，避免在他人面前谈论患儿的疾病，鼓励患儿表达自己情感和想法，帮助其正确地看待自我形象改变，解除思想顾虑，积极配合治疗。

七、健康教育

1.按医嘱每月定时注射药物，不得随便延迟时间、减量或停止使用，以免影响疗效。

2.性早熟患儿仅仅是性发育的过早成熟，智力发育依然停留在孩童水平，家长应注意防范和保护孩子，避免遭受凌辱、意外怀孕等意外事件发生。

3.避免使用塑料制品，避免服用营养滋补品，减少动物性食品、洋快餐及饮料的摄入。

4.定期内分泌门诊复查，监测第二性征等各项指标。

第三节　儿童糖尿病

糖尿病（diabetes mellitus，MD）是由于胰岛素分泌绝对缺乏或相对不足以及胰岛素功能缺陷引起的糖、脂肪、蛋白质的代谢紊乱。儿童型糖尿病主要以1型为主，常因并发酮症酸中毒成为急症之一。

一、病因与发病机制

1型糖尿病的发病机制迄今尚未完全阐明，目前认为是在遗传易感基因的基础上由外界环境因素的作用引起的自身免疫反应导致了胰岛β细胞的损伤和破坏，当胰岛素分泌减少至正常的10%时即出现临床症状。

1.遗传易感性　1型糖尿病为多基因遗传病，现仅证实位于第6号染色体短臂（6p21.3）上的人类白细胞抗原（HLA）的D区Ⅱ类抗原基因与这种易感性有关。研究发现，携带HLA-$DQA_1$52位精氨酸、HLA-$DQB_1$57位非天冬氨酸决定了1型糖尿病的易感性；反之，HLA-$DQA_1$52位非精氨酸和HLA-$DQB_1$57位天冬氨酸决定了1型糖尿病的保护性。但遗传易感基因在不同种族间存在多态性。

2.自身免疫反应　近些年研究发现1型糖尿病患儿的胰腺有胰腺炎的病理改变，同时检测到约90%的1型塘尿病患者在初次诊断时血中出现多种自身抗体，并已证实这类抗体在补体和T细胞的协同下具有的胰岛细胞的毒性作用。新近的研究证实细胞免疫异常在1型糖尿病的发病中起重要作用，最终导致胰岛组织β细胞的破坏。免疫系统对自身组织的攻击可认为是发生1型糖尿病的病理生理基础。

3.环境因素　除遗传、自身免疫因素外，尚有外来激发因子的作用，如病毒感染、化学毒素、饮食中某些成分、胰腺遭到缺血损伤等因素的触发。

二、病理生理

1型糖尿病患儿胰岛β细胞被破坏，而分泌胰高血糖素的α细胞和其他细胞相对增生，致使胰岛素分泌不足或完全丧失是造成代谢紊乱的主要原因，同时由于胰岛素不足而使反调节激素分泌增加更加剧了代谢紊乱。

1.糖代谢紊乱　由于胰岛素分泌减少，使葡萄糖利用减少，糖原合成障碍，同时反调节激素作用增强，致肝糖原分解和糖原异生增加，导致血糖升高。当血糖超过肾糖阈(10mmol/L)时出现糖尿，导致渗透性利尿，临床表现为多尿、脱水、电解质丢失、口渴、多饮等表现。此外，由于组织不能利用葡萄糖，能量不足而饥饿感增强，引起多食。

2.脂肪代谢紊乱　由于胰岛素严重不足，使脂肪合成减少、分解增加，患儿出现消瘦。脂肪分解过程中，使血中脂肪酸增高，肌肉和胰岛素依赖性组织即利用脂肪酸供能以弥补细胞内葡萄糖不足，而大量脂肪酸进入肝，生成乙酰辅酶A，大量乙酰辅酶A转化成酮体，超过组织氧化能力时，可发展至糖尿病酮症酸中毒和昏迷。

3.蛋白质代谢紊乱　患儿蛋白质合成减少、分解加速、导致负氮平衡，出现乏力、消瘦、体重下降、生长发育障碍或迟缓、免疫力下降，易继发感染。

4.水、电解质紊乱　高血糖使血渗透压增高、引起细胞外液高渗、细胞内脱水。渗透性利尿导致水和钠、钾、氯等电解质大量丢失，引起细胞外脱水。患儿本身可能因为厌食、呕吐使电解质摄入不足，排出增加，引起机体电解质平衡紊乱。

三、临床表现

1.症状　典型症状为"三多一少"，即多尿、多饮、多食和体重下降，婴幼儿可表现为夜尿增多或遗尿。约40%以糖尿病酮症酸中毒为首发症状，表现为嗜睡、恶心、呕吐、腹痛、深大呼吸。

2.体征　除体重减轻消瘦外，一般无阳性体征。酮症酸中毒时可出现呼吸深长，带有酮体味，有脱水征和神志的改变。病程较久，血糖控制不好的患儿可出现生长发育落后、智能发育迟缓、肝大等症状。

四、辅助检查

1.血糖　空腹全血血糖≥6.7mmol/L (120mg/dL)、血浆血糖≥7.8mmol/L (140mg/dL)。

2.尿液　尿糖阳性。

3.血气分析　血pH<7.30，HCO_3^-<15mmol/L，证实有代谢性酸中毒。

4.糖耐量试验（OGTT）　仅用于无明显临床症状、尿糖偶尔阳性而血糖正常或稍增高的患儿。

5.糖化血红蛋白（HbA1c）检测　HbAlc是血中葡萄糖与血红蛋白非酶性结合而产生，寿命周期与红细胞相同，反映过去3个月的血糖平均水平。因此，HbAlc可作为患儿以往2～3个月期间血糖控制指标。

五、治疗要点

主要包括五个方面：合理应用胰岛素、饮食管理、运动治疗、自我血糖监测、糖尿病知识教育和心理支持，又称为糖尿病治疗的"五驾马车"。

1.治疗目标主要是控制血糖　使其维持基本正常水平，使糖化血红蛋白<7.5%。另外，保证患儿的正常生长发育，定期筛查并发症和及时诊治其他的同患疾病。

1型糖尿病的治疗原则：①消除临床症状；②预防糖尿病酮症酸中毒的发生；③避免发生低血糖；④保证患儿正常生长、发育和性成熟，防止肥胖；⑤早期诊断和治疗并发症及伴随疾病；⑥避免和延缓慢性并发症的发生和发展；⑦长期、系统管理和教育，并使患儿和家长学会自我管理，保持健康心理，保证合理的学习和生活能力。

2.饮食治疗　患儿饮食应基于个人口味和嗜好，且必须与胰岛素治疗同步进行、以维持正常血糖和保持理想体重。饮食治疗的原则为：均衡营养、定时定量进餐，适合患儿的生长发育，并控制血糖、血脂水平。

3.运动治疗　通过运动增加糖的利用，利于血糖控制。运动是儿童正常生长发育所必需的生活内容，不要限制糖尿病患儿参加任何形式的锻炼，包括竞技运动。运动前应常规检测血糖，如果血糖水平低于5.5mmol/L，在运动前应补充糖类。如果患儿在进餐后的1～3小时进行运动，应在进餐前减少胰岛素的剂量。

六、常见护理诊断/问题

1.营养失调　低于机体需要量，与胰岛素缺乏所致代谢紊乱有关。

2.潜在并发症　酮症酸中毒、低血糖。

3.排尿异常　多尿，与渗透性利尿有关。

4.有感染的危险　与蛋白质代谢紊乱所致抵抗力低下有关。

5.知识缺乏　患儿及家长缺乏糖尿病控制的有关知识和技能。

6.焦虑　与疾病需要长期治疗有关。

七、护理措施

1. 住院　要求避免与感染性患儿同住一室，以免出现交叉感染影响血糖的控制。尽量安排糖尿病患儿同住一室，可增加病患及家长之间治疗经验及信息的交流。

2. 饮食要求

（1）热卡的需要总量需根据患儿的年龄、生长发育和日常生活的需要来选择，每日所需总热量为1000+年龄×(70～100)kcal热量。

（2）热量成分分配：糖类占总热量的55%～60%，脂肪占20%～30%，蛋白质占15%～20%，全日热量分三餐，早、午、晚分别占1/5、2/5、2/5，每餐留少量食物作为加餐。食物要限制纯糖和饱和脂肪酸，要求富含蛋白质和膳食纤维，多饮水，加餐可选择当季水果。督促患儿吃完每餐所给的食物，定时定量。

3. 基础护理　勤洗头、洗澡、修剪指甲。为减少糖刺激会阴部引起瘙痒，每晚需清洗外阴，婴儿要及时更换尿布，防止尿路感染。

4. 专科护理

（1）血糖的监测：每天监测三餐前后，睡前及凌晨2～3点的血糖，并用专用表格详细记录。

（2）运动管理：严重感染、酮症酸中毒需绝对卧床休息。平时合理安排生活，规律运动，运动最好安排在餐后半小时至1小时进行，时间30～40分钟为宜，不超过1小时。运动项目可选择跳绳、打篮球、羽毛球、慢跑等中高强度运动，注意不要运动过量。随身携带糖类食品，以备低血糖急用。

（3）胰岛素注射：胰岛素笔注射和泵注射部位可选上臂外侧、股前部、腹壁、臀部，轮流注射，注射点至少相隔1cm，以免产生局部硬结和皮下脂肪萎缩。注射后依胰岛素的种类不同，督促患儿按时进食，防止低血糖发生。胰岛素泵注射的患儿需注意观察胰岛素泵的工作状态及胰岛素余量，注意防范管路堵塞、打折，针头脱落或电量不足等各种风险引起的高低血糖波动。

（4）预防感染：根据天气变化及时添加衣服，保持皮肤清洁，避免皮肤损伤。如发生感染应遵医嘱应用敏感抗生素治疗，以免感染促发和加重酮症酸中毒发生。

（5）并发症护理

1）酮症酸中毒：如患儿出现嗜睡，腹痛、恶心呕吐、严重脱水、深大呼吸伴烂苹果味应考虑酮症酸中毒的发生。禁食补液纠正脱水是抢救酮症酸中毒的关键，应快速建立2条静脉通路，1条静脉通路扩容补液用，第一小时生理盐水20mL/kg，要求30～60分钟内输入，随后根据患儿脱水程度及血气分析结果维续输液。另一静脉通路可用微量泵输入胰岛素0.1IU/(kg·h)降血糖，降糖速度不宜过快，一般每小时降低4～6mmol/L为宜，输液过程中要注意补钾。防止脑水肿引起患儿抽搐的发生，必要时可输注甘露醇降低颅内压。纠正酮症酸中毒一般需要24~72小时，期间注意密切观察并详细记录患儿的体温、脉搏、呼吸、血压、神志、瞳孔、尿量及循环情况，定期评估补液效果。遵医嘱监测血糖、血酮、血气、电解质。

2）低血糖：糖尿病患儿血糖<3.9mmol/L即提示有低血糖，注重患儿及家长的主诉，密切观察患儿有无面色苍白、出冷汗、头晕、心慌、饥饿感、无力、甚至抽搐、昏迷等低血糖表现。如出现低血糖，取平卧位，立即口服糖水或糖果，严重者静脉注射10%葡萄糖溶液1~2mL/kg，速度1mL/min。15分钟后复测血糖。

6.心理护理　糖尿病患儿终生用药及严格饮食管理导致患儿和家长出现焦虑的情绪，护理人员要做好心理疏导，减轻其焦虑，使其配合治疗和护理。

八、健康教育

1.向家长和年长儿进行糖尿病相关知识教育，教会家长正确测量血糖并记录，指导家长观察低血糖及酮症酸中毒的发生，强调患儿须随身携带糖尿病诊断卡及糖类食品，一旦患儿出现低血糖症状，需立即补充糖类食品，如出现酮症酸中毒的表现，应立即到医院救治。

2.用通俗易懂的语言向家长强调饮食管理的重要性，进餐要定时定量，尽量避免食用油炸食品、熏制食品和腌制食品等。指导家长膳食搭配及方法，以达到配合治疗的目的。

3.向家长说明感染是加重疾病的主要危险因素，注意个人清洁卫生，防止交叉感染。

4.教会家长及年长儿掌握血糖仪及胰岛素注射笔的操作方法，并用专用表格详细记录。每天按时注射胰岛素，记录每天血糖变化和胰岛素用量。

5.合理安排生活，避免高强度、剧烈的活动。教育患儿随身携带糖块及卡片、写上姓名住址、病名、膳食治疗量、胰岛素注射量、医院名称及负责医生，以便任何时候发生并发症可立即救治。

6.定期复查了解治疗效果及并发症情况、调整治疗方案。

7.定期接受教育，不断更新治疗护理知识。

案例回顾

患儿最可能的临床诊断是先天性甲状腺功能减低症。目前应采取护理措施如下：

（1）饮食护理：对小婴儿耐心、细致喂养。在服用甲状腺制剂期间，多补充蛋白质、维生素和矿物质，以满足生长发育的需要。

（2）病情观察：观察精神、食欲、生命体征及智能发育等。

（3）用药护理：遵医嘱从足量开始，逐渐调整，直至临床症状好转又无甲状腺功能亢进表现时使用维持剂量,定期随访。

(4)预防感染:由于患儿基础代谢低下,活动量少,体温低且怕冷,应注意保持合适的室内温度,避免受凉。由于患儿机体抵抗力较差,易患感染性疾病,应避免与感染性或传染性疾病患儿和成人接触,同时应加强个人卫生。

(5)保持大便通畅:指导家长采取正确的防治便秘的措施,为患儿提供充足液体入量,多吃水果、蔬菜,养成定时排便的习惯。

(6)加强行为训练,提高自理能力:指导家长掌握训练的方法,并使其充分认识到早期训练的重要性。通过各种方法加强智力、行为训练,以促进生长发育。

第十二章
免疫系统疾病患儿的护理

章前引言

　　免疫（immunity）是机体的一种生理性保护机制，其本质为识别自身，排除异己；具体功能包括防御感染；清除衰老、损伤或死亡的细胞，稳定机体内环境；识别和清除本身突变细胞以及外源性非自身异质性细胞，维持自身内环境稳定。免疫功能失调会导致异常免疫反应，不仅可出现以感染易感性增高为主的免疫缺陷表现和免疫监视功能受损而发生恶性肿瘤，也可导致过敏反应、自身免疫反应和过度炎症反应。

　　近年来，小儿临床免疫专业在基础和应用研究方面进展迅速，在原发性免疫缺陷病以及过敏性免疫疾病取得一定的研究成果。幼年特发性关节炎（JIA）、川崎病（KD）、过敏性紫癜（HSP）等疾病的诊治意义相继登载，为今后的儿科临床免疫多中心合作研究奠定了基础。护理作为医疗的重要一环，在儿科临床免疫多中心合作中研究中占据重要地位。

学习目标

1. 理解儿童免疫系统发育特点。
2. 识记原发性免疫缺陷病、继发性免疫缺陷病、幼年特发性关节炎、过敏性紫癜、皮肤黏膜淋巴结综合征的临床表现、护理诊断、护理措施。
3. 熟悉上述疾病病因、辅助检查及治疗原则。
4. 掌握按照护理程序对皮肤黏膜淋巴结综合征患儿实施整体护理。

思政目标

培养护士积极开展儿童临床免疫专业内容基础学习和应用研究,与医疗携手并肩,不断实践,积累交流护理经验,提高专业护理水平。

案例导入

患儿,男,4岁,发热和全身皮疹7天入院。体温38.3~39.8℃,服用退热药、抗生素效果不明显。查体:全身大量红色皮疹,压之褪色,双眼充血明显,咽部充血,颈部淋巴结肿大,口腔黏膜潮红,舌乳头凸起呈杨梅舌。目前双手指端膜状脱皮。辅助检查:WBC:$26.8×10^9$/L,中性粒细胞84%,淋巴细胞16%。

思考题

1. 该患儿的临床诊断是什么?
2. 目前最重要的潜在并发症?

第一节 儿童免疫系统发育特点

一、非特异性免疫

非特异性免疫（non-specific immunity），又称先天免疫或固有免疫，指机体出生就具有的天然免疫。主要包括：屏障防御机制（皮肤—黏膜屏障、血—脑脊液屏障、血—胎盘屏障等）、细胞吞噬系统、补体系统和免疫分子作用。

（一）屏障防御机制

小儿皮肤角质层薄嫩，屏障作用差，易受机械或物理损伤而继发感染。此外，新生儿皮肤较成人偏碱性，易于细菌真菌增殖；肠道通透性高，胃酸较少，杀菌力低；血脑屏障、淋巴功能未发育成熟；呼吸道纤毛细胞发育不完善等，均导致新生儿和婴幼儿的非特异性免疫功能较差，随年龄增长而逐步发育健全。

（二）细胞吞噬系统

主要包括单核或巨噬细胞和中性粒细胞，但缺乏辅助因子，新生儿单核细胞趋化、黏附、吞噬、氧化能力较成人差。在胎龄34周时，中性粒细胞的趋化、吞噬和细胞内杀菌功能已趋成熟。受分娩刺激，出生后12小时外周血中性粒细胞计数较高，72小时渐下降，后逐渐上升达成人水平。但新生儿的各种吞噬细胞功能可呈暂时性低下，这与新生儿时期缺乏血清补体、调理素、趋化因子等有关。

（三）补体系统

由于母体的补体不转输给胎儿，故新生儿补体经典途径成分（CH50、C3、C4、C5）活性是其母亲的50%~60%，出生后3~6个月达到成人水平；旁路途径的各种成分发育更为落后，未成熟儿补体经典和旁路途径均低于成熟儿。

二、特异性免疫

特异性免疫（specific immunity），又称获得性免疫或适应性免疫（adaptive immunity），是机体在后天与抗原物质接触后产生的，包括细胞免疫和体液免疫。特异性免疫是在非特异性免疫的基础上，由免疫器官（骨髓、胸腺、脾、淋巴结）和免疫活性细胞（T细胞和B细胞）完成。

（一）特异性细胞免疫

足月新生儿外周血中T细胞绝对数已达到成人水平，其中CD4阳性的T细胞较多，具有抑制/细胞毒作用的CD8阳性的T细胞相对较少，CD4/CD8的比值高达3~4，之后逐渐下降，2岁时为2（达成人水平）。新生儿时期CD4细胞辅助功能低，可使B细胞产生免疫球蛋白受抑制，在6月龄时CD4辅助功能才趋于正常。

（二）特异性体液免疫

1. B细胞　由于尚未接触抗原刺激，胎儿和新生儿有产生IgM的B细胞，但无产生IgG和IgA的B细胞。分泌IgG和IgA的B细胞通常于2岁、5岁时达到成人水平。

2. 免疫球蛋白（immunoglobulin，Ig）　具有抗体活性的Ig是B细胞最终分化为浆细胞的产物，可分为IgG、IgA、IgM、IgD及IgE 5类。

（1）IgM：胎儿期已能产生IgM，由于IgM不能通过胎盘，故胎儿期血液中IgM含量始终较低。脐血IgM含量增高提示有宫内感染。男孩于3岁，女孩于6岁达成人水平。

（2）IgG：是唯一可以通过胎盘的Ig，新生儿血液中IgG主要来源于母体，于生后6个月时几乎全部消失，而自身合成的IgG量从3个月后逐渐增加，8~10岁时达成人水平。

（3）IgA：发育最迟，胎儿期不产生，至青春后期或成人期才达成人水平。婴儿出生后可从母亲初乳中获得部分SIgA，在呼吸道、肠道发挥作用，2~4岁时SIgA达成人水平。

（4）IgD和IgE：目前不清楚IgD生物学作用，IgE是血清含量最低的一种，主要参与Ⅰ型超敏反应。

第二节　原发性免疫缺陷病

免疫缺陷病（immunodeficiency disease，ID）是指由于免疫系统先天发育障碍或后天损伤而致的一组综合征，临床上表现为易反复感染。免疫缺陷病可为遗传性，即由不同基因缺陷导致免疫系统功能损害的疾病，称为原发性免疫缺陷病（primary immunodeficiency，PID）；也可为后天因素影响免疫系统，如感染、营养紊乱和某些疾病状态所致，称为继发性免疫缺陷病（secondary immunodeficiency，SID）；因其程度较轻，又称为免疫功能低下（Immuno-compromise）。由人类免疫缺陷病毒（human immunodeficiency virus，HIV）感染所致者，称为获得性免疫缺陷综合征（acquired immunodeficiency syndrome，AIDS）。

一、病因

PID的病因目前尚不清楚，可能与以下因素有关：①遗传因素：由于基因突变或基因复制过程中出现异常引起。②宫内因素：有报道胎儿风疹病毒、巨细胞病毒、疱疹病毒等感染后可引起免疫系统发育障碍。

二、分类

最新的PID分类包括10类：①联合免疫缺陷病（CID）；②伴典型表现的联合免疫缺陷综合征；③抗体免疫缺陷病；④免疫调节失衡性疾病；⑤吞噬细胞缺陷；⑥天然免疫缺陷；⑦自身炎症性疾病；⑧补体缺陷；⑨单基因骨髓衰竭综合征；⑩拟表型免疫疾病。

三、临床表现

（一）共同表现

1.反复感染　最常见症状，表现为反复、严重、持久、难治的感染，不常见和致病力低的细菌常为感染源。①年龄：<1岁占40%，1~5岁占40%。②部位：呼吸道最常见，其次为胃肠道。③病原体：化脓性细菌、病毒、结核杆菌、沙门菌属、真菌和原虫感染。毒力不强、多为机会性感染。④感染过程：反复发作或迁延不愈，治疗效果差。

2.自身免疫性疾病　包括溶血性贫血、系统性血管炎等。

3.恶性肿瘤　以淋巴系统肿瘤多见。

4.其他表现　常见特殊面容、生长发育延迟或停滞、难以控制的低钙惊厥等。

（二）特殊表现

除反复感染外，不同的免疫缺陷可有不同的临床特征。

四、辅助检查

（一）体格检查

严重或反复感染可致体重下降、发育滞后、营养不良、轻—中度贫血和肝脾大。B细胞缺陷者的周围淋巴组织如扁桃体和淋巴结变小或缺如。X连锁淋巴组织增生症则出现全身淋巴结肿大，可存在皮肤疖肿、口腔炎、牙周炎和鹅口疮等感染证据。某些特殊综合征则有相应的体征，如胸腺发育不全、湿疹、血小板减少伴免疫缺陷等疾病。

（二）实验室检查

迟发皮肤过敏试验（DCH）测定细胞免疫功能、血清免疫球蛋白含量测定判断体液免疫功能、基因突变分析以及产前诊断。

（三）影像学检查

婴幼儿胸部X线片缺乏胸腺影者提示T细胞功能缺陷。

五、治疗要点

（一）一般治疗

包括预防和治疗感染。发现感染灶及时治疗，长期抗感染必要时预防性给药；下呼吸道感染定期肺部影像学和肺功能监测。

（二）替代治疗

包括静脉注射丙种球蛋白，高效价免疫血清球蛋白，输注血浆、白细胞、细胞因子。

（三）免疫重建

包括胸腺组织移植、造血干细胞移植。

六、常见护理诊断/问题

1. 有感染的危险　与免疫功能缺陷有关。
2. 焦虑　与反复感染、预后较差有关。

七、护理措施

（一）预防感染

1. 保护性隔离　患儿住单间病室，减少探视；禁止呼吸道感染或皮肤感染人员进入病室，医护人员接触患儿前严格手卫生，戴口罩帽子、严格执行无菌操作。病室空气、环境按规范消毒。

2. 加强基础护理，提供高热量、高蛋白质、高维生素、低脂肪饮食，少食多餐，定时定量，营养丰富。做好皮肤口腔护理，观察患儿口腔黏膜有无感染征象并及时处理，如白念珠菌感染，遵医嘱予3%碳酸氢钠和制菌酶素涂擦口腔。

3. 合理使用静脉丙种球蛋白，用药过程中严密观察有无不良反应。

（二）严密观察病情

1. 根据药物敏感试验合理选择抗菌药物，应用抗菌药物的间隔时间应比免疫正常的患儿间隔时间短，观察使用效果。

2. 原发性免疫缺陷病病情重、年龄小、变化快，要加强病房巡视，防止意外发生。

3. 控制呼吸道感染。及时清除口鼻分泌物，协助患儿更换体位，氧气雾化吸入同时轻拍背部，必要时吸痰，促进炎症的消散。

（三）心理护理

加强与患儿和家长的沟通，介绍疾病治疗的相关新进展，给予心理支持。

（四）健康教育

1. 加强对PID的早期识别和干预，做好遗传咨询，检出致病基因携带者。对曾生育过免疫缺陷病的孕妇应做羊水检查，以确定是否终止妊娠。

2. 疫苗接种注意事项　严重抗体和细胞免疫缺陷患儿，禁用减毒活疫菌如天花卡介苗等，以防发生疫苗诱导的感染。当患儿接触水痘患者后，应注射水痘—带状疱疹免疫球蛋白（VZG）或用无环鸟苷预防。

第三节 继发性免疫缺陷病

继发性免疫缺陷病（secondary immunodeficiency，SID）是出生后因不利的环境因素导致免疫系统暂时性的功能障碍，当不利因素得到纠正，免疫功能即可恢复正常。人的一生中，在某一特定的时期或环境下均可能发生一过性SID。SID的发病率远高于PID，且为可逆性。

一、病因

营养紊乱是儿童时期最常见的SID的原因，包括蛋白质—热量营养不良、锌、铁缺乏症、维生素A缺乏症和肥胖症。此外，免疫抑制剂、遗传性疾病、肿瘤和血液病、新生儿生理性免疫功能低下、感染等均与SID有一定关系。

二、临床表现

大多数SID由其他疾病引起，具有相应疾病的临床表现，共同特点是反复感染，且多为机会感染。包括反复上呼吸道感染、支气管炎和肺炎，亦有胃肠道感染者，一般症状较轻。

三、治疗要点

1. 积极防治原发性疾病，去除导致免疫损伤的诱发因素。
2. 体液免疫缺陷者，肌内注射丙种球蛋白，每月1次。
3. 蛋白质-热能营养不良、补体缺损者，输注新鲜或冷藏血浆。
4. T细胞功能受损、粒细胞功能缺陷者，口服左旋咪唑、注射胸腺肽、转移因子等。

四、获得性免疫缺陷综合征（艾滋病）

获得性免疫缺陷综合征（AIDS），即艾滋病，是由人类免疫缺陷病毒（HIV）所引起的一种传播迅速、病死率极高的感染性疾病。

（一）病因及发病机制

HIV属RNA反转录病毒，已知有HIV-Ⅰ和HIV-Ⅱ两个型，HIV-Ⅱ致病性较HIV-Ⅰ弱。该病毒对热敏感，56℃30分钟能灭活，50%浓度的酒精、0.3%过氧化氢、0.2%次氯酸钠及10%漂白粉，经10分钟能灭活病毒，但对甲醛溶液、紫外线和γ射线不敏感。

HIV产生的逆向转录酶以病毒RNA为模板，使逆向转录而产生cDNA，然后整合入宿主细胞DNA链中，随着宿主细胞DNA的复制而得以繁殖。病毒感染靶细胞后1～2周内芽生脱落而离开原细胞侵入新靶细胞，使得人体CD4$^+$T细胞遭受破坏。由于CD4$^+$T细胞被大量破坏，丧失辅助B细胞分化的能力，使体液免疫功能亦出现异常，表现为高免疫球蛋白血症、出现自身抗体和对新抗原反应性降低。抗体反应缺陷，使患儿易患严重化脓性病变；细胞免疫功能低或衰竭，引起各种机会性感染，如结核菌、卡氏肺囊虫等感染，常是致死原因。

（二）流行病学

小儿患病自成人传播而来。1982年报道了首例儿童HIV感染，估计全球每天有1 000例HIV感染的新生儿出生。母婴传播的阻断策略是目前最为有效的控制婴幼儿感染的方式，通过成功干预，母婴传播风险可以降至2%以内。

1.传染源　患者和无症状病毒携带者是本病的传染源，特别是后者。病毒主要存在于血液、精子、子宫和阴道分泌物中。其他体液如唾液、眼泪和乳汁也含有病毒，具有传染性。

2.儿童HIV感染的传播方式

（1）母婴传播：是儿童感染的主要途径。HIV孕妇可以通过胎盘、产程中及产后血性分泌物或喂奶等方式传播给婴儿。

（2）血源传播：如输血、注射、器官移植等。

（三）临床表现

儿童HIV感染临床表现差异很大，出生前感染者发病早、进展快，出生后感染者发病晚、进展慢。

1.潜伏期　2～10年，平均5年。胎内感染者大多1年内发病，此期无任何临床表现。

2.发病后的临床表现

（1）一般表现：①发热、厌食、多汗、体重减轻、疲乏无力。②慢性腹泻。③口腔真菌感染、中耳炎或上呼吸道感染、全身浅表淋巴结肿大、肝脾肿大。④生长发育障碍。

（2）突出表现：反复持续的感染，尤其是机会性感染。卡氏肺囊虫肺炎（PCP）最常见，典型表现为发热、呼吸困难、缺氧，肺部X线片可见间质浸润或弥漫性肺泡病变，结节状或大叶浸润等，可导致死亡。

3.先天性HIV感染　通常为小样儿，可见淋巴结肿大。

4.其他表现

（1）HIV脑病：较常见，表现为生长发育停滞、智力低下、语言能力丧失、运动障碍、痴呆、瘫痪或昏迷等。

（2）淋巴细胞间质性肺炎（LIP）：患儿出现发作性呼吸困难、缺氧、肺部可闻及啰音等。

（3）肿瘤：约有2%AIDS患儿可合并恶性病变，如非霍奇金淋巴瘤。

（四）辅助检查

1.病原学诊断

（1）病毒抗体检测：初筛试验的主要手段，包括：①初筛试验：血清或尿的酶联免疫吸附试验，血快速试验。②确认试验：蛋白印迹试验或免疫荧光检测试验。

（2）抗原检测：检测病毒核心抗原P_{24}，一般感染后1～2周内即可检出。

(3) 病毒核酸检测。

2.免疫缺陷的实验诊断　血淋巴细胞亚群分析 $CD4^+/CD8^+$ 倒置,自然杀伤细胞活性降低,皮肤迟发性变态反应减退或消失,抗淋巴细胞抗体和抗精子抗体、抗核抗体阳性。

(五) 治疗要点

1.抗病毒治疗

（1）核苷类反转录酶抑制剂:如齐多夫定（AZT）、二脱氧肌苷（DDI）、拉米夫定（STC）和司坦夫定（d4T）等。

（2）非核苷反转录酶抑制剂:如奈韦拉平（NVP）、地拉韦定（DLR）等。

（3）蛋白酶抑制剂:如沙奎那韦（saquinavir）等。

目前提倡2种以上药物联合治疗,确诊AIDS患儿应转入指定医院接受治疗。

2.免疫学治疗　基因重组IL-2与抗病毒药物同时应用以改善免疫功能。

3.支持及对症治疗　包括输血及营养支持疗法,补充维生素特别是维生素B_{12}和叶酸。

4.抗感染和抗肿瘤治疗。

(六) 常见护理诊断/问题

1.有感染的危险　与机体免疫功能缺陷有关。

2.营养失调低于机体需要量,与疾病消耗和感染有关。

3.皮肤完整性受损　与血小板减少、皮肤感染、腹泻等有关。

4.恐惧　与AIDS病情重、治疗效果差、预后不良及担心受歧视有关。

5.社交孤立　与AIDS不易被社会接受有关。

6.潜在并发症　多器官功能衰竭、血源性相关感染、排斥反应等。

(七) 护理措施

1.预防和控制机会性感染

（1）保护性隔离,注意观察患儿有无真菌感染或继发性病毒感染。

（2）输注免疫球蛋白以提高免疫力,有利于控制感染。

（3）卡氏肺囊虫感染的患儿,保持呼吸道通畅,给予吸氧,协助排痰,进行呼吸训练以减少氧消耗,严密观察患儿呼吸频率、深度的变化。

（4）腹泻患儿,观察患儿肛门周围皮肤情况,便后温水清洗、软布吸干,肛周涂护臀膏以防糜烂。

2.生活护理

（1）休息与活动:病情重或伴有严重并发症时,应限制活动或卧床休息,做好安全护理;稳定期鼓励患儿循序渐进进行体格锻炼,增强抗病能力。

（2）饮食:合理膳食,保证营养;做好口腔护理;不能进食者经静脉补充液体及营养。

3.监测病情

（1）观察患儿生命体征及一般情况,如精神状态,有无疲乏、消瘦、盗汗等。观察患儿体重，每周测量1～2次。

（2）观察皮肤、口腔和生殖道黏膜情况，如口腔黏膜白斑、溃疡等。

（3）观察患儿有无相关呼吸道症状（咳嗽、咳痰、胸痛及呼吸困难等）、神经系统症状（头痛、呕吐、意识障碍、痴呆等）、消化系统症状等。

（4）观察有无感染迹象，遵医嘱用药，注意用药反应。

4.**用药护理**　讲解所有药物的用药时间、方法、用量、不良反应及注意事项，提高用药依从性，不得擅自减量或停药。

5.**心理护理**　提供舒适的治疗环境，尊重患儿的人格，帮助树立恢复正常生活的信心，解决心理障碍。若患儿是由于母婴传播引起的，母亲会出现愧疚、罪恶感，应给予母亲心理支持，缓解心理压力。

第四节　幼年特发性关节炎

幼年特发性关节炎（juvenile idiopathic arthritis，JIA）是儿童时期常见的风湿性疾病，以慢性关节滑膜炎为主要特征，伴全身多脏器功能损害。是小儿时期残疾、失明的重要原因。2001国际风湿病学会联盟（ILAR）儿科常委专家会议，将"儿童时期（16岁以下）不明原因关节肿胀、疼痛持续6周以上者"，命名为幼年特发性关节炎。

一、病因及发病机制

病因至今尚不明确，可能与感染、遗传、免疫等多种因素有关。虽然多种细菌（链球菌、沙门菌等）、病毒（风疹、EB病毒等）、支原体、衣原体感染与本病发生有关，但尚未证实感染是本病发生的直接原因。JIA的发病机制可能为：各种感染性微生物的特殊成分作用于具有遗传学背景的人群，激活免疫细胞触发异常免疫反应，引起自身组织的损害和变性。

二、病理

关节病变以慢性非化脓性滑膜炎为特征，受累滑膜的滑膜绒毛肥大，滑膜内细胞层细胞增生。滑膜下组织充血水肿，通常有大量血管内皮细胞增生以及淋巴细胞和浆细胞浸润，从而导致血管翳形成以及关节软骨出现进行侵蚀和破坏。皮疹是JIA的重要特征之一，其病理学改变为皮下组织的毛细血管和小静脉周围的淋巴细胞浸润，在主要腔隙结构的浆膜层表面可能发生非特异性纤维素性浆膜炎，其临床表现为疼痛、浆膜腔渗出和积液。非滤泡性增生可引起淋巴结和脾脏增大。

三、临床表现

（一）全身型

任何年龄可发病，多见于2~4岁。发热和皮疹为典型症状，每次发热至少2周以上，呈弛张热，伴一过性红斑样皮疹、关节炎、关节痛、淋巴结肿大、肝脾大、浆膜炎。

（二）多关节型 JIA

多见女孩，发病最初6个月受累关节≥5个。

1. 类风湿因子阴性　多为对称性，大小关节均可受累，以颈椎及下颌关节最为常见，表现为张口困难，小颌畸形。
2. 类风湿因子阳性　渐进性、对称性的多关节受累，以手部小关节为主，如近端指间关节、掌指关节。关节症状较重，约半数以上可发生关节强直变形影响关节功能，可出现类风湿结节。

（三）少关节型 JIA

多见女孩，起病多在5岁之前。发病最初6个月1~4个关节受累，以膝、踝、肘、腕等大关节为主，多为非对称性。关节炎反复发作，可导致双腿不等长。少数患儿发生虹膜睫状体炎而造成视力障碍甚至失明。

（四）与附着点炎症相关的关节炎

多见于男孩，起病多在6岁之前。四肢关节炎常为首发症状，以髋、膝、踝下肢大关节受累多见，表现为肿、痛、活动受限。

（五）银屑病性关节炎

多见于女孩，一或多个关节炎合并银屑病或关节炎合并以下任意2项：指（趾）炎、指甲凹陷或指甲脱离、一级亲属有银屑病史。

四、辅助检查

（一）实验室检查

1. 血液检查　活动期可有轻度或中度贫血，多数患儿白细胞数增高，以中性粒细胞为主；血沉加快，C反应蛋白、黏蛋白大多增高。
2. 免疫检测　免疫球蛋白IgG、IgM、IgA均增高，部分病例类风湿因子和抗核抗体可为阳性。

（二）影像学检查

X线检查早期可见关节附近软组织肿胀，关节周围骨质疏松，晚期可见关节面融合，骨膜反应和关节半脱位。

五、治疗要点

治疗原则：控制病变的活动度，减轻或消除关节疼痛和肿胀，预防感染和关节炎症的加重；预防关节功能不全和残疾，恢复关节功能和生活与劳动能力。

1. 药物疗法　应用水杨酸制剂与非甾体类抗炎药物（萘普生、布洛芬等）、甲氨蝶呤、肾上腺皮质激素、免疫抑制剂等进行抗JIA治疗。

2. 理疗　尽早开始，保护关节活动及肌力强度，如中药热浴。

3. 虹膜睫状体炎治疗　轻者可用扩瞳剂与肾上腺皮质激素类眼药水。视力影响严重者需加用小剂量激素。

六、常见护理诊断/问题

1. 体温过高　与非化脓性炎症有关。
2. 疼痛　与关节炎症和肿胀有关。
3. 躯体活动障碍　与关节疼痛、畸形有关。
4. 潜在并发症　药物不良反应。
5. 焦虑　与发生关节强直畸形有关。

七、护理措施

（一）一般护理

发热者密切监测体温变化，注意热型；给予高热量、高蛋白质、高维生素、易消化饮食，保证水分摄入充足；保持皮肤、口腔清洁；遵医嘱使用退热抗炎药物；观察有无皮疹、眼部受损及心功能不全的表现。

（二）减轻关节疼痛，维护关节的正常功能

急性期应卧床休息，注意观察关节炎症状；保持舒适体位，保护患肢不受压，减轻疼痛；急性期过后尽早开始康复治疗，以恢复关节功能；对关节畸形的患儿，注意防止外伤。

（三）用药护理

注意观察药物副作用，如使用非甾体抗炎药定期复查血象、肝、肾功能。使用免疫抑制剂注意白细胞计数。

（四）心理护理

加强沟通，及时给予心理支持，指导患儿及家长做好受损关节的功能锻炼，帮助患儿克服因疾病产生的自卑心理。

（五）健康教育

指导父母不要过度保护患儿，鼓励患儿参加正常的活动和学习。促进其身心健康的发展。

广泛宣传疾病诱因，介绍疾病相关治疗进展以及康复信息，帮助提高信心。

第五节　过敏性紫癜

过敏性紫癜（anaphylactoid purpura）又称亨舒综合征（Henoch-Schonlein syndrome，HSP），是以小血管炎为主要病变的系统性血管炎。临床特点为非血小板减少性紫癜，常伴关节肿痛、腹痛、便血、血尿和蛋白尿。多发生于2~8岁的儿童，男孩多于女孩。

一、病因及发病机制

病因尚未明确，虽然食物过敏、药物（阿司匹林抗生素等）、感染（细菌病毒等）、疫苗接种、麻醉、恶性病变等与过敏性紫癜发病有关，但无确切证据。

主要发病机制可能为IgA1分子糖基化异常及清除障碍，沉积于小血管壁引起自身炎症反应和组织损伤。本病发病有家族及种族倾向，亚洲发病率较高。

二、病理

本病病理改变为全身性白细胞碎裂性小血管炎，以毛细血管炎为主，亦可波及小静脉和小动脉。

三、临床表现

多为急性起病，起病前1~3周常有上呼吸道感染史。首发症状以皮肤紫癜为主，少数病例以腹痛、关节炎或肾脏症状首先出现。

（一）皮肤紫癜

反复出现为本病特征，多见于四肢及臀部，对称分布。初起呈紫红色斑丘疹，高出皮面，压不褪色，数日后转为暗紫色，最终呈棕褐色消退。少数重症患儿紫癜可融合成大疱伴出血性坏死。一般在4~6周后消退，部分患儿间隔数周数月后复发。

（二）胃肠道症状

约见于2/3病例。以阵发性剧烈腹痛为主，常位于脐周或下腹部，可伴呕吐。部分患儿可有黑便或血便。

（三）关节症状

约见于1/3病例。膝、踝、肘腕等大关节肿痛，活动受限，数日内消失，无后遗症。

（四）肾脏症状

见于30%~60%病例。多数患儿出现血尿、蛋白尿和管型尿，伴血压增高及水肿，称为紫癜性肾炎；少数呈肾病综合征表现。大多数患儿预后良好，少数发展为慢性肾炎，死于慢性肾衰竭。

四、辅助检查

（一）实验室检查

1. 血象　白细胞数正常或轻度增高，中性和嗜酸性粒细胞可增高。血小板计数正常甚至升高，出血和凝血时间正常，血块退缩试验正常，部分患儿毛细血管脆性试验阳性。

2. 其他　肾脏受损可有血尿、蛋白尿、管型；血沉轻度增快；血清IgA浓度往往升高，IgG、IgM水平升高或正常；大便潜血试验阳性。

（二）影像学检查

腹部超声有利于早期诊断肠套叠。头颅MRI对中枢神经系统症状患儿可有提示，肾脏症状较重可行肾穿刺。

五、治疗要点

（一）一般治疗

卧床休息，积极寻找去除致病因素。有荨麻疹或血管神经性水肿时，应用抗组织胺药物、维生素C。

（二）糖皮质激素和免疫抑制剂

急性期腹痛和关节痛时可应用糖皮质激素。重症过敏性紫癜肾炎可加用免疫抑制剂如环磷酰胺等。

（三）抗凝治疗

应用阿司匹林可阻止血小板凝集和血栓形成，如伴明显高凝状态，可予肝素治疗。

六、常见护理诊断/问题

1. 皮肤完整性受损　与血管炎有关。
2. 疼痛　与关节肿痛、肠道炎症有关。
3. 潜在并发症　消化道出血、紫癜性肾炎。

七、护理措施

（一）皮肤护理

观察皮疹形态、颜色、数量、分布，是否反复出现，每日记录并交班；保持皮肤清洁干燥，防擦伤和小儿抓伤，如有破溃及时处理；皮疹部位温水清洗，忌用肥皂，皮肤瘙痒处炉甘石洗剂涂抹；避免接触已知的致敏原。

（二）疼痛护理

腹痛患儿应卧床休息，做好生活护理。观察患儿关节疼痛及肿胀程度，协助患儿选用舒适体位以减轻疼痛。遵医嘱使用糖皮质激素缓解疼痛。

（三）紫癜性肾炎的护理

评估患儿水肿部位及程度；详细记录出入量，观察尿量、尿色，定期尿常规检查。监测血压，若患儿头痛、血压升高、呕吐立即报告医生，水肿高血压期严格卧床休息。

第六节 皮肤黏膜淋巴结综合征

皮肤黏膜淋巴结综合征（mucocutaneous lymphnode syndrome，MCLS）又称为川崎病（Kawasaki disease，KD），是病因不明的急性自限性血管炎。15%～20%未经治疗的患儿发生冠状动脉损害。常见于5岁以下儿童，男孩多于女孩，发病率呈逐年上升趋势。

一、病因及发病机制

病因不明，可能与立克次体、葡萄球菌、链球菌、反转录病毒、支原体等多种病原体感染有关，但均未能证实。发病机制尚不清楚。目前认为川崎病是一定易患宿主对多种感染病原触发的一种免疫介导的全身性血管炎。

二、病理

病理过程可分为四期，Ⅰ期：1～9天，小动脉周围炎症，冠状动脉主要分支血管壁上的小营养动脉和静脉受到侵犯。Ⅱ期：12～25天，冠状动脉主要分支全层血管炎，血栓和动脉瘤形成。Ⅲ期：28～31天，动脉炎症渐消退，血栓和肉芽形成，纤维组织增生，冠状动脉部分或完全阻塞。Ⅳ期：数月至数年，病变逐渐愈合，心肌瘢痕形成，阻塞动脉可能再通。

三、临床表现

（一）主要表现

1. **发热** 39～40℃，持续7～14天或更长，呈稽留或弛张热型，抗生素治疗无效。
2. **皮肤、黏膜表现** ①球结合膜充血，起病3～4天出现。②唇及口腔：唇充血皲裂，口腔黏膜弥漫充血，草莓舌。③手足：急性期手足硬性水肿、掌跖红斑，恢复期指/趾端膜状脱皮有横沟，重者指/趾甲脱落。④多形红斑样或猩红热样皮疹，躯干部多见，常在第1周出现。肛周皮肤发红脱皮。

3.颈淋巴结肿大　单侧或双侧，表面不红无化脓，可有触痛。

（二）心脏表现

病后1~6周出现心包炎、心肌炎、心内膜炎。冠状动脉损害多发生于第2~4周，心肌梗死和冠状动脉瘤破裂可致心源性休克甚至猝死。

（三）其他

间质性肺炎、无菌性脑膜炎、消化系统症状（腹痛、呕吐等）、关节痛和关节炎。

四、辅助检查

（一）实验室检查

1.血液检查　白细胞增高，以中性粒细胞为主。轻度贫血，血小板第2~3周增多。血沉增快，C反应蛋白、血浆纤维蛋白原和血浆黏度增高，血清氨基转移酶升高。

2.免疫学检查　血清IgG、IgM、IgA、IgE和血液循环免疫复合物升高，总补体和C3正常或增高。

（二）心电图

早期示非特异性ST-T变化。

（三）影像学检查

1.X线检查　肺纹理增多、模糊或有片状阴影，心影可扩大。

2.超声心动图　最重要的辅助检查手段。

3.冠状动脉造影　观察冠状动脉病变程度，指导治疗。

五、治疗要点

1.控制炎症　阿司匹林为首选药物，口服2~3次/天，连续14天，以后减量顿服。发病早期静脉注射丙种球蛋白（IVIG）可降低冠状动脉并发症发生率。针对IVIG无反应性患儿，使用糖皮质激素。

2.抗血小板凝聚　除阿司匹林外可加用双嘧达莫。

3.对症支持治疗。

六、常见护理诊断/问题

1. 体温过高　与感染免疫反应等因素有关。
2. 皮肤完整性受损　与小血管炎有关。
3. 口腔黏膜受损　与小血管炎有关。
4. 潜在并发症　心脏受损。

七、护理措施

（一）发热护理

急性期患儿绝对卧床休息，密切观察病情变化，及时处理。提供高热量、高维生素高蛋白质流质或半流质饮食，鼓励多饮水。

（二）皮肤和黏膜护理

1. 保持皮肤清洁　勤剪指甲，避免抓伤和擦伤。半脱的痂皮用消毒剪刀剪除以防出血感染；便后温水清洗皮肤，减少刺激。
2. 保持口腔清洁　进食前后应漱口，口腔溃疡者遵医嘱用药；嘴唇干裂者可涂护唇油。
3. 保持眼部清洁　预防感染。

（三）用药护理

遵医嘱用药，注意观察应用阿司匹林是否有出血倾向，静脉注射IVIG有无过敏反应，一旦发生及时处理。

（四）病情监测

密切观察患儿有无心血管损害的表现，如面色、精神状态、心率、心律、心音、心电图异常等，根据心脏损害程度采取相应的护理措施。

（五）心理护理

及时交代病情，给予家长心理支持，进行治疗和护理时做好解释，取得患儿配合。

（六）健康教育

出院后注意休息，避免剧烈运动，指导家长观察病情，定期带患儿复查（无冠状动脉病变的患儿出院后第1、3、6、12个月全面检查1次，有冠状动脉损害者密切随访）。

案例回顾

该患儿临床表现符合川崎病的特点。首先持续发热，体温38～40℃，持续7天或更久，热型以稽留热或弛张热多见，对抗生素治疗无效；其次出现皮肤和黏膜的改变，皮疹在发热同时或发热后出现，可遍及全身，高出皮面，压之褪色，呈斑丘状、多形性红斑样或猩红热样，肢端可出现水肿、红肿和脱皮样改变，在发热1～2周后，可出现手指和脚趾的指趾甲周围的膜状脱皮，并可能累及手心和脚心部位；特征性的杨梅舌，舌乳头突起；眼睛出现双侧结膜充血。还有淋巴结肿大，一般在发热后3天出现非化脓性淋巴结肿大，单侧多于双侧，有轻度压痛。川崎病最重要的是心血管并发症，可表现为急性期心肌炎或心包炎，以及在以后的病程中形成冠状动脉瘤，需要及时进行心血管系统检查，心电图、心脏超声检查，有冠脉损伤密切随访。

第十三章 遗传代谢性疾病患儿的护理

章前引言

遗传性疾病种类繁多,涉及全身各个系统,导致结构畸形、代谢异常、组织和器官功能障碍,病死率和残疾率均较高。尽管单一遗传病的发病率很低,但汇总后,遗传病在儿科疾病中所占的比例较高。

儿科工作人员在医疗护理工作中遇到越来越多的遗传学问题亟待解决,对遗传学知识的需求日益迫切。遗传性疾病与先天性疾病并不等同,所谓先天性疾病是指出生时即表现出临床症状的疾病,可以由遗传因素所致但也见于胎儿发育过程中,由于环境致畸因素所致的胎儿发育和表型异常。其原因并非基因改变所致,不能传递给后代,故非遗传性疾病。在线人类孟德尔遗传网站,Gene Reviews和DECIPHER等诸多开源数据库能提供丰富的遗传学知识,为了解和掌握遗传学疾病提供便利。据统计OMIM网站基因数量已达2万余,临床表型和致病基因已明确的遗传病有5 000余种,多数遗传性疾病目前仍然缺乏有效的治疗方法,所以早期预防、筛查、诊断,具有非常重要意义。护理人员在协助诊疗、疾病护理和健康指导中为患儿及其家庭提供的专业照护,有助于改善患儿预后,提高其生存质量。

学习目标

1. 掌握遗传性疾病分类，理解遗传的基本概念和物质基础。
2. 掌握遗传性疾病的概念以及21-三体综合征、苯丙酮尿症、糖原累积症的发病机制、病理生理。
3. 识记21-三体综合征、苯丙酮尿症、糖原累积症的病因、临床表现、护理诊断、护理措施。
4. 熟悉上述疾病辅助检查及治疗原则。
5. 掌握指导苯丙酮尿症和糖原累积症患儿及家长进行正确饮食管理。

思政目标

培养护士在面对遗传代谢性疾病患儿时，护理工作中体现专科护士细心、耐心、爱心，学会评估特殊患儿家庭的心理需求，利用社会资源给与情感和信息支持。

案例导入

患儿，男，2岁，因"智力落后，伴点头弯腰样行为"就诊。患儿4月龄不能抬头，1岁不能扶站立，6个月开始喂养困难，发现智力与运动发育水平明显落后同龄儿童，目前点头弯腰样行为每天至少20余次，查体：多动，毛发棕黄色，全身有特殊气味。

> **思考题**
> 1. 该患儿最可能的临床诊断是什么？
> 2. 应如何帮助母亲护理患儿？

第一节　概述

遗传性疾病（genetic disease）是指由遗传物质发生改变而引起的或者是由致病基因所控制的疾病，具有先天性、终身性和家族性的特征。目前多数遗传性疾病依旧没有有效的治疗方法，存活患儿常伴有智力低下和体格残疾，因此，疾病的预防极为重要。

一、遗传的基本概念和物质基础

各种生物通过生殖产生的子代，其形态结构和生理功能的特点与亲代都很相似的现象，称为遗传。亲代与子代、子代各个体不会完全相同而存在一定差异的现象，称为变异。人类的遗传物质包括细胞中的染色体及染色体上的基因，染色体是遗传信息的载体，基因是实现遗传功能的物质基础。

1. 染色体（chromosome）　位于细胞核内，正常人体细胞的染色体共23对。其中22对常染色体（autosome）男女相同，另一对性染色体（sex chromosome）决定性别。染色体的数目和形态相对稳定是遗传信息稳定的基础。

2. 基因（gene）　是有功能的DNA序列，呈线状排列，成对位于相对应的染色体上。分为结构基因和调控基因两类，前者编码多肽链，经加工、修饰和形成各种高级结构后执行各种蛋白质的功能。调控基因只起调控基因表达的作用。

3. 基因表达（gene expression）　是DNA分子贮存的遗传信息经过转录，形成mRNA，释放入细胞质作为合成蛋白质的模板，由tRNA按照密码子选择相应的氨基酸，在核蛋白体上合成蛋白质。

4. 基因突变（gene mutation）　是指DNA序列中的碱基改变。大多数突变可以自发性修复，一些突变导致疾病的发生。

二、遗传病的分类

（一）染色体病（chromosome disorders）

最为多见的先天性遗传病。根据染色体异常的性质分为染色体数目异常和染色体结构异常，引起机体多发畸形、智力低下、生长发育迟缓和多系统功能障碍，又被称为染色体畸变综合征。常见的如唐氏综合征、Turner综合征和Klinefelter综合征等。

（二）单基因遗传病（monogenic diseases）

由单个基因突变所致的遗传性疾病，单基因遗传病按照不同遗传模式可分为以下5类：

1. 常染色体显性遗传　致病基因在常染色体上，亲代只要有1个显性致病基因传递给子代，子代就会表现性状。常见疾病结节性硬化症、神经纤维瘤等。

2.常染色体隐性遗传　致病基因在常染色体上，为一对隐性基因。一对等位基因中都有致病突变时才发病，多数遗传代谢病为常染色体隐性遗传，如苯丙酮尿症、白化病等。

3.X连锁显性遗传　致病基因位于X染色体上，为显性遗传。女性患儿的病情常较男性轻，常见如抗维生素D佝偻病等。

4.X连锁隐性遗传　致病基因位于X染色体上，为隐性遗传。女性为表型正常的致病基因携带者，男性只有一条X染色体，隐性基因也会发病。常见疾病血友病、进行性肌营养不良等。

5.Y连锁遗传　致病基因位于Y染色体上，只有男性发病，如性反转症、外耳道多毛等。

（三）线粒体病（mitochondrial diseases）

致病基因位于人类细胞质的线粒体内，按母系遗传，如线粒体肌病等。

（四）基因组印记（genomic imprinting）

指基因根据来源亲代的不同而有不同的表达，又称遗传印记。例如，同样是15号染色体长臂15q11～13缺失患儿，父源性缺失者患Prader-Willi综合征，表现为身材矮小、肥胖、智力轻度障碍；母源性缺失者患Angelman综合征，表现为重度智力障碍、癫痫和步态异常。

（五）多基因遗传病（polygenic diseases）

又称复杂遗传病，是由多个基因与环境因素共同作用引起，如高血压、糖尿病、神经管缺陷、肿瘤、精神疾病等。

三、遗传病的诊断

（一）病史

仔细评估患儿母亲妊娠史、孕期用药史及疾病史等，了解胎儿生长发育情况；对有先天性畸形、特殊面容、生长发育障碍、智力发育落后、性发育异常或有遗传病家族史者，应做详细的家系调查和分析。

（二）体格检查

包括头面部（有无小头、大头、舟状头、方颅等）；眼（眼距宽、眼球内陷或突出等）；耳（低位耳、小耳、大耳、耳郭畸形等）；鼻（鼻梁低平、鼻根宽大等）；颈（有无颈短、颈蹼等）；注意上部量与下部量比例、手指长度、指距、是否有多指或并指，外生殖器、脊柱、关节活动有无异常；注意黄疸、肝脾大、心脏异常听诊音和神经系统症状。

（三）实验室检查

染色体核型分析、荧光原位杂交、DNA测序、微阵列比较基因组杂交技术、生化学测定等，其中染色体核型分析是诊断染色体畸变的重要手段。

四、遗传病的治疗

目前遗传性疾病的治疗策略包括：临床水平的内、外科治疗以及心理治疗，如多发畸形的外科手术纠治；在代谢水平上对代谢底物或产物的控制、蛋白质功能的改善。如苯丙酮尿症的饮食治疗、溶酶体病的酶替代治疗；针对突变基因转录的基因表达调控或针对突变基因的体细胞基因的修饰与改善。遗传性疾病的具体治疗方法可分为：对因治疗、对症治疗、姑息治疗。

五、遗传病的预防

建立遗传病的三级预防体系，综合开展孕前、孕产期和婴幼儿期的危险因素识别、风险评估、检测预警以及早期干预等关键性技术研发应用，是减少遗传性疾病危害的核心，具有重要的卫生经济意义。

（一）一级预防

携带者筛查：及时检出携带者，并在检出后积极进行婚育指导或产前诊断，对预防和减轻遗传病患儿的出生具有重要的现实意义。

（二）二级预防

产前诊断：目前采用的方法有通过超声、胎儿镜检查来观察胎儿表型的形态特征，以及通过染色体检查（细胞遗传学技术）、基因分析或其表达产物（酶和生化）的测定进行诊断。

（二）三级预防

新生儿筛查：新生儿疑有遗传病，出生后应尽早利用血生化检查、影像学、遗传学检测等方法作出早期诊断，针对其发病原因进行结构畸形的修复，以及功能缺陷的对因、对症或姑息治疗。

第二节 21-三体综合征

21-三体综合征（trisomy21syndrome）又称唐氏综合征（Down syndrome，DS），是最早发现的常染色体畸变疾病。主要临床特征为特殊面容、智能落后和生长发育迟缓，并伴有多种畸形。

一、病因

（一）孕母高龄

孕母年龄>35岁，发病率明显增加，可能与母体卵细胞衰老有关。

（二）致畸变物质及疾病的影响

孕早期病毒感染（如EB病毒、流行性腮腺炎病毒、风疹病毒、肝炎病毒、巨细胞病毒及麻疹病毒等）；接触放射线、化学因素（苯、农药等）、应用致畸药物（抗代谢药物、抗癫痫药物），均可导致染色体发生畸变。

二、遗传学基础

细胞遗传学特征为第21对染色体呈三体征，主要由于亲代之一的生殖细胞在减数分裂形成配子时或受精卵在有丝分裂时，21号染色体不发生分离，致使胚胎体细胞内存在一条额外的21号染色体。

三、临床表现

（一）特殊面容

出生时即可有明显的特殊面容：表情呆滞，眼距宽，眼裂小，双眼外眦上斜，可有内眦赘皮。鼻梁低平，外耳小，常张口伸舌。头小而圆，前囟大且闭合延迟，颈短而宽。常呈嗜睡状态并伴有喂养困难。

（二）智能落后

是本病最突出、最严重的临床表现。绝大部分患儿有不同程度的智能发育障碍，随年龄增长逐渐明显，行为动作倾向于定型化，抽象思维能力受损最大。

（三）生长发育迟缓

出生时身长和体重均低于正常儿，体格、动作发育迟缓，身材矮小，骨龄落后；出牙延迟且顺序异常，且常错位；四肢短，韧带松弛，关节可过度弯曲；手指粗短，小指向内弯曲。

（四）皮纹特点

手掌出现猿线（通贯手），轴三角的ATD角度一般大于45°，第4、5指桡箕增多。

（五）伴发畸形

约50%患儿伴有先天性心脏病，其次是消化道畸形、唇腭裂等。部分男孩有隐睾，女孩多无月经，成年后多无生育能力。免疫功能低下，易患各种感染性疾病。

四、辅助检查

（一）细胞遗传学检查

外周血淋巴细胞或羊水细胞染色体核型检查，可见细胞染色体总数为47条，常见核型有标准型、易位型、嵌合型3种。

（二）荧光原位杂交

用荧光标记的21号染色体的相应部位序列作探针，与外周血中的淋巴细胞或羊水细胞进行荧光原位杂交（FISH技术），呈现3个21号染色体的荧光信号，诊断快速且准确。

五、治疗要点

尚无特殊有效治疗方法。要采用综合措施，包括医疗和社会服务，对患者进行长期耐心的教育，帮助掌握一定的工作技能。注意预防和治疗感染，如伴有畸形可考虑手术矫治。

六、常见护理诊断／问题

1. 自理缺陷　与智能低下有关。
2. 有感染的危险　与免疫功能低下。
3. 焦虑（家长）　与儿童患严重疾病有关。
4. 知识缺乏　患儿家长缺乏疾病的相关认识。

七、护理措施

（一）加强生活护理，培养自理能力

协助患儿吃饭、穿衣，并防止意外事故；及时擦干患儿流涎，保持皮肤清洁干燥，以免皮肤糜烂，并做好大小便护理；帮助母亲制订教育、训练方案，进行示范，帮助患儿逐步生活自理，从事简单劳动。

（二）预防感染

保持空气清新，避免接触感染者。呼吸道感染者接触患儿需戴口罩，注意个人卫生，保持口腔、鼻腔清洁，勤洗手。

（三）家庭支持

利用社会资源及时向家长提供情感支持、信息支持，协助家庭建立个性化的孩子养育和培养计划，使他们尽快适应疾病带来的影响，获得相应的生长发育。

第三节　苯丙酮尿症

苯丙酮尿症（phenylketonuria，PKU）是一种常染色体隐性遗传病，是由于苯丙氨酸羟化酶基因突变导致酶活性降低，苯丙氨酸及其代谢产物在体内蓄积引起的疾病。PKU是先天性氨基酸代谢障碍中最为常见的一种，临床表现为智力发育落后，皮肤、毛发色素浅淡和鼠尿体味。

一、病因及发病机制

本病分为典型PKU和BH_4缺乏型PKU两种，绝大多数患儿为典型病例。由于PAH缺乏或BH_4缺乏，导致大量苯丙氨酸在血液、脑脊液、各种组织和尿液积聚，同时产生大量苯丙酮酸、苯乙酸、苯乳酸等旁路代谢产物并自尿中排出。高浓度的苯丙氨酸及其旁路代谢产物导致

脑损伤；同时酪氨酸生成减少，黑色素合成不足导致患儿毛发、皮肤色素减少。BH$_4$缺乏还会造成神经递质合成受阻，加重神经系统功能损害，因此BH$_4$缺乏型PKU临床症状更重。

二、临床表现

患儿出生时都正常，一般在3~6个月时开始出现症状，1岁时症状明显。

（一）神经系统

智能发育落后最为突出，智商常低于正常。有表情呆滞、行为异常、多动、孤僻、可有癫痫发作，少数呈肌张力增高和腱反射亢进。

（二）皮肤

出生后数月毛发由黑变黄，皮肤巩膜色泽变浅，皮肤干燥，常见湿疹。

（三）体味

由于尿及汗液中排出较多苯乙酸，有明显的鼠尿样臭味。

（四）其他

伴呕吐、喂养困难。

三、辅助检查

（一）新生儿疾病筛查

新生儿哺乳2~3天后，采集婴儿足跟血，进行苯丙氨酸浓度测定。当苯丙氨酸浓度大于切割值时，应进一步检查和确诊。

（二）苯丙氨酸浓度测定

正常浓度<120μmol/L（2mg/dL），典型PKU＞1 200μmol/L，轻度PKU：360~1 200μmol/L。

（三）尿蝶呤图谱分析和DHPR活性测定

主要用于BH$_4$缺乏症的鉴别诊断。

（四）DNA分析

进行基因突变检测、基因诊断和产前诊断。

四、治疗要点

一旦确诊，应立即治疗，开始治疗的理想时间是出生后1周内，年龄愈小，效果愈好。

（一）饮食疗法

低苯丙氨酸饮食至今仍是该病主要治疗手段。如无苯丙氨酸奶粉、蛋白粉。此外，文献显示，糖巨肽饮食疗法比传统饮食疗法口味好，易被患者接受，摄入营养更均衡。成年女性患者在怀孕前应开始饮食控制，苯丙氨酸应控制在120~360μmol/L，直至分娩，避免高苯丙氨酸血症影响胎儿。对诊断为BH$_4$缺乏症的患者,补充BH$_4$、5-羟色胺和左旋多巴。

(二)药物治疗

盐酸沙丙蝶呤是目前唯一上市治疗PKU的药物。

五、常见护理诊断/问题

1. 生长发育迟缓　　与高浓度的苯丙氨酸导致脑细胞受损有关。
2. 有皮肤完整性受损的危险　　与皮肤异常分泌物的刺激有关。
3. 焦虑(家长)　　与担心患儿疾病预后有关。

六、护理措施

(一)饮食护理

个性化制订饮食治疗方案:新生儿采用低苯丙氨酸配方奶治疗,待血苯丙氨酸浓度降至理想浓度,可逐渐少量添加天然饮食,首选母乳。较大婴儿及儿童根据情况添加低蛋白质、低苯丙氨酸食物,坚持饮食控制至少到青春期以后。

(二)皮肤护理

保持皮肤清洁干燥,湿疹严重时及时就医处理。

(三)加强健康教育

提供遗传咨询,避免近亲结婚,所有新生儿出生数日后作常规筛查;有阳性家族史的新生儿出生后应做详细检查;对患儿家族作苯丙氨酸耐量试验检出杂合子;为患儿家长讲解疾病知识,示范居家照护相关技能,提供情感支持,促进康复。

第四节　糖原贮积症

糖原贮积症(glycogen storage disease,GSD)是一组由于先天性酶缺陷所造成的代谢障碍性疾病,其共同的生化特征是糖原代谢异常,多数疾病可见到糖原在肝脏、肌肉、肾脏等组织中储积量增加。根据受累器官和临床表现,分为肝糖原贮积症和肌糖原贮积症。根据所缺陷的酶可分为12型,其中I型糖原贮积症最为多见。

一、病因及发病机制

目前病因尚不清楚。正常情况下,葡萄糖—6—磷酸酶分解糖原为葡萄糖,维持血糖稳定。该酶编码基因位于第17号染色体上,由于遗传因素导致的该酶系统活力受损,糖原分解发生障碍，6—磷酸葡萄糖不能进一步水解成葡萄糖，而造成机体低血糖。低血糖刺激分泌的胰高血糖素不能提高血糖浓度，反而使大量糖原分解产生的部分6—磷酸葡萄糖进入糖酵解途径；同时由于6—磷酸葡萄糖的累积，大部分1—磷酸葡萄糖又重新再合成糖原。低血糖又不断导致组织蛋白分解，向肝脏输送糖异生原料。这些异常代谢都加速了肝糖原的合成。糖代谢异常同时还造成脂肪代谢紊乱，亢进的糖异生和糖酵解过程使血中丙酮酸和乳酸含量增高导致酸中毒，还产生大量乙酰辅酶A，这些代谢改变最终造成脂质合成旺盛，引起高脂血症和肝脂肪变性。Ⅰ型GSD患儿由于嘌呤合成代谢亢进还会伴有高尿酸血症。

未经正确治疗的患儿因低血糖和酸中毒发作频繁，常有体格和智力发育障碍。伴有高尿酸血症患儿常在青春期并发痛风。患儿在成年期的心血管疾病、胰腺炎和肝脏腺瘤的发生率高于正常人群，少数患儿可并发进行性肾小球硬化症。经过正确饮食治疗的患儿，可保持正常生长发育。

二、临床表现

患儿表现轻重不一，大多数起病隐匿，婴儿期除肝脏增大外，无其他典型表现。重症者在新生儿即发病，表现为严重低血糖（血糖可低至0.5mmol/L）、酸中毒、呼吸困难和肝肿大等。

（一）主要临床表现

由于糖代谢紊乱、慢性酸中毒以及肝脏受损，患儿生长发育落后，身材矮小，骨龄落后，骨质疏松，身体各部分比例正常；腹部膨隆，肝脏增大、无触痛，不伴黄疸或脾大；患儿时有低血糖和腹泻发生，严重者可因低血糖伴发惊厥，随年龄增长，低血糖发作次数减少。

（二）其他

肌肉松弛，四肢伸侧皮下常可见黄色瘤；患儿常有鼻出血等出血倾向；可有反复间歇性腹泻，便次增多；青春期延迟，视网膜黄斑周围病变等。

三、辅助检查

（一）血生化检查

血糖降低，血乳酸、血脂及尿素升高，肝功能可有异常。

（二）葡萄糖耐量试验

空腹测定血糖和血乳酸，口服葡萄糖2.5g/kg每克加水2.5mL，3~5分钟服完后，于30、60、90、120、180分钟测定血糖和血乳酸。正常时血乳酸升高不超过20%，明显下降提示GSDⅠ型。

（三）胰高血糖素刺激试验

空腹和餐后2小时，肌内注射胰高血糖素后0、15、30、45、60分钟测定血糖。患者血糖无明显升高，或升高低于正常。

（四）基因诊断

外周血白细胞DNA分析是GSD分型和携带者检出最可靠证据。

四、治疗要点

治疗目标：维持正常血糖，抑制低血糖所继发的代谢紊乱，延缓并发症的出现。

（一）饮食管理

饮食治疗是本病的主要手段，可采用日间少量多餐和夜间使用鼻饲管持续点滴高碳水化合物液的治疗方案，以维持餐前或空腹3~4小时血糖水平在3.9~6.1mmol/L为宜。为避免长期鼻饲的困难，在1岁以后也可用每4~6小时口服生玉米淀粉混悬液的替代方法（每次幼儿1.6g/kg，学龄前和学龄期儿童1.7~2.5g/kg），同时注意补充各种微量元素和矿物质。

（二）严重低血糖治疗

严重低血糖时，可静脉补充葡萄糖0.5g/（kg·h）。

（三）其他

辅助治疗包括补充维生素、钙、铁等，若患者出现肝衰竭可进行肝移植，酶替代疗法也逐渐进入临床。家庭中有未发病的同胞兄妹，应定期检查，尽早做出诊断；生育二胎时，可进行遗传咨询、产前基因诊断。

五、常见护理诊断/问题

1. 活动无耐力 与酶缺乏致低血糖有关。
2. 生长发育迟缓 与糖代谢障碍有关。
3. 有感染的危险 与免疫力低下有关。
4. 有受伤的危险 与骨质疏松和血小板功能不良有关。

六、护理措施

（一）合理饮食，防止低血糖

帮助患儿及家庭制定饮食管理计划：食物选择限糖、低脂、限嘌呤，补充多种维生素及矿物质。各种谷类、瘦肉、蛋、鱼、蔬菜等为常选食物，乳类应根据年龄和病情灵活掌握。帮助解决食欲降低、营养过剩、食物转换过渡延迟等饮食问题。根据不同年龄和血糖浓度及时调整食物种类，少食多餐，在两餐之间和夜间应加1~2次淀粉类食物，生玉米淀粉建议1岁左右开始添加。患儿定期连续监测血糖，体力活动期间加强监测，早期发现并防治低血糖。

（二）预防酸中毒

低脂肪饮食可减少酮体与血脂的产生，防止酸中毒发生。因患儿有高乳酸血症，故常用碳酸氢钠纠正酸中毒，禁用乳酸钠，用药时应防止外渗，以免引起组织坏死。

（三）预防感染

指导家长给予患儿适当锻炼，增强体质，避免患儿与感染者接触。一旦发现患儿有感染迹象时，及时给予治疗，以免诱发低血糖和酸中毒。

（四）心理护理

做好患儿的心理护理，增强其心理承受力，帮助其正确对待生长发育的改变。

（五）注意安全

婴儿应置于安全环境中，避免坠床，会行走患儿应注意避免各种创伤引起的出血。

案例回顾

该患儿临床表现符合苯丙酮尿症的特点。患儿4个月出现症状，神经系统表现为主，包括多动、智力发育落后、行为异常。由于黑色素合成不足，外貌毛发棕黄色，并且有特征性的鼠尿样体味。护理重点包括：疏导家长的焦虑情绪，给予情感支持，对患儿家长进行相关知识宣教，帮助患者家庭制定饮食计划，给予低苯丙氨酸饮食，坚持规范治疗，定期监测苯丙氨酸浓度等。

第十四章
运动系统疾病患儿的护理

章前引言

　　运动系统是包括肌肉、骨骼疾病的医学专业。进行体格检查时要注意脊柱、四肢畸形、步态、肌力、关节肿胀、疼痛、僵硬等。熟悉每个关节的正常活动范围，常用两侧对比检查以了解患儿的该关节是否受限或活动范围过度。常用的辅助检查手段包括X线平片、B超、CT、MRI等。近些年各项辅助检查也不断更新，例如同位素全身骨扫描等。石膏的使用、牵引技术是小儿骨科的基本技能，石膏固定后患肢的观察、肢体牵引后的肢端观察都是护理需要观察的重点，这些内容在以下的章节中会有提及。

学习目标

1. 理解儿童肌肉、骨骼系统的生理解剖。
2. 识记肌性斜颈术后的功能锻炼要点。
3. 识记发育性髋关节发育不良围术期的护理要点。
4. 掌握石膏固定的观察要点。

思政目标

培养学生对运动系统学习的兴趣、提高对运动系统疾病评估的能力，能及时发现斜颈等术后病情变化，预防并发症的发生，减轻患儿及家属的心理压力。将人文关怀等融入到患儿围手术期的护理中，指导患儿家长进行正确有效的功能锻炼等，提高患儿的生活质量。

案例导入

患儿，男性，1岁3个月，足月顺产儿，出生时未发现明显异常。出生后1个月家属无意间发现患儿左侧颈部有一硬块，头颈向左侧歪斜，按摩推拿治疗至今，随患儿年龄增长，颈部歪斜未见明显好转，其逐渐出现双侧面部不对称，此次来我院门诊就诊，门诊体格检查示：头向左侧歪斜，下颌指向健侧，左胸锁乳突肌紧张、粗大、质韧，双侧面部不对称，双眼未及斜视、颈椎未及屈曲畸形，肢体活动尚可。颈部B超检查示：左侧胸锁乳突肌局部增厚，厚度约7.6mm，内部回声欠均匀，肌纤维回声增粗增强。遂门诊拟"左侧肌性斜颈"收入院，拟行手术治疗。

思考题

针对该患儿应如何做好家属的围术期健康教育？如发现患儿伤口有渗血你应该如何处理？

第一节　先天性肌性斜颈

由于一侧胸锁乳突肌纤维化和短缩而引起的斜颈称为先天性肌性斜颈。

一、病因与发病机制

1. 产伤学说　大部分病例有难产及臀位产史，在分娩过程中局部受到损伤，造成血肿导致机化。有人认为在分娩时胸锁乳突肌的某段动脉（甲状腺上动脉的胸锁乳突支）受阻，引起该肌部分缺血或静脉回流受阻，形成类似缺血挛缩的病理变化。

2. 宫内学说　认为胎儿在宫内受到异常压迫，头颈部在子宫内长期处于不正常位置，由于局部受压产生缺血和损伤，该肌长期短缩而致挛缩。

3. 炎症学说　宫内胸锁乳突肌的感染，造成瘢痕组织形成。

4. 其他学说　遗传学说、肿块学说、神经学说等。

二、临床表现

1. 新生儿出生后1～2周，颈部胸锁乳突肌中下段可摸到质地坚硬的梭形肿块。2个月后肿块开始缩小，最后完全消失，该肌即成为无弹性的纤维索，乳突附近处肌肉呈索状也较常见。姿态上的特点为：头偏向患侧，颈部扭转，面部倾斜，下颌转向健侧，下颌向患侧或对侧旋转均受限。

2. 如果长期未经任何治疗，随着年龄的增长，患侧颜面短而扁，健侧长而圆，双耳、双眼不在同一平面，甚至发生颈椎、上胸椎侧弯。

三、辅助检查

靠症状和体征足以明确诊断。必要时可行B超检查明确肿块部位及性质。

四、治疗要点

治疗越早效果越好。在婴儿期如坚持采用非手术疗法，部分患儿可以治愈；在儿童期或胸锁乳突肌挛缩不严重者，需手术治疗，可以治愈；胸锁乳突肌挛缩严重、颜面不对称很明显，且年龄较大者，也可以有效果，但不能达到正常。

1. 非手术疗法　用于1岁以内的婴儿以及轻度斜颈的患儿，有热敷、按摩、手法扳正等方法。

2. 手术疗法　对于1岁以上、非手术治疗无效、斜颈畸形和胸锁乳突肌挛缩显著者，不论脸部有无畸形，均应进行手术。虽然12岁以上患儿的颌面部畸形难以矫正，但通过手术可增加颈部的活动度。常用的手术方法有皮下腱切断术、胸锁乳突肌锁骨及胸骨头肌腱切断术、胸锁乳突肌切除术等。术后头颈胸石膏或颈部矫形支架固定4周。

五、常见护理诊断/问题

1. 活动—运动形态　运动障碍，与颈部向患侧作矫正畸形的活动受限有关。
2. 自我感知形态　自我形象紊乱，与斜颈造成的颈面部畸形有关。
3. 并发症　窒息。

六、护理措施

1. 缓解疼痛
（1）指导患儿及家属应用心理暗示法，转移注意力或松弛疗法等缓解疼痛。
（2）进行疼痛评估，必要时遵医嘱予药物镇痛，注意用药后再次评估疼痛程度。

2. 预防窒息
（1）监测患儿生命体征，着重注意呼吸情况，尤其是夜间，如出现异常及时通知医生并协助处理。
（2）观察颈部敷料外观及颈围有无增粗，若有活动性出血时及时通知医生，防止发生窒息。

3. 增进患儿术后舒适感
（1）为保证术后支具佩戴牢固稳妥，术前应将头发剪短。
（2）术后体位改变使患儿不适应，有时可出现恶心、呕吐而影响进食，注意关心患儿，用讲故事、玩玩具等分散患儿注意力，并注意合理安排饮食。
（3）心理护理：年长儿因自身头颈部歪斜或剃去头发，会产生自卑心理，可帮助其建立信心，佩戴假发等。

七、健康教育

1. 饮食宣教　术后饮食忌辛辣刺激，应营养均衡。
2. 休息　睡眠及休息时可暂停佩戴颈托。
3. 注意观察颈部伤口、患儿的呼吸及吞咽情况，如发现异常及时就诊。
4. 颈部伤口3天换药，术后2周拆线。
5. 告知术后功能锻炼的重要性，教会家长每天坚持患儿头颈部向健侧被动牵拉运动，以维持头颈部正常活动范围及防止伤口粘连。

第二节　发育性髋关节发育不良

发育性髋关节发育不良是指婴儿出生后或生后不久股骨头从髋臼脱出的一种畸形，病变累及髋臼、股骨头、关节囊、髋关节周围的肌肉和韧带，造成髋关节松弛、脱位。发育性髋关节发育不良在我国发生率约为0.4%，男女比例为1∶6，左侧多于右侧。

一、病因与发病机制

（一）病因

目前的研究结果还没有公认的确切致病原因，流行病学研究中发现如下危险因素：

1. 性别　女性发病率明显高于男性。
2. 胎位　臀位生产的新生儿中髋关节脱位的发生率明显高于非臀位产。
3. 人种　白人儿童的发病率明显高于黑人。

病因学说也有以下几种推测性理论：①机械学说：认为胎儿的异常体位如臀位使患儿的髋关节在异常的屈曲位置上遭受到机械压力，从而引起股骨头脱位。②激素遗传学说：母亲妊娠期间雌激素、孕激素等水平大幅度地变化使得胎儿体内雌激素水平异常增高产生关节韧带的松弛从而导致股骨头脱位。③原发性髋臼发育不良和遗传学说：有学者统计调查一个家族中数代人都有发生同样的髋臼发育不良，据此认为有遗传的倾向。

二、病理生理

正常发育的髋关节应该是股骨头与髋臼形成非常匹配的同心圆对应关系，具备均匀的关节间隙。髋关节脱位时股骨头与髋臼没有相对适应和磨造作用，导致股骨头发育迟缓、股骨头骺变形，髋臼浅平，外上距短小；随脱位而激发的髋关节周围结构改变包括：股骨头圆韧带拉长或肥厚、髋臼横韧带挛缩、关节盂唇增厚并内翻、髋臼内纤维脂肪组织增生、关节囊缩窄、髂腰肌和内收肌挛缩。更进一步的改变可以产生髋臼顶陡峭、臼窝未形成、内壁增厚、股骨近端前倾角异常增大、髋外翻等。

三、临床表现

1. 新生儿和婴儿表现　①关节活动障碍：活动较健侧差，髋关节外展受限；②患肢短缩：患侧股骨头向后上方脱位，常见下肢短缩；③皮纹及会阴部的变化：臀纹不对称。女婴大阴唇不对称。
2. 幼儿期表现　①跛行步态：一侧脱位时表现为跛行；②患肢短缩畸形：除短缩外，同时有内收畸形；③双侧脱位时则表现为"鸭步"，患儿臀部明显后突，腰前凸增大。

3.体格检查　体格检查内容包括Galeazzi征、Allis征、弹进弹出征（Ortolani征和Barlow征）、屈髋屈膝外展试验和套叠试验。

四、辅助检查

1.髋关节B超　婴儿期早期诊断和对治疗效果进行动态观察和判断的重要方法。常用于6个月以内的患儿。

2.X线片检查　超过6个月的患儿行X线片检查是目前及早发现发育性髋脱位的主要手段。

3.其他　骨盆三维CT重建、MRI等。

五、治疗要点

1.新生儿组（0~6个月）　使用Pavlik吊带，目的是稳定髋关节。Pavlik吊带使患儿屈曲和外展，达到髋关节的自然复位，同时使紧张的内收肌得到牵拉。应用Pavlik吊带后根据脱位类型确定治疗方案：向上脱位增加屈髋；向下脱位减少屈髋；向外脱位持续观察；向后脱位常常伴有内收肌紧张，在后侧触摸到大粗隆可以做出诊断，改为其他方法。持续佩戴2~4周可望获得髋关节的稳定性，全程治疗6~12周，全天佩戴Pavlik吊带的时间为髋关节稳定后再加2个月。

2.婴儿组（6~24个月）　闭合复位石膏固定术，通常在闭合复位之前进行皮肤牵引1-2周，主要是避免股骨头坏死。对于闭合复位失败、复位后不能维持、复位后不稳定者选择性切开复位石膏固定术，去除妨碍复位的因素。

3.大于2岁　髂腰肌松解+股骨短缩旋转截骨内固定+髋关节切开复位+髋臼成形术。

4.8岁以上　复位的可能性较小，即使手术，也难于获得接近正常功能的髋关节。

六、常见护理诊断/问题

1.活动—运动形态　躯体活动障碍，与脱位、固定有关。

2.自我感知形态　自我形象紊乱，与步态异常和体态改变有关。

3.知识缺乏　患儿家长缺乏相应的育儿知识及外固定的护理知识。

七、护理措施

1.一般护理

（1）加强生活护理，使患儿舒适。

（2）提供疾病相关知识的健康指导。

（3）冬季要注意对暴露肢体的保暖。

(4) 了解心理状况，做好患儿家属心理护理，给予安慰鼓励，使其积极配合治疗。

2.术前护理

(1) 心理护理：患儿年龄小，对医院环境陌生和不习惯，表现出精神紧张、哭闹不安等情绪变化。医务人员应主动接近患儿，态度和蔼，使患儿紧张心理得到松弛，以获得积极配合。同时对家长提供一些陪护指导，如家长要经常搂抱患儿，抚摸其背部、上肢和头部，以满足患儿的身心需要。对卧床时间长、不能下床活动的患儿，采取补偿性措施，如给予玩具、卡片、讲故事、做游戏等，消除其紧张感。

(2) 牵引护理：根据年龄及病情需要采用适合的牵引方式，为手术的成功创造条件，同时亦可预防或减少并发症的发生。

3.术后护理

(1) 麻醉后护理：严密监测生命体征的变化并准确记录，如有异常及时通知医生。

(2) 石膏护理：术后一般行髋人字石膏固定，应妥善保护好患肢制动体位。为防止石膏变形，患肢应使用保护架。石膏的松紧度适宜，与皮肤容纳1个手指空隙即可，在固定期间，要注意保持石膏清洁、干燥，以防被粪、尿污染，且弄湿而变软。密切观察被固定肢体的末梢循环、颜色和温度，若出现趾端苍白发绀，或是肢端冰冷等情况，要及时通知医生，必要时打开石膏。注意观察伤口情况，并遵医嘱正确使用止血药。

(3) 皮肤护理：保持皮肤清洁，勤换尿布，防止发生湿疹。床单若有污染及时更换，减少皮肤刺激。

(4) 预防压力性损伤的发生：固定期间，要注意保持石膏清洁干燥。保持会阴部皮肤的清洁、干燥。协助患儿翻身，并指导家属学会如何翻身。对骶部及石膏绷带受压部位要严密观察，衬垫要铺平拉紧，防止压力性损伤的发生。

4.对症处理

(1) 疼痛护理：进行疼痛评估，给予心理疏导，严重时要遵医嘱给予镇静止痛。

(2) 体温观察及护理：由于手术吸收热，患儿体温升高可嘱患儿多饮水等。体温在38.5℃以上时，遵医嘱使用美林等药物对症处理。

(3) 便秘：患儿术后需卧床休息，加之麻醉导致肠蠕动减慢，故术后易发生便秘。嘱多饮水及进高纤维、易消化食物。指导患儿每日按摩腹部，必要时可用开塞露通便。

(4) 饮食护理：术后4~6小时禁食、禁水，后给予半流质饮食，如稀饭、面条等。忌牛奶及不易消化的食物，以防引起肠胀气及急性胃扩张。待胃肠功能恢复，可给予高蛋白、易消化食物，如鸡蛋、瘦肉、骨头汤，多食新鲜蔬菜和水果，保持大便通畅。

八、健康教育

1.指导患儿早期功能锻炼，并强调功能锻炼的重要性。

2.使患儿及家属正确认识该病的并发症,并积极配合预防。

3.康复是一项长期的工作,应帮助患儿及家属调整良好的心理状态,正视疾病,提高认知,积极配合治疗,以促进患儿康复。

第三节 先天性马蹄内翻足

畸形足是一种先天性的复杂畸形,包括马蹄、弓状足、内收、内翻和内旋畸形。畸形足又被称为马蹄内翻足。其发病率约为1‰,其中一半为双侧发病,通常男性居多。

一、病因与发病机制

1.马蹄内翻足的病因是多方面的。患有马蹄内翻足的家族,其子代发病率是正常人群的30倍。在胎儿最初3个月时,超声波可以显示此畸形。马蹄内翻足可并发其他先天性畸形,如神经管的缺陷,泌尿和消化系统的畸形以及其他肌肉骨骼的畸形。

2.轻度或姿势性马蹄内翻足是一种晚期子宫内的畸形,经过石膏矫形能很快地恢复。而其他严重的马蹄内翻足,在胚胎早期就已经形成,其结构受到严重的破坏,往往需要手术治疗。严重的马蹄内翻足畸形常见于其他疾病,如关节挛缩症。典型的或特发的马蹄内翻足是一种多因素疾病,相当常见,其严重程度通常表现为中等。

二、病理生理

1.马蹄内翻足的病理表现是一种典型的发育不良。足部的跗骨是发育不全的,距骨受累最多,其表现为体积减小,距骨颈短,轴线偏向内侧和趾侧。由于距骨形态的畸形,舟状骨与距骨颈的内侧部分形成关节。跗骨间的排列关系也存在异常。距骨与跟骨在三个平面上均显示为平行关系。中足向内侧移位,距骨内收且跖屈。

2.不仅仅存在软骨与骨骼的畸形,其韧带也有增厚,肌肉有发育不良。这些畸形导致肢体广泛的发育不良,表现为足的短小,小腿变细。

3.由于发育不良主要累及足部,肢体不等长通常小于1cm。由于足部变小,二足通常需要不同尺码的鞋。足部短小的程度与马蹄内翻足的畸形严重程度相关。

三、临床表现

1.马蹄内翻足的诊断并不困难,很少与其他足部畸形相混淆。存在马蹄内翻足畸形时,要仔细检查有无其他肌肉骨骼系统的问题。

2.注意足部的僵硬程度，并且与未受累侧足相比较。足的长度有明显差异的，提示此畸形是严重的，预知畸形需要手术矫正。要记录马蹄足的畸形包括马蹄、高弓、足骨内翻、前足内收和内旋。①马蹄畸形：是由于距骨的跖屈，后踝关节囊的挛缩和三头肌的短缩。②高弓：是由于跖筋膜的挛缩，伴有在后足的向前足跖屈。③内翻：是由于距下关节的内翻。④内收和内旋：是由于距骨颈向内偏移，距舟关节向内侧移位，以及距骨的内收。通常还有胫骨的内旋。

四、辅助检查

在评估马蹄内翻足时，很少应用X线片、超声波和MRI检查。因为积极的治疗多在早期进行，此时婴幼儿的骨化尚不完全，X线检查的价值是有限的。在将来，超声波检查可能更为广泛的应用。随着年龄的增加，X线检查会变得更加有价值，通常需要测量以下指标：

1.最大背伸时的胫跟角是测量马蹄情况的　该角度的正常值比直角大10°。

2.侧位像跟距角是测量内翻情况的　如果显示为平行关系，表示还残留足跟的内翻。

3.足前后位像的跟骰排列情况　评估中足内收和内翻的严重程度。

4.舟状骨的位置　舟状骨像背侧移位表示存在中跗关节的对应关系异常。

五、治疗要点

马蹄内翻足治疗的目的是矫正畸形，并且保留其活动度和肌力。足应该是跖行的，有正常的负重区。治疗目的包括能穿正常的鞋，有满意的外观，以及避免不必要的复杂或拖延的治疗。马蹄内翻足不可能完全矫正，与正常足相比较，所有的马蹄内翻足均可能残留少量的僵硬、短小或畸形。

1.Ponseti治疗方法　目前，这种方法已经成为了一种标准的治疗方法。这种方法包括按照一定的顺序用手法和石膏来矫正此类畸形。首先矫正高弓，从距骨下旋转足，最后矫正马蹄畸形。通常还需要做经皮跟腱切断术以有利于马蹄畸形的矫正。有时在儿童早期需要做胫前肌的转移。

2.旋转支具是治疗中的重要组成部分，通过该方法可保留其灵活性和足部的力量。

3.外固定器　大年龄的严重的畸形足可以应用Ilizarov外固定器治疗。运用外固定器牵伸软组织以达到逐渐矫形目的。

六、常见护理诊断/问题

1.认知—感知形态　疼痛，与术后伤口有关。

2.活动—运动形态　躯体移动障碍，与石膏固定有关。

3.自我感知形态　自我形象紊乱，与足部畸形有关。

4.知识缺乏　家属缺乏术后功能锻炼知识。

七、护理措施

1.术前护理　由于长期足外缘或足背着地行走，足部皮肤角化增厚，易形成胼胝及滑囊，因此为患儿每日温水泡脚3次，每次20分钟，注意保持鞋袜清洁。

2.术后护理

（1）全麻术后禁饮食4~6小时，头偏向一侧，以防术后因麻醉药物作用引起患儿恶心、呕吐时呕吐物误入气管。

（2）保持石膏干燥清洁，石膏未干时应减少搬动，衣物覆盖。需要搬动时，应用手掌平托石膏，切忌用手指按压，以免造成石膏部分凹陷压迫皮肤形成压力性损伤。

（3）注意观察石膏松紧和塑形，以软枕抬高患肢30°，促进血液循环，减轻肿胀。

（4）密切观察患肢足趾的颜色、温度、感觉和运动情况，若发现皮肤苍白或发绀，皮温低，感觉麻木或剧烈疼痛、不能活动足趾等周围循环障碍的症状，应及时报告医生。

（5）观察伤口处石膏有无渗血，给予标记和记录，如渗血扩大迅速应及时报告医生处理。

（6）如患儿年龄较大，翻身困难，应协助翻身，并加强皮肤观察和检查，防止压力性损伤的发生。

八、健康教育

1.指导患儿早期功能锻炼，并强调功能锻炼的重要性。

2.康复是一项长期的工作，应帮助患儿及家属调整良好的心理状态，正视疾病，提高认知，积极配合治疗，以促进患儿康复。

3.定期随访。

案例回顾

本章节的案例教学中，患儿颈部有一硬块，头颈向左侧歪斜，按摩推拿治疗未见明显好转，且逐渐出现双侧面部不对称等表现，查体发现：左胸锁乳突肌紧张、粗大、质韧，双侧面部不对称，再结合辅助检查颈部B超检查结果，最终诊断为"肌性斜颈"。斜颈术后责任护士尤其需要监测患儿的呼吸情况，观察伤口出血情况，防止血肿压迫呼吸道，引起窒息。

第十五章 感染性疾病患儿的护理

章前引言

感染性疾病（infectious diseases）是指能在正常或非正常人群中流行的疾病，包括传播和非传播疾病，通常由各种病原微生物（病原体）引起。儿童由于免疫力低下，是感染性疾病的高发人群，往往起病急、症状不典型且病情发展迅速，易发生严重并发症，因此护理人员有必要掌握儿童常见感染性疾病的临床表现、发病规律及主要防治措施，正确作出护理诊断并采取有效的护理措施。

学习目标

1. 识记麻疹、水痘、传染性单核细胞增多症、流行性腮腺炎、手足口病、中毒型细菌性痢疾、猩红热的流行病学特点。

2. 理解麻疹、水痘、传染性单核细胞增多症、流行性腮腺炎、手足口病、中毒型细菌性痢疾、猩红热的临床表现及防治措施。

3. 掌握对麻疹、传染性单核细胞增多症、流行性腮腺炎、手足口病、中毒型细菌性痢疾、猩红热患儿实施护理。

思政目标

培养学生严谨的工作态度,防止传染病的传播,提高学生的社会责任感。

案例导入

患儿,女6个月余,因"发现皮疹3天,发热6天"就诊。患儿约6天前有上呼吸道感染症状,发热最高39.4℃,口服布洛芬混悬液体温可降至正常,伴咳嗽,流涕,结膜充血等症状。3天前患儿无明显诱因于耳后、头面部、颈部出现皮疹,迅速蔓延至全身。患儿足月顺产,出生后予混合喂养,目前以母乳、米糊为主食,起病以来食欲下降,精神差。按时免疫接种。体格检查:体温39.2℃, 呼吸45次/分,脉搏155次/分,患儿全身红色斑丘疹,部分融合成片,疹间可见正常皮肤。身长66cm,体重6.1kg。实验室检查:WBC $8×10^9$/L,L 67.5%。

初步诊断:麻疹。

思考题

1. 该患儿临床诊断的主要诊断依据是什么?
2. 针对该患儿应采取哪些护理措施?

第一节 病毒感染

一、麻疹

麻疹是由麻疹病毒引起的一种急性出疹性呼吸道传染病，临床上以发热、上呼吸道感染、结膜炎、口腔麻疹黏膜斑(又称柯氏斑)、全身斑丘疹及疹退后遗留色素沉着伴糠麸样脱屑为特征。

(一) 病因与发病机制

1.病因　麻疹患者是唯一的传染源。患者通过咳嗽、喷嚏产生飞沫排出体外，经呼吸道进行传播。

2.发病机制　麻疹病毒通过鼻咽部进入人体繁殖后有少量病毒侵入血液，形成第一次病毒血症；此后病毒在单核—巨噬细胞系统中复制，再次大量侵入血液，形成第二次病毒血症，引起广泛损伤而出现高热、皮疹等一系列临床表现。

(二) 病理生理

广泛的细胞融合形成多核巨细胞是麻疹的特征性病理变化。真皮和黏膜下层毛细血管内皮细胞充血、水肿、增生、单核细胞浸润并有浆液性渗出，形成麻疹皮疹和麻疹黏膜斑。疹退后，表皮细胞坏死、角化形成糠麸样脱屑。由于皮疹处红细胞裂解，疹退后遗留棕色色素沉着。

(三) 临床表现

1.典型麻疹

(1) 潜伏期：一般为6～18天，平均为10天左右。潜伏期末可有低热、全身不适。

(2) 前驱期：从发热至出疹3～4天。①发热：为首发症状，可达39～40℃。②上呼吸道感染及结膜炎表现：在发热同时出现流涕、咳嗽等上呼吸道感染症状；眼结膜充血、流泪、畏光等结膜炎表现。③麻疹黏膜斑(柯氏斑)：早期具有特征性的体征，一般在出疹前1～2天出现于第二磨牙相对的颊黏膜处，直径约1mm灰白色小点，周围有红晕，并迅速增多融合，可累及整个颊黏膜及唇部黏膜，于出疹后1～2天迅速消失。

(3) 出疹期：多在发热3～4天后。出疹顺序：耳后、发际，渐及额、面、颈部，自上而下至躯干、四肢，最后达手掌与足底。皮疹初为红色斑丘疹、逐渐融合成片，色加深呈暗红。

(4) 恢复期：出疹3～4天后，皮疹按出疹顺序开始消退。体温逐渐降至正常。疹退后皮肤有棕色色素沉着伴糠麸样脱屑，一般7～10天痊愈。

2.非典型麻疹　潜伏期内接受过丙种球蛋白或尚有母体被动抗体的婴儿症状轻；营养不良、继发严重感染者，中毒症状重。

3.常见并发症　易并发肺炎、喉炎、心肌炎、脑炎等，其中肺炎最常见。

（四）辅助检查

1. 血常规　血白细胞总数减少，淋巴细胞相对增多。

2. 血清学检查　麻疹病毒特异性IgM抗体检测，出疹早期即可出现阳性。

3. 病毒学检查　从呼吸道分泌物中分离出麻疹病毒，可早期快速帮助诊断。

（五）治疗要点

治疗原则为对症治疗、预防并发症。

1. 一般治疗　卧床休息，室内温湿度适宜。保持水、电解质及酸碱平衡。

2. 对症治疗　高热时可酌情使用少量退热剂，避免骤然退热；烦躁者可适当给予镇静剂；频繁咳嗽可给予镇咳祛痰剂；继发细菌感染可用抗生素。

3. 并发症的治疗　有并发症者给予相应处理。

（六）常见护理诊断/问题

1. 体温过高　与毒血症、继发感染有关。

2. 皮肤完整性受损　与麻疹病毒引起的皮疹有关。

3. 营养失调　低于机体需要量，与食欲下降、高热消耗增加有关。

4. 有感染传播的危险　与麻疹病毒可经呼吸道排出或直接接触传播有关。

5. 潜在并发症　肺炎、脑炎等。

（七）护理措施

1. 一般护理　卧床休息至皮疹消退、体温正常。保持室内空气清新，温湿度适宜，出汗后及时更换衣被。

2. 高热的护理　处理高热时需兼顾透疹，不宜用药物及物理方法强行降温，尤其禁用冷敷、乙醇擦浴，如体温升至40℃以上时，可用小剂量退热剂。

3. 保持皮肤黏膜的完整性　保持皮肤清洁、干燥，勤换内衣。剪短指甲，避免患儿抓伤皮肤引起继发感染。

4. 保证营养摄入　给予清淡、易消化、营养丰富的流质或半流质饮食，鼓励多饮水。

5. 预防感染传播　对麻疹患儿做到早发现、早诊断、早报告、早隔离、早治疗。隔离患儿至出疹后5天，有并发症者延长至出疹后10天；接触麻疹的易感儿应隔离观察3周，并给予被动免疫。

6. 监测病情　及早发现处理并发症。患儿出现持续高热、咳嗽加剧、呼吸困难等为并发肺炎的表现；患儿出现声音嘶哑、犬吠样咳嗽等为并发喉炎的表现；患儿出现抽搐、意识障碍等为并发脑炎的表现。

（八）健康教育

麻疹传染性较强，应向家长介绍麻疹的疾病相关知识，并向家长说明隔离的重要性，使其能积极配合治疗。居家隔离期间指导家长做好消毒隔离、皮肤护理等，防止继发感染。

二、水痘

水痘是由水痘—带状疱疹病毒引起的一种传染性极强的急性出疹性疾病。临床特点为皮肤黏膜分批出现并同时存在斑疹、丘疹、疱疹和结痂,全身症状轻。

(一) 病因与发病机制

1. 病因　人是水痘—带状疱疹病毒唯一宿主。病毒存在于患者上呼吸道鼻咽分泌物及疱疹液中,主要通过呼吸道传播,也可通过直接接触患者疱疹液或被污染的用具而感染。

2. 发病机制　病毒经鼻咽部黏膜进入人体繁殖后侵入血液,在单核—巨噬细胞系统内再次增殖后入血,引起各器官病变,主要损害部位在皮肤和黏膜。

(二) 病理生理

水痘的特征性病理改变为多核巨细胞和核内包涵体形成。皮肤表皮棘状细胞层上皮细胞水肿变性、细胞裂解、液化后形成水疱,内含大量病毒,后液体吸收、结痂。

(三) 临床表现

1. 典型水痘　潜伏期一般为2周。前驱期1~2天,表现为发热、厌食等,随后出现皮疹。皮疹特点:①首发于头、面和躯干,继而扩展到四肢,末端稀少;②最初的皮疹为红色斑疹和丘疹,迅速发展为清亮透明、椭圆形的水疱,2~3天结痂;③皮疹分批出现,伴明显痒感,疾病高峰期可见到斑疹、丘疹、疱疹和结痂同时存在;皮疹结痂后一般不留瘢痕。

2. 重症水痘　持续高热和全身中毒症状明显;皮疹多,分布广泛,可融合成大疱型疱疹或出血性皮疹;如继发感染或伴血小板减少可发生暴发性紫癜。

3. 先天性水痘　妊娠晚期水痘,导致新生儿水痘,死亡率较高。

4. 并发症　最常见为皮肤继发感染;水痘肺炎等。

(四) 辅助检查

1. 外周血白细胞计数　白细胞总数正常或稍低。
2. 疱疹刮片　可查到细胞核内包涵体。
3. 病毒分离　可取水痘疱疹液、咽部分泌物或血液进行病毒分离。
4. 血清学检查　血清水痘病毒特异性IgM检测,可早期帮助诊断。

(五) 治疗要点

本病为自限性疾病,无合并症时主要是一般治疗和对症处理。

1. 一般治疗　隔离患者,加强护理,减少继发感染等。
2. 对症治疗　皮肤瘙痒可局部使用炉甘石洗剂。
3. 抗病毒治疗　抗病毒药物首选阿昔洛韦,一般在皮疹出现的48小时内使用。

(六) 常见护理诊断/问题

1. 皮肤完整性受损　与皮疹、瘙痒及继发感染有关。
2. 有感染传播的危险　与水痘—带状疱疹病毒可经呼吸道或直接接触传播有关。

3.潜在并发症　脑炎、肺炎、败血症。

(七) 护理措施

1.生活护理　保持室内空气新鲜，温湿度适宜。衣被清洁，不宜过厚，以免增加皮肤瘙痒感。

2.皮肤护理

(1) 及时更换汗湿衣服，勤换内衣，保持皮肤清洁、干燥。

(2) 剪短指甲，避免抓破皮疹，引起继发感染。

(3) 为减轻瘙痒，可在疱疹未破溃处涂炉甘石洗剂；有继发感染者，局部用抗生素软膏。

3.饮食及口腔护理　给予富含营养的清淡饮食，多饮水。有口腔黏膜疹者每日用温盐水或复方硼砂溶液进行口腔护理2～3次，保持口腔清洁。

4.降低体温　患儿中低度发热时，不必用药物降温。如有高热，可用物理降温或适量的退热剂，忌用阿司匹林。

5.预防感染传播　隔离患儿至皮疹全部结痂为止，易感儿接触后应隔离3周。

6.监测病情　水痘是自限性疾病，可并发肺炎、心肌炎，应注意观察及早发现，积极处理。

(八) 健康教育

水痘传染性强，皮疹瘙痒明显，需向家长介绍水痘皮疹的特点、护理要点及隔离的重要性，以取得家长的配合。指导家长进行皮肤护理，防止继发感染。

三、传染性单核细胞增多症

传染性单核细胞增多症是由EB病毒感染所致的急性感染性疾病。以发热、咽喉痛、肝脾和淋巴结肿大、外周血中淋巴细胞增多并出现异型淋巴细胞等为特征。

(一) 病因与发病机制

1.病因　EBV属于疱疹病毒，主要侵犯B细胞，患者和隐性感染者均是传染源。传播途径主要是口－口传播、可经飞沫传播、偶可经输血传播。

2.发病机制　由于B细胞、T细胞间的交互作用，EBV进入口腔增殖，导致细胞破坏，引起扁桃体炎和咽炎症状，局部淋巴结肿大。病毒进入血液，导致病毒血症，继而累及全身淋巴系统。

(二) 病理生理

淋巴细胞的良性增生是本病的基本病理特征。病理可见非化脓性淋巴结肿大，淋巴细胞及单核-吞噬细胞高度增生。

(三) 临床表现

潜伏期一般为9～11天，少数患者有乏力、头痛、畏寒等前驱症状。发病期典型表现有：

1.发热　多数患儿有发热，体温38～40℃，无固定热型、热程大多1～2周。

2.咽峡炎　咽部、扁桃体及腭垂充血肿胀，伴有咽痛。

3.淋巴结肿大　全身淋巴结皆可肿大。肿大淋巴结直径一般不超过4cm，无明显压痛和粘连。

4.肝、脾大　部分患儿有肝肿大，可出现肝功能异常，并伴有急性肝炎的上消化道症状。约半数患儿有轻度脾大，伴疼痛及压痛，偶可发生脾破裂。

5.皮疹　部分患儿在病程中出现多形性皮疹，以丘疹及斑丘疹常见，多见于躯干。皮疹大多在病程4~6天出现，持续1周左右消退，无色素沉着。

（四）辅助检查

1.血常规　早期白细胞总数可正常或偏低，以后逐渐升高。异型淋巴细胞超过10%或其绝对值超过$10×10^9$/L时具有诊断意义。

2.血清嗜异性凝集试验　患儿血清中出现IgM嗜异性抗体，阳性率达80%~90%。

3.EBV特异性抗体检测　VCA-IgM阳性是新近EBV感染的标志，EA-IgG一过性升高是近期感染或EBV复制活跃的标志。均有诊断价值。

（五）治疗要点

本病系自限性疾病，预后大多良好，主要采取对症治疗。有脾大的患儿2~3周内应避免与腹部接触的运动，以防发生脾破裂。抗病毒治疗可用阿昔洛韦、更昔洛韦等药物，继发细菌感染者，可使用抗生素治疗。

（六）常见护理诊断／问题

1.体温过高　与病毒感染有关。

2.疼痛　与咽部炎症、肝脾肿大有关。

3.潜在并发症　心包炎、心肌炎等。

（七）护理措施

1.一般护理　室内定时通风消毒，适宜温湿度。呼吸道隔离，防止交叉感染。急性期建议卧床休息，以减少心肌耗氧量。

2.维持正常体温　观察体温变化，必要时遵医嘱药物降温。

3.饮食护理　鼓励患儿少食多餐，进食高热量、高蛋白质、清淡、易消化食物。

4.密切观察病情　应密切观察患儿生命体征，及时发现病情变化，并积极处理。重症患儿可并发神经系统疾病、心包炎及心肌炎等。

（八）健康教育

向家长介绍患儿病情、诊疗及护理措施，取得其理解并能积极配合。重症患儿出院后定期门诊复查。加强营养，适当参加体育锻炼，增强体质。

四、流行性腮腺炎

流行性腮腺炎是由腮腺炎病毒引起的急性呼吸道传染病，临床上以腮腺肿痛为特征。本病传染性较强，一次感染后可获得终身免疫。

（一）病因与发病机制

1. 病因　腮腺炎患者和携带病毒者是本病的传染源，主要传播途经为呼吸道飞沫传播，或直接接触经唾液污染的食具和玩具传播。

2. 发病机制　病毒侵入人体增殖后进入血液进而扩散到腮腺和全身各器官，亦可沿腮腺管传播至腮腺，由于病毒对腺体组织和神经组织具有高度亲和性，可使腮腺、舌下腺、颌下腺、胰腺、生殖腺等发生炎症改变。

（二）病理生理

受侵犯的腺体出现非化脓性炎症为本病的病理特征，腺体导管细胞肿胀，管腔中充满坏死细胞及渗出物，使腺体分泌排出受阻，唾液中的淀粉酶经淋巴系统进入血液，使血、尿淀粉酶增高。

（三）临床表现

潜伏期8~30天，平均18天。大多无明显前驱期症状。

1. 腮腺肿胀　腮腺肿大、疼痛常为首发体征和症状。常先见于一侧，继之对侧也肿大，位于下颌骨后方和乳突之间。以耳垂为中心，向前、后、下发展，触之有弹性感并有触痛，1~3天内达高峰，局部疼痛，开口咀嚼或吃酸性食物时胀痛加剧，腮腺肿大持续5天左右逐渐消退。腮腺管口在早期可见红肿，有助于诊断。

2. 颌下腺和舌下腺肿胀　严重者可见颌下缘和舌下腺明显肿胀，可触及椭圆形腺体。

3. 发热　病程中患儿可有不同程度发热，亦有体温正常者。

4. 并发症　脑膜炎、脑炎、睾丸炎、卵巢炎等。

（四）辅助检查

1. 血、尿淀粉酶检测　90%患儿血清和尿淀粉酶有轻度至中度增高。

2. 血清学检查　血清中腮腺炎病毒特异性IgM抗体阳性提示近期有感染。

3. 病毒分离　早期取患儿唾液、尿液、脑脊液或血液标本，进行病毒分离实验，有助于诊断。

（五）治疗要点

无特殊治疗，以对症处理为主。对高热、头痛和并发睾丸炎者给予解热止痛药物。发病早期可用利巴韦林10~15mg/(kg·d)静脉滴注，疗程5~7天。重症患儿可短期使用肾上腺激素治疗。

（六）常见护理诊断/问题

1. 疼痛　与腮腺非化脓性炎症有关。

2. 体温过高　与病毒感染有关。

3. 有感染传播的危险　与腮腺炎病毒可经呼吸道或直接接触传播有关。

4. 潜在并发症　脑膜炎、睾丸炎、胰腺炎。

（七）护理措施

1. 局部疼痛护理

（1）进行疼痛评估，严重者及时采取措施缓解疼痛。

(2) 给予清淡、易消化的半流质或软食，忌酸、硬、辣等刺激性食物。保持口腔清洁，鼓励患儿多饮水，防止继发感染。

(3) 腮腺肿胀处可局部冷敷，以减轻炎症充血及疼痛，亦可用中药湿敷。发生睾丸炎时可用丁字带托起阴囊，局部间歇冷敷以减轻疼痛。

2.维持正常体温　高热者遵医嘱药物降温。

3.观察病情变化　注意有无脑膜炎、脑炎、睾丸炎、急性胰腺炎等临床征象，予以相应处理。

4.预防感染传播　隔离患儿至腮腺肿大完全消退；易感儿接触后应隔离观察3周；易感儿可接种腮腺炎减毒活疫苗。

（八）健康教育

腮腺炎传染性较强，并发症较多，应向家长说明隔离治疗的重要性，使其能积极配合。无并发症的患儿可在家中隔离治疗、指导家长做好隔离、发热、饮食、清洁口腔、用药等护理，学会观察病情，若有并发症表现，应及时送医院就诊。

五、手足口病

手足口病是由肠道病毒引起的急性传染病，主要症状表现为发热，手、足、口腔等部位的斑丘疹、疱疹，重者可出现脑膜炎、脑炎、脑脊髓炎、肺水肿、循环障碍等。

（一）病因与发病机制

1.病因　引起手足口病的病毒主要为肠道病毒，手足口病患者和隐性感染者均为传染源。病毒通过患者的粪便、唾液或口鼻分泌物排出，经粪—口传播，亦可经接触患者呼吸道分泌物、疱疹液或污染的物品而感染。

2.发病机制　手足口病的发病机制尚不完全清楚。肠道病毒由消化道或呼吸道侵入人体后繁殖，进入血液导致病毒血症，进而侵犯不同靶器官引起炎症性病变而出现相应临床症状。

（二）临床表现

根据病情的轻重程度，分为手足口病普通病例和重症病例。

1.普通病例　急性起病，发热，口腔黏膜出现散在疱疹或溃疡，手、足、臀等部位出现斑丘疹、疱疹，疱疹周围可有炎性红晕。部分患儿仅表现为皮疹或疱疹性咽峡炎。皮疹消退后不留瘢痕，一般1周左右痊愈。

2.重症病例　少数病例病情进展可出现脑膜炎、脑炎、脑脊髓炎、肺水肿、循环障碍等，极少数病例可致死亡，存活者可有后遗症。

（三）辅助检查

1.血常规　白细胞计数正常或降低，重症病例白细胞计数可明显升高。

2.血清学检查　用组织培养分离肠道病毒是目前诊断的金标准。

（四）治疗要点

1. 普通病例　主要为对症治疗，注意隔离，避免交叉感染。适当休息，清淡饮食，做好口腔和皮肤护理。

2. 重症病例　神经系统受累者使用甘露醇等利尿剂降低颅内压，酌情使用糖皮质激素和免疫球蛋白，给予降温、镇静、止惊等对症治疗；循环、呼吸衰竭者给予吸氧，保持呼吸道通畅，根据病情应用呼吸机，保护脏器功能等。

（五）常见护理诊断／问题

1. 体温过高　与病毒感染有关。

2. 皮肤完整性受损　与病毒引起的皮损有关。

3. 有感染传播的危险　与肠道病毒可经粪－口传播或直接接触传播有关。

4. 潜在并发症　脑膜炎、肺水肿、呼吸衰竭、心力衰竭。

（六）护理措施

1. 维持正常体温　密切监测患儿体温，鼓励患儿多饮水；体温超过38.5℃者，遵医嘱使用退热剂。

2. 病情观察　若患儿出现烦躁不安、嗜睡、肢体抖动、呼吸及心率增快等表现时，提示有神经系统受累或心肺功能衰竭的表现，应立即给予相应处理。

3. 皮肤护理　保持室内适宜温湿度，及时更换汗湿衣被。剪短指甲以免抓破皮疹，手足部疱疹未破溃处涂炉甘石洗剂；疱疹已破溃有继发感染者，局部用抗生素软膏。

4. 口腔护理　保持口腔清洁，有口腔溃疡的患儿可将维生素B_2粉剂直接涂于口腔糜烂部位以消炎止痛、促进溃疡面愈合。

5. 饮食护理　给予患儿营养丰富、易消化、流质或半流质饮食。

6. 预防感染传播　隔离患儿2周；易感儿可接种手足口疫苗。

（七）健康教育

指导家长培养婴幼儿良好的卫生习惯，确诊的患儿需立即隔离，轻症患儿可在家中隔离，教会家长做好口腔护理、皮肤护理及病情观察，如有病情变化应及时到医院就诊。流行期间不要带孩子到公共场所。

第二节　细菌感染

一、中毒型细菌性痢疾

中毒型细菌性痢疾是由志贺菌属引起的肠道传染病，是急性细菌性痢疾的危重型。起病急骤，突然高热、反复惊厥、嗜睡、迅速发生休克及昏迷，病死率高。

（一）病因及发病机制

1. 病因　本病的病原体为痢疾杆菌，属肠杆菌的志贺菌属。急性、慢性痢疾患者及带菌者是主要传染源，主要通过粪—口途径传播。

2. 发病机制　目前尚未完全清楚，志贺菌能侵袭肠上皮细胞并在其中繁殖。志贺菌内毒素从肠壁吸收入血，引起发热、毒血症及急性微循环障碍。

（二）临床表现

潜伏期多数为1~2天，短者数小时。该病起病急，发展快，体温可达40℃以上（少数不高），迅速发生呼吸衰竭、休克或昏迷。根据其临床表现可分为以下3型。

1. 休克型　主要表现为感染性休克。初期面色灰白，四肢冷，心率增快。后期出现青紫，血压下降，尿量减少，脉细速或细弱，心音低钝、无尿。

2. 脑型　因脑缺氧、水肿而发生反复惊厥、昏迷和呼吸衰竭。瞳孔大小不等，对光反射消失，呼吸节律不齐，甚至呼吸停止。

3. 肺型　又称呼吸窘迫综合征，以肺微循环障碍为主，常在中毒型细菌性痢疾脑型或休克型基础上发展而来，病情危重，病死率高。

以上两型或三型同时或先后出现为混合型，最为凶险，病死率很高。

（三）辅助检查

1. 血常规　白细胞总数增高，以中性粒细胞为主。

2. 大便常规　病初可正常，后出现黏液脓血便，镜检可见大量脓细胞、红细胞和吞噬细胞。

3. 大便培养　可分离出痢疾杆菌。

4. 免疫学检测　可早期快速诊断，但特异性有待提高。

5. 特异性核酸检测　采用核酸杂交或聚合酶链反应可直接检查粪便中的痢疾杆菌核酸。

（四）治疗要点

病情凶险，须及时抢救。

1. 降温止惊　可采用物理、药物降温或冬眠疗法。持续惊厥者，可用地西泮0.3mg/kg肌内注射或静脉注射，或用水合氯醛40~60mg/kg保留灌肠，或苯巴比妥钠肌内注射。

2. 控制感染　通常选用两种痢疾杆菌敏感的抗生素，如阿米卡星、第三代头孢菌素。

3. 抗休克治疗　扩充血容量，纠正酸中毒，维持水、电解质酸碱平衡；在充分扩容的基础上应用血管活性物质，以改善微循环；可及早应用糖皮质激素。

4. 防治脑水肿和呼吸衰竭　保持呼吸道通畅，吸氧。首选20%甘露醇降低颅内压，可短期静脉滴注地塞米松。若出现呼吸衰竭应及早使用呼吸机。

（五）常见护理诊断/问题

1. 体温过高　与毒血症有关。

2.组织灌注量不足　与微循环障碍有关。

3.潜在并发症　脑水肿、呼吸衰竭等。

4.有感染传播的危险　与肠道排出致病菌有关。

5.焦虑　与病情危重有关。

（六）护理措施

1.高热的护理　监测体温，遵医嘱药物降温或亚冬眠疗法，预防因高热惊厥导致脑缺氧及脑水肿加重。

2.维持有效血液循环　密切监测生命体征、神志、尿量等变化，迅速建立并维持静脉通道，遵医嘱进行抗休克治疗。

3.腹泻的护理　正确记录排便次数、性状，及时采集大便标本送检。给予营养丰富、易消化的流质或半流质饮食，多饮水，不能进食者静脉补液。

4.防治脑水肿和呼吸衰竭　密切观察病情变化，保持室内安静，减少刺激。遵医嘱使用镇静剂、脱水剂等。抽搐患儿防止外伤，保持呼吸道通畅，必要时使用呼吸机治疗。

5.预防感染传播　患儿消化道隔离至临床症状消失后1周或3次大便培养阴性；易感儿口服多价痢疾减毒活菌苗。

6.心理护理　评估患儿及家长的心理状态，多与家长沟通，提供心理支持。

（七）健康教育

向患儿及家长讲解疾病的防治知识。加强卫生宣教，改善环境卫生，加强水源、饮食及粪便管理，积极灭蝇等。

二、猩红热

猩红热是一种由A族溶血性链球菌所致的急性呼吸道传染病，临床以发热、咽峡炎、全身弥漫性红色皮疹及疹退后皮肤脱屑为特征。

（一）病因及发病机制

1.病因　病原菌为A组β型溶血性链球菌，猩红热主要通过飞沫传播，带菌者和不典型病例为主要传染源。

2.发病机制　溶血性链球菌从呼吸道侵入咽、扁桃体，引起局部炎症，表现为咽峡及扁桃体急性充血、水肿，亦可通过血源播散。炎症病灶处溶血性链球菌产生红疹毒素、形成猩红热皮疹。

（二）临床表现

1.潜伏期　通常为1～7天。

2.前驱期　一般不超过24小时，起病急骤，以畏寒、高热伴头痛、恶心呕吐、咽痛为主。

3.出疹期　出疹多见于发病1～2天后。皮疹从耳后、颈及上胸部，迅速波及躯干及上肢，最后到下肢。皮疹特点为全身皮肤弥漫性发红,其上有点状红色皮疹,高出皮面,有痒感,用手按压则红色可暂时消退数秒。在皮肤皱褶处,皮疹密集成线,压之不退,形成帕氏线。前驱期或出疹初期,舌质淡红,其上被覆灰白色苔,边缘充血水肿,舌刺突起,2～3天后舌苔由边缘消退,舌面清净呈牛肉样深红色,舌刺突出于舌面上,形成"杨梅"样舌。

4.恢复期　皮疹于3～5天后颜色转暗隐退,并按出疹先后顺序脱皮。皮疹愈多,脱屑愈明显。此期1周左右。

(三) 辅助检查

1.血常规　白细胞数增加,以中性粒细胞为主。

2.血清学检查　可用免疫荧光法检测咽拭涂片进行快速诊断。

3.细菌培养　从咽拭子或其他病灶内取标本作细菌培养。

(四) 治疗要点

1.一般治疗　供给充分的营养、热量。给予流质或半流质饮食,保持口腔清洁。高热患儿,应使用物理或药物降温。

2.抗菌治疗　青霉素是治疗猩红热的首选药物,早期应用可缩短病程,减少并发症的发生。青霉素剂量每日5万IU/kg,分2次肌内注射;严重感染者可增加剂量。青霉素过敏者可选用红霉素或头孢菌素。

(五) 常见护理诊断/问题

1.体温过高　与链球菌感染有关。

2.疼痛　与炎症反应有关。

3.皮肤完整性受损　与猩红热皮疹及瘙痒有关。

(六) 护理措施

1.维持正常体温　监测体温变化,必要时遵医嘱使用退热剂,及时更换汗湿衣物。

2.减轻疼痛　保持口腔清洁,鼓励患儿多饮水或用温盐水漱口;咽部疼痛明显时,采取措施缓解疼痛;给予富有营养、易消化的流质、半流质或软食,忌酸、辣、干、硬食物。指导患儿通过分散注意力的方式缓解疼痛。

3.皮肤护理　保持皮肤清洁,勤换衣服。勤剪指甲,避免患儿抓伤皮肤引起继发感染。告知患儿在恢复期脱皮时,应待皮屑自然脱落。

4.预防感染传播　明确诊断后及时隔离,隔离期限至少为1周。病情不需住院患儿,居家隔离治疗,咽拭子培养3次阴性后解除隔离。

(七) 健康教育

向患儿及家长讲解疾病的相关知识,加强卫生宣教,注意个人卫生,勤晒被褥,注意室内空气流通,流行季节儿童避免去公共场所。

案例回顾

患儿临床诊断为麻疹的依据：①前期出现发热、结合膜炎、上感症状与麻疹前驱期症状基本一致。②出疹顺序及皮疹性状与麻疹一致。③实验室检查为病毒感染。

应采取护理措施如下：

（1）一般护理：卧床休息至皮疹消退、体温正常。保持室内空气清新，温湿度适宜，出汗后及时更换衣被。

（2）高热的护理：处理高热时需兼顾透疹，不宜用药物及物理方法强行降温，尤其禁用冷敷、乙醇擦浴，如体温升至40℃以上时，可用小剂量退热剂。

（3）保持皮肤黏膜的完整性：保持皮肤清洁、干燥，勤换内衣。剪短指甲，避免患儿抓伤皮肤引起继发感染。

（4）保证营养摄入：给予清淡、易消化、营养丰富的流质或半流质饮食，鼓励多饮水。

（5）预防感染传播：对麻疹患儿做到早发现、早诊断、早报告、早隔离、早治疗。隔离患儿至出疹后5天，有并发症者延长至出疹后10天；接触麻疹的易感儿应隔离观察3周，并给予被动免疫。

（6）监测病情：及早发现处理并发症。患儿出现持续高热、咳嗽加剧、呼吸困难等为并发肺炎的表现；患儿出现声音嘶哑、犬吠样咳嗽等为并发喉炎的表现；患儿出现抽搐、意识障碍等为并发脑炎的表现。

第十六章
常见肿瘤患儿的护理

章前引言

　　肿瘤在儿童期的发生率呈逐年上升的趋势，白血病是最常见的儿童恶性肿瘤，约占全部病例的1/3。随着医学的发展，儿童肿瘤的治愈率获得明显改善，生存率明显提高。但儿童处于生长发育期，可能出现放化疗对机体器官的损伤，造成生长发育障碍及远期的器官功能不良。因此，治疗同时需关注患儿的生存质量。

学习目标

1. 陈述急性白血病的分类和分型。
2. 概述霍奇金病和非霍奇金性淋巴瘤的病因。
3. 识记儿童急性白血病、霍奇金病、非霍奇金性淋巴瘤、神经母细胞瘤、肾母细胞瘤的临床表现和治疗原则。
4. 运用护理程序，正确评估患儿，提出相应护理诊断并制订护理措施。

思政目标

坚持以德育人的理念，引导学生掌握专业知识的同时，树立珍爱生命、尊重生命、敬畏生命的价值观。

案例导入

患儿，9岁，男，患儿因活动后气促1个月入院。查体：脸色苍白，消瘦，全身散在有针尖样的出血点，膝盖疼痛。血常规显示WBC 23×10^9/L，HB 63g/L，血小板13×10^9/L。患儿来自于云南山区，家里排行第二，有一个哥哥和一个弟弟。

思考题

1. 初步考虑该患儿的诊断是什么？
2. 还需要做什么检查来完善诊断？
3. 患儿当前主要护理诊断有哪些？

第一节　急性白血病

白血病（leukemia）是造血系统的恶性增生性疾病，是造血组织中某一细胞系统过度增生、进入血流并浸润各组织和器官，引起一系列临床表现。白血病是儿童时期最常见的恶性肿瘤。任何年龄均可发病，以学龄前期多见，男性多于女性。儿童以急性白血病多见，约占95%。15岁以下儿童急性白血病的发病率约为4/10万，约占该时期所有恶性肿瘤的35%。

一、病因和发病机制

尚不明确，但通过白血病流行病学研究，认为它是一组异质性疾病，是遗传与环境相互作用的结果。目前认为白血病的发生与病毒、电离辐射、化学药物及遗传因素有关。

（一）病毒因素

自Ellerman和Bang在1908年证实家禽的白血病可以通过无细胞滤液感染其他家禽诱发白血病的事实后，学者逐渐肯定了某些病毒对动物的致瘤作用，而且逐渐意识到病毒可能诱发人体产生肿瘤。20世纪80年代初，学者发现人T细胞白血病是由一种病毒引起，因此推测儿童白血病也可能由于病毒引起，但目前尚未找到确凿证据。

（二）电离辐射

物理和化学因素、电离辐射、放射、核辐射等可能激活隐藏体内的白血病病毒，使癌基因畸变或因抑制机体的免疫功能而致白血病。日本广岛、长崎原子弹爆炸后，受严重辐射地区的白血病发病率是未受辐射地区的17~30倍。

（三）化学因素

化学物质如杀虫剂、苯及其衍生物、甲醛、亚硝胺类等均可能诱发白血病。抗肿瘤的细胞毒性药物如环磷酰胺、氮芥等也可诱发第二肿瘤。近来研究表明，暴露于金属粉尘、烟熏和铅的父母，其孩子的白血病发生率也较高，主要以急性粒细胞性白血病为主。

（四）遗传因素

本病不属于遗传性疾病，但具有遗传缺陷的人群容易发生白血病。如家族中可有多发性恶性肿瘤情况；患有其他遗传性疾病如21—三体综合征、先天性远端毛细血管扩张性红斑等患儿，其白血病的发病率明显高于普通小儿；单卵孪生儿中如一个患白血病，另一个患病率为20%~25%。

二、分类和分型

根据白血病细胞的分化程度，自然病程长短，可分为急性和慢性两大类。儿童时期以急性淋巴细胞白血病为主，约占儿童白血病的75%。

目前采用MICM综合分型来指导白血病的治疗，MICM综合分型包括形态学、免疫学、细胞遗传学和分子生物学。

三、临床表现

各型白血病的临床表现大致相同。主要表现为发热、贫血、出血和白血病细胞浸润所致的肝、脾、淋巴结肿大和骨、关节疼痛等。起病大多较急，少则几天多则数月。

1. 发热　常为首发症状，热型不定，一般不伴寒战，抗生素治疗无效；合并感染时，常持续高热，多为呼吸道感染、齿龈炎、皮肤疖肿、肾盂肾炎和败血症等。

2. 贫血　出现较早，进行性加重。常见苍白、乏力、活动后气促、嗜睡等，主要是由于骨髓造血干细胞受抑制所致。查体时发现面色、甲床、眼睑结膜不同程度的苍白。

3. 出血　以皮肤、口腔黏膜出血点或瘀斑多见，鼻出血、齿龈出血，消化道出血也较常见。偶见颅内出血，是引起死亡的主要原因之一。出血主要原因是白血病细胞浸润骨髓，巨核细胞受抑制使血小板的生成及功能受影响。

4. 白血病细胞浸润　较多患儿出现肝、脾、淋巴结肿大，可有压痛。纵膈淋巴结肿大时可出现呛咳、呼吸困难和上腔静脉综合征等压迫症状。骨、关节浸润导致疼痛，可发生胸骨、长骨的压痛。白血病细胞侵犯脑实质和(或)脑膜时即导致中枢神经系统白血病(CNSL)，出现头痛、呕吐、嗜睡、视神经麻痹、偏瘫、脑炎、脑膜炎等症状。浸润脊髓可致截瘫，脑脊液中可发现白血病细胞。白血病细胞浸润眼眶、视神经、视网膜、角膜或结膜等出现相应的眼部症状、体征。

四、辅助检查

1. 常规检查　外周血白细胞计数高低不一，血常规红细胞及血红蛋白均减少，呈正细胞正色素性贫血，网织红细胞数减少。血小板数减少。

2. 骨髓常规检查　骨髓象白血病原始和幼稚细胞极度增生，幼红细胞及巨核细胞减少，少数患儿表现为骨髓增生低下。骨髓检查是确立诊断和判定疗效的重要根据。

3. 其他检查　如细胞组织化学染色可帮助鉴别细胞类型，肝肾功能检查以查明浸润部位，胸部X线检查明确有无胸腺、纵隔淋巴结肿大及胸膜渗出等。

五、治疗要点

采用以化疗为主的综合治疗。其原则是早诊断、早治疗、严格分型、并按分型选择方案。化疗药要采用联合、足量、间歇、交替及长期的治疗方针。同时要早期预防中枢神经系统白血病，重视支持疗法，造血干细胞移植等。

化学药物治疗的目的是杀灭白血病细胞，解除白血病细胞浸润引起的症状，使病情缓解，以至治愈。通常按次序、分阶段进行：①诱导缓解治疗：联合数种化疗药物，最大限度杀灭白血病细胞，使达完全缓解；②巩固治疗：在缓解状态下最大限度杀灭微小残留白血病细胞，防止早期复发；③延迟强化治疗：防止骨髓复发和治疗失败，使患儿获得长期生存；④维持及加强治疗：巩固疗效，达到长期缓解或治愈。持续完全缓解2.5~3.5年者方可停止治疗。停药后尚须继续追踪观察数年。近年来，治疗白血病的新药不断出现，化疗方案和治疗方法不断改进，急性白血病的预后明显改善。尤其是造血干细胞移植技术和方法的不断改进，移植成功率逐渐增高。目前，儿童ALL缓解率可达95%以上，5年无病生存率已达70%~85%。

六、护理评估

1.健康史

（1）疾病史：如感染史、住院史、手术史等。

（2）不良接触史：放射线、辐射、重金属等接触史。

（3）家族史：家族中有无肿瘤患者，其类型、治疗及疗效等。

（4）现病史：本次发病情况、主要症状和体征等。

2.护理体检　评估患者生命体征、贫血情况，注意有无出血倾向如瘀点、瘀斑、紫癜及黏膜出血等，肝脾、淋巴结肿大情况，有无骨痛、关节痛等。了解血常规检查、骨髓检查结果等。

3.心理-社会状况　评估患儿及家长的心理状态，对突发事件的应对能力，对病情的认识程度，评估家庭经济状况及其社会支持系统等。

七、常见护理诊断/问题

1.体温过高　与白血病细胞浸润坏死和（或）感染有关。

2.活动无耐力　与贫血致组织缺氧有关。

3.营养失调　低于机体需要量，与病程消耗增加，抗肿瘤治疗致恶心、呕吐、食欲下降、摄入不足有关。

4.有感染的危险　与机体免疫功能低下有关。

5.疼痛　与白血病细胞浸润有关。

6.恐惧　与病情重、侵入性治疗、护理技术操作多、预后不良等有关。

7.潜在并发症　骨髓抑制、胃肠道反应等。

8.预感性悲哀　与白血病病程长，预后不确定有关。

八、护理措施

1.维持正常体温　监测患儿体温，观察热型及热度；高热者遵医嘱给退热药，观察降温效果，防止虚脱。

2. 休息　嘱卧床休息，长期卧床者，应常更换体位，预防压力性损伤。

3. 加强营养　给予高蛋白质、高维生素、高热量的饮食。鼓励进食，饮食卫生，餐具注意消毒。对不能进食者，可静脉补充营养。

4. 防治感染

(1) 保护性隔离：与其他病种患儿分室居住，防止交叉感染。粒细胞数极低和免疫功能明显低下者应住单间或层流室。接触患儿前认真洗手，必要时以消毒液洗手。房间每日消毒。限制探视者人数和次数，感染者禁止探视。严格执行无菌技术操作，遵守操作规程。

(2) 注意患儿个人卫生：教会家长及年长儿正确的洗手方法。保持口腔清洁，进食前后以温开水或漱口液漱口。刷牙时选用软毛牙刷或海绵，以免损伤口腔黏膜及牙龈。有黏膜真菌感染者，可用抗真菌药物涂擦患处。勤换衣裤，每日沐浴，利于汗液排泄，减少皮肤感染。保持大便通畅，便后用温开水清洁肛周，以防肛周感染。肛周溃烂者，每日坐浴。

(3) 避免预防接种：免疫功能低下者，避免用麻疹、风疹、水痘、流行性腮腺炎等减毒活疫苗和脊髓灰质炎糖丸预防接种，以防发病。

(4) 观察感染早期征象：监测生命体征，观察有无牙龈肿痛、咽红、咽痛、皮肤有无破损、红肿、肛周、外阴有无异常等。发现感染先兆，及时处理，遵医嘱应用抗生素。监测血常规指标，中性粒细胞低者，遵医嘱用药，使中性粒细胞合成增加，增强机体抵抗力。

5. 防治出血　尽量减少肌肉注射或深静脉穿刺，必要时延长压迫时间。禁食坚硬多刺的食物，家具的尖角用软垫子包裹，限制剧烈活动，减少不必要的碰伤引发的出血。口、鼻黏膜出血可用1%麻黄碱或0.1%肾上腺素棉球等进行局部压迫止血，遵医嘱用药。

6. 正确输血　白血病患儿常有贫血、出血，在治疗过程中，常需输注红细胞制剂、血小板制剂等。输注时应严格遵守输血管理制度，观察疗效及有无输血反应。

7. 应用化疗药物的护理

(1) 熟悉各种化疗药物的药理作用和特性，了解化疗方案及给药途径，正确给药：①化疗药物多为静脉给药，且有较强的刺激性。发生药液渗漏可致局部疼痛红肿，甚至坏死。注射前应确认静脉通畅，输注过程中应密切观察，发现渗漏立即停止输液，并作局部处理。②用药前应询问用药史和过敏史，用药过程中要观察有无过敏反应。③光照可使某些化疗药（如VP16、VM26）分解，静脉滴注时应注意避光。④鞘内注射时，浓度不宜过大，药量不宜过多，缓慢推入，术后应平卧4～6小时。

(2) 观察及处理药物毒性作用：①绝大多数化疗药物可致骨髓抑制，应监测血象，及时防治感染。观察有无出血倾向和贫血表现。②恶心、呕吐严重者，用药前半小时给止吐药。③加强口腔护理，有溃疡者，宜选择清淡、易消化的流质或半流质饮食。疼痛明显者，进食前可给局麻药。④环磷酰胺可致出血性膀胱炎，应保证液体的摄入。⑤化疗药物可能引起脱发，告知家属备好假发或帽子。⑥糖皮质激素应用可出现满月脸及情绪改变等，应告知家长及年长儿停药后会消失,应多关心患儿。

(3)操作中护士要注意自我防护及环境保护:①化疗药最好在配置中心集中配制,无配置中心者应在生物安全柜下配制。②操作者应戴手套、口罩、面罩或护目镜。③避免药液/药粉喷洒。④一旦溅在皮肤、黏膜上应立刻冲洗干净。⑤所有用物应专门处置。

(4)保护患儿血管:有计划地应用血管,采用静脉留置针、PICC、PORT等减少穿刺次数,减少对血管的损伤。保证静脉通道通畅,防止药物渗漏,一旦渗漏及时处理。

8.心理疏导

(1)热情帮助、关心患儿,让年长儿和家长认识本疾病,了解治疗进展,让他们树立战胜疾病的信心。

(2)各项诊疗、护理操作前,应告知家长及年长儿其意义、操作过程、如何配合及可能出现的不适,以减轻或消除其恐惧心理。向家属适当讲解化疗方案、药物剂量、副作用及可能出现的不良反应。明确定期化验的必要性及重要性,以取得配合。

(3)采用同伴教育,采用线上线下病友会、公众号等形式为新老患儿家长搭建交流的平台,分享交流照护心得,从而提高自护和应对能力,增强治愈的信心。

九、健康教育

1.讲解白血病的有关知识,化疗药的作用和毒副作用。教会家长如何预防感染和观察感染及出血征象,出现异常如发热、心率呼吸加快、鼻出血或其他出血征象时应及时就诊。让家长及年长儿明确坚持定期化疗的重要性。

2.化疗间歇期可酌情参加学校学习,以利其生长发育。

3.鼓励患儿适当参与运动锻炼,以减轻癌因性疲乏。

4.定期随访,监测治疗方案执行情况。

5.重视患儿的心理状况,正确引导,使患儿在治疗疾病的同时,心理社会及智力也得以正常发展。

第二节 淋巴瘤

淋巴瘤(lymphoma)是起源于淋巴结或结外淋巴组织的恶性肿瘤,在儿童及青少年时期的恶性肿瘤中占第三位,占15%左右。儿童淋巴瘤包括霍奇金淋巴瘤和非霍奇金淋巴瘤两大类,以非霍奇金淋巴瘤多见,约占60%。临床表现为进行性、无痛性淋巴结肿大,常伴肝、脾肿大,晚期可有发热、贫血、出血和恶病质表现。

一、霍奇金淋巴瘤

霍奇金淋巴瘤（Hodgkin lymphoma，HL）是一种淋巴组织的恶性肿瘤，可向淋巴结以外的器官扩散，如肝、脾、骨髓、肺等。临床表现主要为慢性进行性、无痛的淋巴结肿大。

（一）病因与发病机制

尚未完全阐明。目前认为与病毒尤其是EB病毒感染、基因及蛋白质通路转录调控缺陷相关，辐射、药物和遗传因素等可为促发因素。

1.EB病毒感染　EB病毒阳性特别是迟发的首次EB病毒感染与HL的发病相关。

2.其他因素　遗传易感性、自身免疫病和辐射、药物暴露等因素。

（二）病理生理

根据肿瘤细胞的免疫特性分为经典型霍奇金淋巴瘤（classic HL，CHL）和结节性淋巴细胞为主型HL（nodular lymphocyte predominant HL，NLPHL）。

霍奇金淋巴瘤转移较慢，首先扩散的部位是邻近淋巴结，然后沿淋巴管扩散，晚期发生脾、肝、肺和骨髓转移。

（三）临床分期

临床分期有助于治疗方案的选定和预后的判断。根据病变范围不同分为四期（表16-1）。

表16-1　霍奇金淋巴瘤的临床分期（Cotswald会议修订）

分期	受累部位
Ⅰ	侵犯单一淋巴结或淋巴结结构，如脾脏、甲状腺、韦氏环等其他结外器官和（或）部位
Ⅱ	在横隔一侧，侵及2个或更多淋巴结区，或同时局限侵犯1个结外器官和（或）部位
Ⅲ	受侵犯的淋巴结区在横隔的两侧，或同时局限侵犯1个结外器官和（或）部分或脾或两者均有受累
Ⅲ1	有或无脾门、腹腔或门脉区淋巴结受累
Ⅲ2	有主动脉旁、髂部、肠系膜淋巴结受累
Ⅳ	弥漫性或播散性侵犯1个或多个结外器官，同时伴或不伴有淋巴结受累

（四）临床表现

1.全身症状　患儿可有低热，主要表现为间断的、反复的发热，间隔数日或数周，夜间尤为显著，并且随着时间越来越严重。常伴有盗汗、恶心、食欲下降、疲乏、消瘦等。

2.淋巴结受侵犯表现　最早表现为慢性、进行性、无痛性淋巴结肿大。受累的淋巴结易于触及，典型为橡皮样、质硬而无触痛。通常在颈部或锁骨上，其次为颌下、腋下、腹股沟等处，肿大淋巴结可粘连融合成块，质硬无压痛。肿大的淋巴结压迫邻近器官引起相应症状，如纵隔淋巴结肿大可致持续性干咳、胸闷、呼吸困难和上腔静脉压迫症，腹腔淋巴结肿大可出现腹痛，甚至肠梗阻等。

（五）辅助检查

1.实验室检查　血常规中性粒细胞升高，单核细胞升高，可有轻至中度贫血。血液其他检查血沉增快，肝功能异常，免疫系统异常等。

2.影像学检查　B超是最常用的检查手段，可以观察淋巴结结构及肿瘤的范围、大小，必要时行CT检查。

3.病理学检查　淋巴结活检是确诊的依据。

（六）治疗要点

根据年龄、分期制订治疗方案。以联合治疗为主，受累部位接受小剂量的放疗和联合化疗。放疗可影响骨骼及软组织发育，甚至影响生长，因此，8岁以下尽量避免放疗。

常用的化疗药有:环磷酰胺、氮介、长春新碱、丙卡巴肼、泼尼松、阿柔比星、博来霉素、长春碱等。

二、非霍奇金淋巴瘤

非霍奇金淋巴瘤（non-Hodgkin lymphoma，NHL）是一组原发于淋巴结或结外淋巴组织的高侵略性恶性肿瘤，占儿童淋巴瘤的80%左右。

（一）病因

病因目前尚未完全清楚，可能由病毒感染、免疫缺陷等因素引起。免疫缺陷如患先天性或后天性免疫缺陷综合征，长期接受免疫抑制剂治疗等，使机体识别和破坏肿瘤细胞的能力降低。其他如环境、遗传因子等因素也可能与非霍奇金淋巴瘤的发病有关。

（二）病理生理

NHL是弥漫性、高分化、淋巴结外的肿瘤。肿瘤细胞多在淋巴结和脾脏内。也可累及骨髓和脑脊液，生长迅速并快速广泛地扩散。

根据WHO 2010年的分类，儿童NHL的病理分类主要分为两种类型:淋巴母细胞淋巴瘤和成熟阶段淋巴细胞淋巴瘤。

（三）临床表现

主要取决于疾病的部位和程度。一般表现有发热和体重减轻。淋巴母细胞淋巴瘤主要表现为淋巴结肿大，以颈部和胸部最常见，腋下、腹部或腹股沟淋巴结也可首先受累。纵隔淋巴结受累，可能会压迫头面部的静脉回流，引起面部水肿，也常累及中枢神经系统。未分化小细胞型原发肿瘤以腹部肿块多见，可有腹痛，也可累及中枢神经系统和骨髓。大细胞型常见于腹部、纵隔、皮肤、骨骼、软组织等部位，很少累及中枢神经系统。

（四）辅助检查

淋巴结活检和骨髓穿刺是确诊的依据。

（五）治疗要点

1. **常规化疗** 化疗根据类型和分期选择方案，从诱导治疗开始，总疗程2年左右。近年来化疗后5年无病存活率可达到75%~90%。常用的化疗药有：柔红霉素、甲氨蝶呤、环磷酰胺、阿柔比星、长春新碱、泼尼松等。由于非霍奇金淋巴瘤常累及中枢神经系统，可采用鞘内注射方式。

2. **肿瘤急症的处理** 当患者出现严重的气道梗阻时为肿瘤急症，若尚未经病理确诊者，可先予小剂量化疗缓解呼吸困难，于症状控制后尽早行病理检查。

（六）预后

局灶性病变患儿预后良好，可长期缓解。发病2年后复发机会少。未分化小细胞型肿瘤患儿的生存率为70%~80%；淋巴母细胞型肿瘤患儿若有区域性病变，其无病生存率为60%~80%，若有局灶性病变，生存率则高达80%；大细胞型肿瘤的治愈率为60%~70%。

三、淋巴瘤患儿的护理

（一）护理诊断

1. **恐惧** 与恶性病的诊断及不良预后有关。
2. **有感染的危险** 与免疫功能下降有关。
3. **潜在并发症** 恶心、呕吐等化疗药物不良反应。

（二）护理措施

1. **家庭应对支持** 协助家庭成员接受并认识疾病，减轻焦虑。多关心、体贴患儿及家长，鼓励其表达内心感受，提供心理支持。鼓励家长陪伴患儿，尽可能提供一些患儿喜欢的娱乐活动，分散疾病带来的不适感。鼓励患儿多休息，保持愉快的心情。

2. **保证营养** 提供高热量、高蛋白质、高维生素食物，鼓励进食，保证营养摄入。

3. **防治感染** 见本章第一节。

4. **用药护理** 观察放疗、化疗的不良反应，并予以相应处理。

5. **健康教育** 向家长及患儿讲解疾病相关知识和治疗，放疗、化疗的副作用观察。鼓励患儿及其父母参与护理计划的制订和实施，包括用药护理、营养支持、预防感染等。指导定期化疗或放疗、门诊随访等。

第三节　肾母细胞瘤

肾母细胞瘤（nephroblastoma）又称肾胚胎瘤、Wilms瘤，是原发于肾脏的胚胎性恶性混合瘤，是婴幼儿最常见的恶性实体瘤之一，约占小儿实体瘤的8%，多发于3岁左右。

一、病因与发病机制

肾母细胞瘤具有遗传倾向，遗传方式是常染色体显性遗传伴不完全外显率。在兄弟姐妹和同卵双生子之间发病概率较高。近年已肯定WT1和WT2基因突变与肾母细胞瘤的发生有关。还可能与某些先天畸形有关，如无虹膜症、偏肢体肥大症、泌尿生殖系的畸形等。

肾母细胞瘤是一种边界清晰并有包膜的单个实体瘤，可发生于肾的任何部位。肿瘤剖面呈鱼肉样膨出、灰白色，常因出血及梗死而呈橘黄色或棕色，间有囊腔形成。肿瘤可破坏、压迫肾组织或突破肾被膜而广泛浸润周围组织和器官，可经淋巴和血行转移。

二、分型

根据肿瘤组织成分分为4型：①胚芽型：以小圆形蓝色深染细胞成分为主；②间叶型：以高分化的间叶组织为主；③上皮型：以肾小管上皮细胞为主；④混合型：以上述3种成分混合组成。

三、临床表现

主要表现为上腹部或腰部肿块、腹胀、虚弱。

1.全身症状　偶见低热，晚期可表现为食欲缺乏、体重下降、恶心、呕吐等。

2.原发表现

（1）腹部肿块：最常见，常以腹部或腰部包块就诊。位于上腹部一侧，表面光滑，中等硬度，触之不易推动，通常是父母给患儿沐浴或更衣时偶然发现。

（2）腹痛、腹胀：部分患儿可有腹部不适、腹胀。肿瘤破溃可有类似急腹症表现。

（3）血尿：镜下血尿，肉眼血尿少见。

（4）其他：25%～63%的患儿有轻度高血压，少数可有红细胞增多。

3.压迫症状　巨大肿瘤压迫腹腔脏器或占据腹腔空间，可出现气促、烦躁不安、食欲下降、消瘦等症状。

4.转移症状　主要经血行转移，最常见的转移部位是肺部，其次是肝脏，脑部及骨骼转移较少。转移后患儿可出现咳嗽、咯血、气促、腹痛等表现。

四、辅助检查

1.血常规　正常或红细胞增多。

2.影像学检查

（1）腹部B超：可确定是实质性或囊性肿块，肿瘤是否侵入血管。

（2）静脉尿路造影：可发现肾盂肾盏是否被挤压、移位或拉长变形。破坏严重者肾脏不显影。

(3) CT或MRI：可判断肿块的性质、原发瘤的侵犯范围以及与周围组织、器官的关系，主动脉旁淋巴结是否受累，有无脏器的转移性病变等。

(4) 其他：如胸部X线检查、骨扫描等。

五、治疗要点

以联合治疗为主，包括手术、化疗、放疗。

1.手术治疗　早期经腹切除受累部位。

2.化疗　化疗可使肿瘤缩小，以利于手术，也可作为手术后的辅助治疗。常用化疗药物包括阿柔比星、放线菌素D、长春新碱等。

3.放疗　I期肿瘤不采用。

六、护理诊断

1.预感性悲哀　与恶性疾病有关。

2.潜在并发症　化疗、放疗的副作用，如骨髓抑制、胃肠道反应等。

七、护理措施

1.合理营养　鼓励患儿进食高热量、高蛋白质、高维生素、易消化的食物，保证营养素的供给，增强机体的抵抗力。

2.围术期护理　手术前，尽量减少触摸肿块，观察腹围变化，警惕肿瘤破裂发生；根据病情安排适当的休息和活动；术后应严密监测生命体征、引流液、伤口等情况，做好相应的护理，及时观察并处理并发症。

3.放化疗的护理　了解化疗方案及给药途径，正确给药，观察并处理药物毒副作用。向患儿及家长讲解放疗相关知识，注意观察有无乏力、头痛、恶心、眩晕等表现，观察局部有无红斑、色素沉着、脱皮等，有异常及时报告医生并给予处理。

4.心理护理　了解患儿及家长的心理状态，给予心理支持，鼓励他们建立战胜疾病的信心，正确面对疾病，保持愉快心情，主动配合治疗。

八、健康教育

讲解相关知识，指导患儿休息和营养，指导用药。定期随访，保证疗效。养成良好的卫生习惯，预防感染。

第四节 神经母细胞瘤

神经母细胞瘤（neuroblastoma，NB）是起源于胚胎性交感神经系统神经嵴细胞的恶性肿瘤，是婴幼儿最常见的颅外实体瘤，占儿童恶性肿瘤的8%～10%。多见于5岁以下小儿，男女比例为1.2∶1。NB起病隐匿，恶性度高，很容易发生骨髓、骨骼和远处器官转移。

一、病因

病因尚不清楚。研究发现第一对染色体短臂等位基因的缺失和癌基因 $N-myc$ 的扩增与本病发生有关。

二、病理生理

肿瘤细胞具有低分化、早期转移扩散的特点。50%的神经母细胞瘤原发于肾上腺，20%原发于胸部，淋巴结转移较常见。基本组织学类型包括：神经母细胞瘤、节细胞性神经母细胞瘤、神经节细胞瘤。

三、分期

国际神经母细胞瘤临床分期（INSS）将神经母细胞瘤分为5期。

1期：肿瘤局限于原发组织或器官。
2A期：扩散至原发组织或器官附近，但不超过中线，无同侧区域淋巴结转移。
2B期：同侧淋巴结转移，对侧淋巴结无侵犯。
3期：肿瘤超过中线（脊柱），有双侧淋巴结转移。
4期：转移到骨髓等远处的组织或淋巴结。
4S期：1期或2期肿瘤，有肝、皮肤和骨髓等远处转移（骨骼除外），骨骼摄片检查无溶骨性破坏，诊断年龄小于6个月。

四、临床表现

（一）全身症状

发热常为首发症状，多为不规则热。同时伴有乏力、贫血、骨痛、头痛、恶心、呕吐等全身症状。还可有发作性多汗、兴奋、面部潮红、头痛、心率增快、腹泻、高血压等儿茶酚胺增高的表现。

（二）原发灶表现

肿瘤小时不易被发现。随着肿瘤长大，可在上腹部发现无痛性包块，常从一侧开始迅速增大，并越过中线、质硬、不规则。可出现腹痛或便秘，腹部膨隆，压迫肾脏、输尿管或膀胱可以出现尿频或尿潴留。若肿瘤位置在盆腔、胸部、纵隔、颈部等，肿瘤长大时可出现相应的压迫症状。

（三）转移

1. 骨骼转移　最常见，多见于1岁以上小儿，以颅骨、盆骨和四肢长骨转移为多。表现为骨痛、关节痛、步行困难、跛行、局部骨性隆起、突眼等。

2. 骨髓转移　发生较早，表现为发热、贫血、肝脾和淋巴结肿大。

3. 肝转移　多见于1岁以内婴儿，肝脏轻至重度增大，可有黄疸。

4. 其他　当发生皮肤转移可出现皮下蓝色坚实的结节，淋巴结转移时出现淋巴结肿大等。

五、辅助检查

1. 实验室检查　儿茶酚胺代谢产物测定
2. 影像学检查　X线检查、B超、CT或MRI、PET-CT、同位素等，确定肿瘤位置和周围组织受累程度，以及肿瘤转移情况。
3. 病理学检查　活体组织病理检查以明确组织学诊断。

六、治疗要点

NB的预后与肿瘤的病理分型、肿瘤分期、基因状态等因素密切相关，治疗难度大，单一治疗方法预后差，需采取手术、化疗、放疗等综合治疗。

1. 手术治疗　术前需纠正贫血或代谢紊乱，如并发高血压者需控制血压。1期或2期患者可行肿瘤整体切除术，3期或4期患者先接受化疗，待转移灶控制后，再行手术治疗。

2. 化疗　除1期和没有骨转移的4S期外，患者均需接受化疗。常用化疗药物包括环磷酰胺、长春新碱、顺铂、依托泊苷等。疗程一般3～12个月。

3. 放射治疗　肿瘤完全切除的不做放疗，肿瘤未完全切除或有淋巴结浸润者应做术后放疗。

4. 其他　造血干细胞移植可提高高危NB的生存率。13-顺式维甲酸可诱导神经母细胞瘤分化，达到治疗肿瘤作用。

七、预后

1岁以下的患儿预后最好。1和2期的患儿5年生存率高达90%。2岁以上且诊断时就有转移病变的患儿生存率是10%～20%。

八、常见护理问题

1. 活动无耐力 与肿瘤性贫血有关。
2. 营养失调 低于机体需要量,与食欲减退、机体消耗增加等有关。
3. 预感性悲哀 与疾病的预后不良有关。
4. 潜在并发症 化疗、放疗的不良反应,如骨髓抑制、胃肠道反应等。

九、护理措施

1. 休息与活动 根据患儿病情适当安排活动与休息时间,协助生活护理及个人卫生。
2. 合理营养 鼓励患儿进食高热量、高蛋白质、高维生素、易消化的食物,保证营养素的供给,增强机体的抵抗力。
3. 化疗的护理 熟悉各种化疗药物的药理作用和特性,了解化疗方案及给药途径,正确给药,观察并处理药物不良反应。
4. 放疗的护理 向患儿及家长讲解放疗有关的知识,观察有无乏力、头痛眩晕、恶心等表现,观察局部有无红斑、色素沉着、干性脱皮、纤维性渗出等,发现异常及时报告医师处理。
5. 健康教育 讲解疾病相关知识及治疗和护理的进展。指导患儿休息和营养支持,增强体质。指导用药,定期随访,保证疗效。

案例回顾

本案例中患儿出现活动后气促,同时伴有贫血、出血、感染、骨关节疼痛等症状,考虑急性白血病,可行骨髓检查来进一步确立诊断。

儿童急性白血病因其恶性程度高,治疗周期长,费用高昂,对家庭而言负担较重,且该家庭多子女,在护理评估时要考虑家庭应对/应激耐受方面的问题。

第十七章
危重症患儿的护理

章前引言

近年来，我国儿科重症医学专业进入快速发展期，促进了儿童危重症护理的进步，使其受到越来越多的关注，相关研究也日益增多。儿童疾病具有起病急、变化快、病死率高的特点，特别是各种危重症对儿童健康极具危害，需要儿科护士在掌握危重症知识和技能的同时，也能应用先进医疗仪器及监护技术，对危重症患儿进行连续、动态的观察和护理，预防并发症，改善患儿预后。

学习目标

1.理解惊厥、脓毒性休克、急性颅内压增高、急性呼吸衰竭、充血性心力衰竭、急性肾损伤及心跳呼吸骤停的病因及发病机制。

2.识记惊厥、脓毒性休克、急性颅内压增高、急性呼吸衰竭、充血性心力衰竭、急性肾损伤、心肺复苏的定义。

3.识记惊厥、脓毒性休克、急性颅内压增高、急性呼吸衰竭、充血性心力衰竭、急性肾损伤及心跳呼吸骤停的症状及体征。

4.掌握运用护理程序对惊厥、脓毒性休克、急性颅内压增高、急性呼吸衰竭、充血性心力衰竭、急性肾损伤及心跳呼吸骤停患儿实施护理。

5.掌握运用CPR技术对心跳呼吸骤停患儿进行心肺复苏。

思政目标

通过对危重症患儿的护理，学会理解患儿所面临的生理、心理反应变化，培养护士在危重症患儿抢救过程中团队协作能力和应变能力，不断提高危重症儿童的护理质量。

案例导入

患儿，女，1岁9个月，入院前1天无明显诱因下出现发热，体温反复，热峰38.8℃，夜间发热时伴寒战及抽搐表现，具体表现为呼之不应、双眼向左斜视、牙关紧闭、四肢强直抖动、口唇略发绀、无口吐泡沫，持续约40分钟，120入医院急诊救治。既往体健。查体：神志不清，查体不合作，双瞳等大等圆，直径为2mm，双肺呼吸音粗，未及明显干、湿啰音，心音有力，心律齐。

思考题

1.患儿发生了什么情况？如何进行急救处理？
2.患儿的护理诊断有哪些？
3.此类患儿的护理要点有哪些？

第一节 惊厥

惊厥（convulsions）是由于多种原因引起的大脑运动神经元突然异常放电所致的剧烈的、不自主的肌肉反复收缩动作，是大脑神经元暂时性功能紊乱的一种表现，主要表现为躯体和（或）肢体的强直和（或）抽搐，常伴有不同程度的意识障碍。惊厥发作每次持续时间不等，多在5～10分钟以内。6岁以下惊厥的发生率是成人的10～15倍，若不及时诊断及处理，可能会给小儿发育中的大脑或其他脏器造成不可逆的损伤。

一、病因与发病机制

（一）病因

在临床中可导致小儿惊厥的病因较多，主要可分为感染性和非感染性疾病；再根据有无神经系统症状分为颅内或者颅外病变。

1.感染性疾病

（1）颅内感染性疾病：各种细菌性脑膜炎、脑脓肿、结核等；各种病毒性脑炎、脑膜炎；各种脑寄生虫病等。

（2）颅外感染性疾病：呼吸道感染、消化道感染、泌尿道感染以及全身性感染和传染病等。

2.非感染性疾病

（1）颅内非感染性疾病：颅脑创伤、颅内出血、颅内肿瘤、中枢神经畸形以及中枢神经遗传和脱髓鞘疾病等。

（2）颅外非感染性疾病：中毒、各种原因的脑缺氧、代谢性脑病等。

（二）发病机制

惊厥的发生是由于中枢系统或各种全身性疾病的某种原因导致脑功能紊乱、大脑部分神经元兴奋性过高，神经元突然大量异常放电的结果，例如脑缺氧、炎症、水肿、坏死、中毒等均可导致惊厥。

二、病理生理

小儿的大脑皮质功能尚未发育成熟，皮质神经细胞分化不全，神经元的树突发育不全，神经髓鞘未完全形成。在某种刺激因素作用下，神经细胞处于过度兴奋状态并反复放电，且易扩散至整个大脑，当超过一定限度时，就可以形成惊厥。

三、临床表现

1.抽搐分类　根据惊厥发作持续时间、间歇时间、部位不同可分为局限性抽搐和全身性抽搐。

（1）局限性抽搐：表现为一侧眼轮匝肌、面肌及口轮匝肌抽动，或一侧肢体抽动；局部以面部和拇指抽搐为突出，特别是眼睑、口唇，双眼球常有凝视、发直或上翻，瞳孔扩大，同时常伴有不同程度的意识障碍。

（2）全身性抽搐：可为强直—阵挛发作，患儿表现为突然意识丧失、肌肉剧烈强直收缩、全身肌张力增高、四肢伸直以及角弓反张等。多伴有呼吸暂停和青紫，持续1~2分钟进入阵挛期，肢体会出现有节律的抽动，数分钟后可逐渐减慢至停止。

2.高热惊厥　多发生于急骤高热（体温高达39~40℃）开始后12小时内，一般发作时间短暂，持续数秒钟至数分钟，不超过15分钟，是婴儿期最常见的热性惊厥。

3.惊厥持续状态　是指惊厥持续时间30分钟以上，或两次发作间隙期意识不清；若不及时救治，可导致脑水肿、不可逆脑损害甚至死亡等。

四、辅助检查

1.实验室检查　血、尿、便常规；血糖、血电解质、肝肾功能、血气分析、血氨等；如果有病史资料提示时，可酌情进行脑脊液检查。

2.影像学检查　常规脑电图、动态或视频脑电图检查，是诊断和确定发作类型的客观指标之一；疑似颅内出血、肿瘤等可行头颅CT、MRI检查。

五、治疗要点

1.一般处理　惊厥发作时，立即使患儿平卧、头偏向一侧，以防止发生误吸；将压舌板包裹纱布放入患儿口腔，以防舌咬伤；保持患儿呼吸道通畅，及时给予吸氧、吸痰。

2.止惊治疗

（1）苯二氮䓬类药物：控制惊厥的首选推荐药物，包括地西泮、咪达唑仑等；地西泮注射液的首选方式为静脉注射，首次剂量0.2~0.5mg/kg，最大不超过10mg，速度1~5mg/kg；静脉注射时严密观察患儿呼吸、血压的变化，防止出现呼吸抑制、血压降低等情况。

（2）苯巴比妥钠：是新生儿惊厥的首选药；该药物肌肉注射吸收较慢，不适用于急救；

（3）10%水合氯醛：是一种较实用的初始止惊药，剂量为0.5mL/kg（50mg/kg），稀释至3%或5%灌肠。

3.减轻脑水肿　长时间惊厥发作易引起脑水肿或脑损伤，惊厥后可给予甘露醇、呋塞米、皮质类固醇等药物。

4. 病因治疗　根据病因给予不同的治疗，如降温、纠正电解质紊乱、低血糖等。

5. 营养神经　适当应用营养神经类药物。

六、常见护理诊断/问题

1. 体温过高　与感染或炎症有关。

2. 有误吸的危险　与惊厥发作时意识障碍、咳嗽反射弱有关。

3. 有受伤的危险　与惊厥发作时意识障碍、不能自主控制有关。

4. 焦虑/恐惧（家长）　与患儿发生惊厥有关。

5. 潜在并发症　缺氧、脑水肿。

七、护理措施

1. 体温管理　密切观察患儿体温变化，根据患儿体温采取正确的降温措施，如物理降温、药物降温；出汗后及时更换衣物。

2. 气道管理　惊厥发作时就地抢救，将患儿取平卧位，头偏向一侧，松解衣领；及时清除口鼻腔分泌物及呕吐物，保持气道通畅，必要时给予氧气吸入；遵医嘱使用止惊药物；若惊厥停止后患儿自主呼吸弱或消失，立即进行气管插管、辅助通气。

3. 防止外伤　为可能发生惊厥的患儿修剪指甲，防止惊厥发作时自伤；专人看护，并在床栏上设置防护措施；尽可能移开周围可使患儿受伤的物品；惊厥发作时，就地抢救，切勿强行牵拉或者按压患儿身体或肢体，以免脱臼或骨折，也不要强行撬开患儿紧闭的牙关或将物品塞入患儿口中。

4. 心理护理　主动向家长讲解各项检查的目的及意义，指导家长惊厥发作时的紧急处理，取得患儿及家长的信任，减少恐惧的心理。

5. 密切观察病情　惊厥发作时，观察并记录患儿惊厥持续时间、发作频次、发作时表现、部位、有无呼吸停止、面色改变、大小便失禁等；随时观察患儿的生命体征、瞳孔以及神志的变化；如有异常，及时通知医生，并积极配合医生进行抢救治疗。

八、健康教育

1. 向家长讲解疾病的相关知识，包括疾病发展的过程、转归及紧急处理要点，消除家长因疾病产生的恐惧心理，并积极配合治疗及护理。

2. 指导家长学会观察惊厥发作时的征兆，以便尽早发现及预防惊厥发作。

3. 患儿出院时指导家长惊厥发作时紧急处理原则；对高热惊厥患儿的家长指导如何观察体温，并学会简单的降温措施，预防惊厥发生。

4.指导家长惊厥以预防为主；给患儿提供一个尽可能舒适的环境，保持室内适宜的温湿度；鼓励患儿参加户外活动，增强体质。

第二节　脓毒性休克

脓毒性休克（septic shock）是指脓毒症诱导的组织灌注不全和心血管功能障碍。通常归类于分布异常性休克，儿童脓毒性休克同时伴有低血容量性休克，主要表现为体循环、微循环功能障碍和心肺为主的多个脏器功能受损。脓毒性休克发生率为3%～22%，病死率为18%～60%，因此，早期识别，及时适宜的处置是降低脓毒性休克死亡率的关键。

一、病因与发病机制

（一）病因

1.各种重症传染病和感染性疾病　如EV71病毒、甲型H1N1流感病毒和禽流感病毒等诱发脓毒性休克。

2.外科系统疾病或状态　创伤、烧伤、大手术等。

3.危重症继发院内感染　系统性红斑狼疮、先天性心脏病、重症肌无力、先天性遗传代谢病等。

4.其他　各种急性综合征、恶性肿瘤、心跳呼吸骤停、非感染性休克发展为难治性脓毒性休克。

（二）发病机制

1.微循环学说　是集体循环系统的终末单位，是贯通动静脉循环的重要通路；表现为微血管舒缩功能失调、微血流紊乱、微血管渗漏等。

2.神经—内分泌和体液因子　交感—肾上腺系统和肾素-血管紧张素-醛固酮系统兴奋，儿茶酚胺、肾上腺皮质激素等应激激素分泌增加。

3.免疫炎症反应失控　在病原刺激下细胞因子和炎症介质网络调节紊乱，并使细胞能量代谢障碍。

二、病理生理

脓毒性休克的病理生理机制复杂，主要表现为有效循环血量减少，心排血量减少、微循环障碍，导致机体代谢改变和继发性器官损伤。

三、临床表现

1.代偿期　表现为表情淡漠、对声音或疼痛反应迟钝或烦躁不安、面色发暗或暗红、肢端凉或暖、尿量正常或偏少、心率和呼吸增快、血压正常或偏高，脉压变小，经皮氧饱和度正常，动脉血气$PaCO_2$呈轻度呼吸性碱中毒。

2.失代偿期　表现为嗜睡、昏迷、被动体位、肌张力下降、四肢凉或冷、呼吸急促或窘迫、脉搏细弱、心音低钝，毛细血管再充盈时间延长（＞3秒），少尿或无尿。

四、辅助检查

1.实验室检查　尿常规、血常规、肝肾功能、血生化、血气分析等。
2.影像学检查　心电图、X线检查等。

五、治疗要点

1.控制感染　在使用抗生素之前留取血培养标本（在不延缓使用抗生素的情况下）；若感染源为血管通路装置，充分评估后应尽早拔除。
2.液体管理　建议使用晶体液进行复苏治疗，不推荐白蛋白、羟乙基淀粉、明胶等胶体液，其中晶体液推荐选择平衡液，而不建议选择生理盐水。
3.血管活性药物　推荐使用肾上腺素和去甲肾上腺素，不推荐多巴胺。
4.营养治疗　选择肠内营养作为首选喂养方式，并且在入住ICU的前7天内可以不进行肠外营养；同时可以使用维生素C、维生素D和B族维生素辅助治疗脓毒症。
5.其他治疗　镇静、镇痛、肾脏替代治疗、体外膜肺氧合治疗等。

六、常见护理诊断／问题

1.体温过高　与感染有关。
2.组织灌注量改变　与微循环功能障碍、低灌注有关。
3.气体交换受损　与组织低灌注、组织器官缺血缺氧有关。
4.潜在并发症　多器官功能衰竭。

七、护理措施

1.体温管理　遵医嘱使用抗生素，观察药物不良反应；监测体温，采取正确的降温措施；做好口腔护理、皮肤护理。
2.循环管理　给予患儿休克卧位；在医生未建立中心静脉通路时，护理人员应立即建立2

条及以上静脉通路,并保持静脉通路的通畅及有效;当医生需要进行中心静脉穿刺时,协助做好穿刺及配合工作,并做好液体管理,观察患儿每小时尿量;观察患儿血压变化,遵医嘱给予血管活性药物,并观察输液部位皮肤情况,防止静脉外渗及坏死。

3.呼吸管理 遵医嘱给予患儿鼻导管或面罩氧气吸入,必要时行无创或有创机械通气;保持患儿呼吸道通畅,做好气道护理,及时清除分泌物。

4.严密观察病情 密切观察患儿的意识改变,如嗜睡、昏迷等;观察患儿的皮肤、末梢循环,有无花斑等现象。

八、健康教育

1.向家长讲解疾病的相关知识,包括入住重症监护室后相关事项,取得家长信任,并积极配合治疗及护理。

2.指导家长学会观察患儿体温,并学会简单的物理降温及药物降温方法。

3.患儿出院时,指导家长提供舒适的环境,并做好手卫生;加强患儿体质,预防感染。

第三节 急性颅内压增高

急性颅内压增高(acute increased intracranial)是指脑实质液体增加引起的脑容量和重量增多所致的一系列临床表现,是儿童常见的危重症之一。小儿颅内压正常值随着年龄的增长而变化,婴儿和儿童的颅内压正常值可能在5~10mmHg,一般认为颅内压11~20mmHg为轻度增高,21~40mmHg为中度增高,>40mmHg为重度增高。

一、病因与发病机制

(一)病因

小儿引起急性颅内压增高的病因主要是脑水肿:

1.急性感染 急性感染后24小时即可发生脑水肿,其中颅内感染是引起小儿急性脑水肿的最常见原因。

2.脑缺氧 严重缺氧数小时,即可发生脑水肿,例如颅脑损伤、窒息、休克、溺水等均会引起。

3.颅内出血 颅内血管畸形或动脉瘤破裂、蛛网膜下隙出血、血友病、血小板减少性紫癜等均可导致颅内出血。

4.其他 例如中毒、水电解质紊乱、颅内占位病变、高血压脑病、瑞氏综合征及各种代谢性疾病等。

（二）发病机制

在正常情况下，密闭的颅腔内脑实质、脑脊液及脑血流量保持相对恒定。如脑组织、脑脊液或颅内血管床中任何一种内容物体积增大时，其余内容物的容积则相应地缩小或减少以缓冲颅内压的增高；当代偿功能超过其限度时即发生颅内压增高；流量增加而引起颅内压增高；严重感染或中毒时，可致脑血管通透性增加，脑细胞及细胞间水分增加，形成急性弥漫性变，引起颅内压增高。

二、病理生理

脑水肿的病理改变主要是充血和水肿。

1.大体标本　可见脑水肿、脑膜充血、脑沟回浅平、切面灰质与白质分界不清。

2.组织学改变　可见细胞外水肿及细胞内水肿。

3.脑疝形成　常见小脑幕切迹疝、枕骨大孔疝。

三、临床表现

1.头痛　较多见，主要由于脑膜、血管、神经受压、牵拉，或炎症刺激引起头痛；开始为阵发性，后发展为持续性，常在咳嗽、打喷嚏、用力大便、弯腰或起立时加重；婴幼儿因不能主诉头痛，多表现为烦躁不安、尖声哭叫，甚至拍打头部。

2.喷射性呕吐　与饮食无关，清晨较重。

3.头部体征　前囟膨隆紧张、骨缝裂开、头围增大、头面部浅表静脉怒张等。

4.意识障碍　发生不同程度的意识障碍、躁动或狂躁，严重者甚至发生昏迷。临床上采用儿童Glasgow昏迷评分量表进行意识障碍程度的评估。

5.生命体征变化　表现为血压升高、心率和脉搏减慢，呼吸节律减慢，严重者可出现呼吸暂停。

6.肌张力改变及惊厥　颅内高压对脑干、基底节、大脑皮质和小脑某些椎体外系的压迫，使肌张力明显增高。

7.眼部表现　表现为眼球突出、球结膜充血、水肿、眼外肌麻痹、眼睑下垂、瞳孔改变，其中瞳孔改变具有重要临床意义。

8.脑疝的临床表现　典型症状表现为意识障碍、瞳孔扩大以及血压增高伴缓脉称为库欣（Cushing）三联症。①小脑幕切迹疝：表现为瞳孔忽大忽小，双侧瞳孔不等大，对光反射减弱或消失、眼睑下垂等；出现双吸气、叹息样或抽泣样呼吸等（图17-1）；②枕骨大孔疝：昏迷迅速加重、双侧瞳孔散大、固定（图17-2）；③脑死亡：全脑细胞发生不可逆损伤。

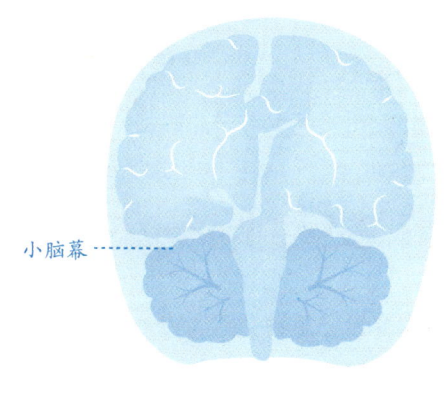

图17-1 小脑幕切迹疝

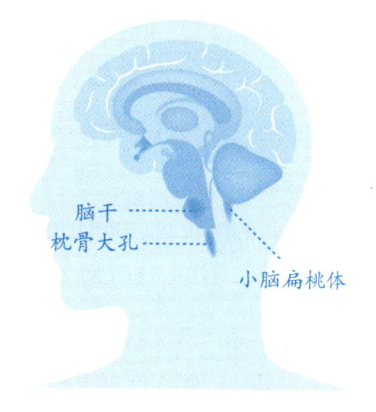

图17-2 枕骨大孔疝

四、辅助检查

1. 实验室检查 血、尿、便常规，必要时肝、肾功能检查。
2. 影像学检查 CT、MRI是目前临床早期诊断脑水肿最可靠的方法；前囟未闭的婴儿，可采用头颅B超；采用经颅多普勒超声可在床旁持续观察患儿颅内压程度、治疗效果等。
3. 颅内压监测 临床上最常用的颅内压监测方法为脑脊液压力直接测量法，包括腰椎或脑室穿刺测压法，其中腰椎穿刺是临床最常用的方法。

五、治疗要点

1. 病因治疗 去除病因，治疗原发病。
2. 控制脑水肿 ①甘露醇：目前作为颅内高压患儿的首选药物；②利尿剂：呋塞米（速尿）为高效利尿剂，通过利尿，减轻水肿；③肾上腺皮质激素：地塞米松。
3. 氧疗 对颅内高压患儿应给予氧气吸入，有条件可行高压氧治疗，以改善脑供氧。
4. 体温疗法 一般可选用32~33℃低温疗法。
5. 液体疗法 根据病情与出入量进行液体管理，维持正常皮肤弹性、血压、尿量及血清电解质水平。

六、常见护理诊断/问题

1. 颅内适应能力降低 与颅内压增高有关。
2. 有误吸的危险 与呕吐有关。
3. 知识缺乏 与家长缺乏相关颅内压增高专业知识有关。
4. 潜在并发症 窒息、脑疝。

七、护理措施

1.颅内压控制　让患儿安静卧床，集中进行护理操作，尽量减少对患儿的刺激；卧床时，床头抬高30°，以利于颅内回流；必要时使用镇静药物，避免烦躁、咳嗽等，以防颅内压增高；遵医嘱使用20%甘露醇脱水，一般要求在20~30分钟内滴完，尽量选择中心静脉或大静脉进行滴注，并观察局部皮肤组织情况，防止外渗。

2.气道管理　氧气吸入，保持气道畅通，及时清理口鼻腔分泌物及呕吐物；意识障碍或昏迷的患儿给予头偏向一侧；做好气管插管准备。

3.心理护理　在告知家长患儿病情的同时，主动向家长讲解各项检查的目的及意义，取得患儿及家长的信任，并鼓励家长参与患儿的护理。

4.密切观察病情　观察患儿有无头痛、呕吐、惊厥、肌张力等与神经系统病变有关的症状及体征，做好记录；动态观察患儿瞳孔，有助于尽早发现脑疝可能。

八、健康教育

1.选择合适的方式向患儿家长讲解疾病相关知识及预后情况，帮助其建立信心，并积极参与到患儿的护理过程。

2.出院时指导家长进行简单的气道护理、保持气道通畅等。

3.指导家长在日常生活中注意观察患儿有无肢体活动障碍、意识障碍等神经系统后遗症，并定期进行随访。

第四节　急性呼吸衰竭

急性呼吸衰竭（acute respiratory failure，ARF）是儿科最常见的危重症，是由各种原因导致的呼吸功能异常，不能满足机体代谢的气体交换需要，造成动脉血气氧分压下降和（或）二氧化碳潴留，并由此引起一系列病理生理改变及代谢紊乱的临床综合征。

一、分型

1.低氧血症型呼吸衰竭　又称I型呼吸衰竭，PaO_2<60mmHg，$PaCO_2$正常或降低。因肺通气与血流灌注不匹配而产生的I型呼吸衰竭，常伴有不同程度肺内分流，血气特点为低氧血症、二氧化碳分压正常或降低。

2.通气功能衰竭　又称II型呼吸衰竭，PaO_2<60mmHg，$PaCO_2$>50mmHg。因通气不

足，无法满足生理需求，特点为高碳酸血症和低氧血症。

二、病因与发病机制

（一）病因

1. 上呼吸道梗阻　如感染所致喉气管支气管炎或会厌炎、咽喉壁脓肿、异物吸入、严重喉软骨软化等。

2. 下呼吸道梗阻　如哮喘急性发作、毛细支气管炎、阻塞性细支气管、溺水、慢性肺部疾病等。

3. 肺部疾病　各种肺部间质病变，最常见的为肺炎。

4. 呼吸泵异常　从呼吸中枢、脊髓到呼吸肌和胸廓各部位的病变，如神经和（或）肌肉病变、胸廓外伤或畸形、胸腔积液、气胸、脑和脊髓病变等。

（二）发病机制

1. 缺氧

（1）通气障碍：肺泡通气量严重不足导致缺氧，主要因肺的扩张受限制或气道阻力增加引起。

（2）换气障碍：通气血流比例失调。

（3）耗氧量增加：发热、呼吸困难、抽搐等均可增加耗氧量，是加重缺氧的重要原因。

2. 二氧化碳潴留　主要因肺泡通气不足引起。

三、病理生理

缺氧和二氧化碳潴留是呼吸衰竭的基本病理生理改变。机体的气体交换可分为通气和换气2个过程，从呼吸中枢至效应器官的任何一个环节发生病变，都可发生通气障碍，常见原因为气道阻力增加或肺扩张受限；肺泡内气体与血液内气体进行交换发生障碍，包括V/Q比值异常、肺内分流和弥散障碍。

四、临床表现

1. 原发病临床表现　根据原发病的区别而不同。

2. 呼吸系统临床表现

（1）周围性呼吸衰竭：表现为呼吸困难、鼻翼煽动、三凹征、点头状呼吸等。早期表现为呼吸增快，之后出现呼吸无力，但节律整齐。

（2）中枢性呼吸衰竭：呼吸节律不齐，早期潮式呼吸，晚期出现抽泣样、叹息样、呼吸暂停及下颌式呼吸等。

3. 神经系统临床表现　烦躁、意识模糊甚至昏迷、惊厥、谵妄、视神经乳头水肿、脑水肿等。

4. 循环系统临床表现　心率增快、血压上升，后可减慢，心音低钝，严重缺氧可导致心律失常。

5. 其他系统　消化道出血、肾衰竭等。

6. 水电解质及酸碱紊乱　血钾升高或降低，低钠血症、低血氯、低血钙等。

五、辅助检查

1. 实验室检查　血气分析，是诊断呼吸衰竭的重要依据。

2. 影像学检查　胸部X线、头颅CT检查等。

六、治疗要点

1. 病因治疗　是呼吸衰竭治疗的根本，对病情做出精准判断，了解病因，从而决定进一步的治疗步骤及方法；同时，控制感染，防止并发症的发生。

2. 加强气道管理，保持气道通畅　采用雾化吸入、加强拍背吸痰；静脉滴注化痰药物；进行体位引流等。

3. 氧疗　经鼻导管、面罩、头罩或持续气道正压通气给氧。

4. 营养支持　提高营养摄入可显著降低患儿的死亡率，同时，合理的营养支持可增加机体免疫能力、对抗感染，有利于肺组织的修复等。

5. 药物治疗　纠正酸碱失衡，维持内环境稳定；适当镇静镇痛等。

七、常见护理诊断/问题

1. 气体交换受损　与肺通气功能障碍有关。

2. 清理呼吸道无效　与呼吸道分泌物黏稠、咳嗽无力有关。

3. 营养失调　低于机体需要量，与摄入不足有关。

4. 有感染的危险　与使用呼吸机、手卫生等有关。

5. 潜在并发症　多器官功能衰竭。

八、护理措施

1. 呼吸管理　给予正确的氧疗方式。

（1）鼻导管吸氧：儿童氧流量1～2L/min，婴幼儿0.5～1L/min，新生儿0.3～0.5L/min，吸入氧浓度25%～40%，吸入氧浓度=21+4×氧流量（L/分钟）。

(2) 面罩吸氧：儿童氧流量3~5L/min，婴幼儿2~4L/min，新生儿1~2L/min，氧浓度约40%~60%。

(3) 持续气道正压给氧：年长儿童使用面罩或鼻罩CPAP，新生儿和婴儿使用经鼻CPAP。

2.气道管理　根据病情定时给患儿翻身、拍背，遵医嘱给予雾化吸入、吸痰，同时给予解痉、化痰等药物治疗，以利于痰液排出。如需气管插管，做好插管物品准备并积极配合医生。

3.营养支持　呼吸衰竭患儿常存在能量和（或）蛋白质供应充分性不足，遵医嘱进行肠内、肠外营养支持。

4.感染控制　注意加强院内感染的控制，强调手卫生，吸痰时严格执行无菌原则，在病情允许的情况下尽早拔除各类留置导管。

5.密切观察病情　监测呼吸、循环系统，包括呼吸频率、节律、心率、血压、血气分析等；注意观察患儿全身情况，如神志、面色等。

九、健康教育

1.向患儿家长讲解疾病的原因，在治疗及护理前做好充分的说明解释，使其能够积极配合治疗和护理。

2.指导家长及患儿进行呼吸功能锻炼。

3.指导家长如何积极预防呼吸道感染，出现症状时及时就诊。

第五节　充血性心力衰竭

充血性心力衰竭（congestive heart failure，CHF）是指心肌收缩或舒张功能下降使心排血量绝对或相对不足，不能满足全身组织代谢的需要的病理状态。小儿时期心力衰竭以1岁内发病率最高，尤以先天性心脏病引起者多见。心力衰竭可分为右心衰竭和左心衰竭。

一、病因与发病机制

（一）病因

1.心肌病变　原发性心肌病变，心肌收缩力减退，如心肌炎、心肌病、心内膜纤维增生症；心肌代谢障碍，如新生儿重度窒息、休克、严重贫血、高原病、维生素B1缺乏等。

2.心脏负荷过重　主要包括压力负荷过重与容量负荷过重。

3.心脏外因素　严重感染、过度劳累、情绪激动、心律失常、贫血、甲状腺功能亢进、神经肌肉疾病等都均可诱发心力衰竭。

（二）发病机制

儿童心脏储备功能较弱，心脏发生心肌病损或长期负荷过重，早期心脏出现肥厚、扩大和心率增快等系列代偿反应，调整心排血量来满足机体需要，这个阶段为心功能代偿期，临床上不出现症状。如果病因持续存在，心功能进一步减退，当代偿措施不能维持足够心排血量时则出现静脉回流受阻、体内水分潴留、脏器淤血等心衰临床表现。

二、病理生理

心力衰竭是由于心室收缩期排血量减少，心室内残余血量增多，舒张期充盈压力增高，可同时出现组织缺氧以及心房和静脉淤血。组织缺氧刺激交感神经，促进大量去甲肾上腺素和肾上腺素释放到血液循环中。使未受损的心肌收缩力增强，心率加快，外周血管收缩，血液重新分布，以保证重要器官（大脑、心脏）的血供。肾血管收缩后肾血流量减少，肾素分泌增加，继而醛固酮分泌增多，使近端和远端肾曲小管对钠的再吸收增多，体内水钠潴留，引起血容量增多，组织间隙等处体液淤积。心力衰竭时心排出量减少，通过交感神经激活肾素—血管紧张素—醛固酮系统，从而引起β受体—腺苷酸环化酶系统调节紊乱，使外周血管收缩，水钠潴留，加剧心室重塑，促进心力衰竭恶化。

三、临床表现

1.心肌功能障碍　主要表现为：①心脏扩大；②心动过速：婴儿心率>160次/分，学龄儿童>100次/分，为较早出现的代偿现象；③第一心音低钝，重者可闻及舒张期奔马律，提示严重心功能不良；④外周灌注不良，脉压窄，部分患儿出现四肢末端发凉、交替脉，是急性体循环血流量减少的征象。

2.左心衰竭　主要表现为肺循环淤血。患儿起初在活动后才有气急，之后休息时也有气急。婴幼儿表现为呼吸急促，婴幼儿以呼吸困难和喂养困难为主要表现。急性左心衰竭最严重的表现为急性肺水肿，肺部可听到湿啰音和哮鸣音。年长儿可咳出粉红色泡沫痰，并可出现紫绀。心脏听诊可有舒张期奔马律。

3.右心衰竭　主要由体循环静脉回流障碍导致器官淤血、功能障碍引起。肝脏肿大是体循环淤血最早、最常见的体征，还表现为颈静脉怒张，可见颈外静脉膨胀（半坐位），肝、颈静脉回流征阳性。年长儿右心衰竭的表现与成人相同，肝肿大和水肿为突出表现，水肿多见于下肢、面部等，婴儿水肿常为全身性。

四、辅助检查

1.心电图检查　对心律失常及心肌缺血引起的心衰有诊断价值，且有助于病因诊断及指导洋地黄的应用。

2.X线检查 心胸比例＞0.5提示心脏增大，搏动减弱，肺纹理增多，肺门或肺门附近阴影增加，明显肺淤血、肺水肿提示左心衰。

3.超声心动图 对于病因诊断及治疗前后心功能评估有重要意义。

五、治疗要点

1.病因治疗 是解除心衰原因的重要措施，应予以及时治疗。

2.对症治疗 卧床休息，保持患儿安静，烦躁哭闹者可予镇静剂。呼吸困难者给予氧气吸入。心衰时易发生酸中毒、低血糖和电解质紊乱，必须及时纠正。限制钠盐和液体入量。

3.药物治疗

正性肌力药：①洋地黄能增加心肌的收缩力、减慢心率，增加心搏出量，有效改善心脏功能。②β受体激动剂：又称儿茶酚胺类药物，适用于心力衰竭患儿对洋地黄制剂疗效不佳或有毒性反应及血压偏低者，常用制剂有多巴胺、多巴酚丁胺。③磷酸二酯酶抑制剂：可选用快速强力利尿剂，首选呋塞米（速尿）。

六、常见护理诊断／问题

1.心排血量减少 与心肌收缩力降低有关。

2.体液过多 与心功能下降、循环淤血有关。

3.活动无耐力 与心排血量减少致组织缺氧有关。

4.气体交换受损 与肺循环淤血有关。

5.潜在并发症 药物不良反应、肺水肿。

6.知识缺乏 患儿家长缺乏有关急性心力衰竭的护理及预防知识。

7.焦虑 与疾病的痛苦、危重程度及住院环境改变有关。

七、护理措施

1.改善心脏功能 遵医嘱使用洋地黄等药物改善心肌收缩力，观察药物疗效及副作用。患儿可取半卧位，各项护理操作应集中，减少刺激，保持环境安静，呼吸困难和发绀时予氧气吸入，有急性肺水肿表现如咳粉红色泡沫痰时，可用20%～30%乙醇湿化氧气。

2.维持体液平衡 心力衰竭伴水肿的患儿应限制钠盐和水分的摄入。遵医嘱使用利尿剂，观察药物疗效及副作用。记录24小时出入量，每日定时测量体重。

3.维持活动耐力 根据活动耐力限制日常活动量。心衰严重者绝对卧床休息，心衰控制后根据病情逐渐增加活动量，制订个性化的康复方案。指导家长及患儿根据病情适当安排休息，避免情绪激动和过度活动。

4.营养支持　给予高热量、高维生素、易消化饮食。婴儿喂奶要少量多次，需注意防止呛咳，喂奶时所用奶嘴孔宜稍大，吸吮困难者采用滴管或鼻饲。年长儿多吃新鲜蔬菜和水果，避免便秘及用力排便。指导患儿家长合理喂养的方法。

5.合理用药

（1）洋地黄制剂：每次应用洋地黄前测量脉搏，必要时听心率。

（2）利尿剂：定时测体重及记录尿量，观察水肿变化。用药期间进食含钾丰富的食物，如橘子、牛奶、菠菜等，以免出现低钾血症而增加洋地黄毒性反应。应观察患儿低钾表现，如四肢无力、腹胀、心音低钝、心律失常等，一经发现及时处理。

（3）应用血管扩张剂时，应密切观察心率和血压的变化，避免血压过度下降，给药时避免药液外渗，以防局部组织坏死。硝普钠遇光可降解，故使用或保存时应避光，药要随用随配，防止溶液变色。

八、健康教育

1.患儿及家长因病情及预后可产生焦虑和恐惧心理，而应激会加重心脏负担、故护士应稳定患儿情绪、增进交流。

2.向患儿及家属介绍心力衰竭的疾病相关知识，根据病情指导并制订合理的生活作息制度和饮食方案。

3.示范日常生活护理操作，强调不能让患儿用力，如翻身、进食及大便时要给予及时的帮助，以免加重心脏负担。病情好转后酌情指导患儿逐渐增加活动量，不能过度劳累。

4.教会年长儿自我监测脉搏的方法，教会家长掌握出院后的一般用药和家庭护理的方法。

第六节　急性肾损伤

急性肾损伤（acute kidney injury，AKI），为不超过3个月的肾脏结构或功能异常，包括血、尿、肾组织检查或影像学方面的肾损伤标志物异常。诊断标准是血清肌酐的突然升高（48小时内），达到或超出基础值的0.3mg/dL以上；血清肌酐浓度增加50%或以上；尿量少于0.5mg/（kg·d）超过6小时。

一、病因与发病机制

（一）病因

急性肾损伤 常按病因和肾脏的关系分为肾前性、肾实质性和肾后性3类。

1.肾前性 占急性肾功能衰竭的55%~60%，指任何原因引起的肾灌注不足，如严重脱水、失血、休克等。

2.肾性 占急性肾损伤的35%~40%，是儿科最常见肾衰原因，由肾实质损害所致。

3.肾后性 占急性肾损伤的5%，各种原因所致肾脏以下的尿路梗阻引起的急性肾损伤。

（二）发病机制

急性肾损伤的发病机制目前仍不完全清楚，主要有3种学说：肾小管损伤学说、肾血流减少学说和缺血再灌注性肾损伤学说。

二、病理生理

缺血引起的肾损害为轻度灶性坏死占据整个肾单位，肾小管部分（皮质和髓质连接处）更为明显；肾毒性物质引起的肾损害呈现特有弥漫的远曲小管坏死，肾小管基膜无改变。肾脏组织病理改变与肾功能指标间常无相关关系。

三、临床表现

根据尿量减少与否，急性肾损伤可分为少尿型和非少尿型。

（一）少尿型

临床常见少尿型急性肾损伤，临床过程分为3期：

1.少尿期 少尿（尿量每天<250mL/m^{2}或学龄儿童<400mL/d、学龄前儿童<300mL/d、婴幼儿<200mL/d）或无尿（尿量少于50mL/m^2），一般持续1~2周，持续2周以上或在病程中少尿与无尿间断出现者预后不良。

2.利尿期 尿量逐渐增多，5~6天可达利尿高峰，全身水肿减轻，24小时尿量达250mL/m^{2}以上时，即为利尿期。一般持续1~2周（长者可达1个月）。此期主要表现为：脱水、低钠和低钾血症。早期氮质血症持续甚至加重，后期肾功能逐渐恢复。

3.恢复期 利尿期后肾功能逐渐恢复，尿量恢复正常，血尿素氮和肌酐浓度逐渐恢复正常，而肾浓缩功能恢复需要数个月，少数患儿留有不同程度的肾功能损害或转为慢性肾衰竭。此期患儿可表现为虚弱无力、消瘦、营养不良、贫血和抵抗力低下。

（二）非少尿型

药物所致的ATN多为非少尿型急性肾损伤，是指血尿素氮、血肌酐迅速升高，肌酐清除率迅速降低，而不伴有少尿表现，每天平均尿量仍可达600~800mL。

四、辅助检查

1.尿液检查　尿沉渣，镜下可见红细胞、白细胞、上皮细胞和管型。尿蛋白＋～＋＋。尿比重<1.010。

2.血液检查　血尿素氮升高、血浆二氧化碳结合力下降、电解质紊乱；血常规检查多提示贫血、白细胞增多、血细胞比容下降。

3.肾影像学检查　可采用腹部平片、超声波、CT、磁共振等检查，帮助了解肾脏的大小、形态及血管、输尿管、膀胱有无梗阻等，检查中应慎用造影剂，以防加重肾损伤。

4.肾活体组织检查　对原因不明的急性肾损伤，肾活检是可靠的诊断手段。

五、治疗要点

1.少尿期治疗

（1）控制液体入量：每天总入量＝不显性失水－内生水＋显性失水＋前一天尿量。无发热患儿不显性失水按300mL/m^{2}计算，体温每升高1℃，增加75mL/m^2。内生水在非高分解代谢患儿按100mL/m^{2}计算。另外，每天应注意评估患儿含水状态，临床有无脱水或水肿，每天测体重，液体入量以体重每天减少1%为宜。

（2）热量和蛋白质入量：应选择高糖、低蛋白质、富含维生素的食物，尽可能供给足够的能量。

（3）纠正代谢性酸中毒：轻、中度代谢性酸中毒一般无须处理。

（4）纠正电解质紊乱：包括高钾血症、低钠血症、低钙血症和高磷血症的处理。

（5）高血压、心力衰竭及肺水肿的治疗：高血压可用钙通道阻滞剂，如硝苯地平舌下含服。治疗应严格限制水分入量、限盐、利尿及降压等。

（6）透析：凡上述保守治疗无效，必要时可进行血液净化。

2.利尿期治疗　钾随尿量增多而排出体外，可出现低钾血症，尽量口服补钾，如低钾明显可静脉补充，其浓度一般不超过0.3%。

3.恢复期治疗　肾功能日趋恢复正常，少数患者遗留不可逆性肾功能损害，此期间应注意休息和加强营养，防治感染。

六、常见护理诊断/问题

1.体液过多　与肾功能下降有关。

2.营养失调　低于机体需要量，与摄入不足及丢失过多有关。

3.有感染的危险　与免疫系统功能降低有关。

4.潜在并发症　心力衰竭以及水、电解质紊乱。

5.焦虑、恐惧　与本病预后不良有关。

七、护理措施

1.密切观察病情，维持水、电解质平衡

（1）密切观察病情变化，注意体温、呼吸、脉搏、心率、血压等变化，心电监护尤为重要，注意心电波形变化，高血钾时可出现一系列心电活动变化。急性肾衰常以心力衰竭、心律失常、感染，以及水、电解质紊乱等为主要死亡原因，应及时发现随时与医生联系。

（2）少尿期护理：此期应严格控制液体入量，宁少勿多，严格记录每天出入量，不能准确记录尿量时需留置导尿管，使用利尿剂促进排尿，每天查尿常规，定期作尿培养以加强尿的监测。

（3）利尿期的护理：此期以维持水、电解质和酸碱平衡为重点，每天检测血气分析、血电解质，必要时进行中心静脉压监测，以指导输液。

2.一般护理　保证患儿卧床休息，休息时间应视病情而定，一般少尿期、多尿期均应卧床休息，恢复期逐渐增加适当活动。做好心理护理，给予患儿和家长精神支持。

3.加强营养支持　少尿期应限制水、盐、钾、磷和蛋白质的摄入量，供给足够的热量，以减少蛋白质的分解；不能进食者从静脉中补充葡萄糖、氨基酸、脂肪乳剂等，需监测血糖和尿糖。胃肠功能正常的患儿应尽早开始肠内营养支持，可通过口服或鼻饲的方式摄入，给予高热量、高维生素、低蛋白质、易消化的食物。

4.预防感染

（1）保持病室的清洁和空气净化，定期开窗通风。

（2）严格执行无菌操作，尽量避免不必要的介入性操作。每天对各种留置管道局部及管道连接处，进行清洁消毒处理。

（3）每天进行口腔、皮肤护理，保持皮肤清洁、干燥。

（4）定时翻身、拍背，保持呼吸道通畅。

（5）合理应用抗生素，但要注意避免产生耐药性与合并真菌感染。

（6）对腹膜透析的患儿，应注意无菌操作，封闭式无菌引流装置应每天更换。

5.心理护理　患儿易在患病期间出现烦躁不安、恐惧、焦虑等情绪，患儿父母因患儿病情及治疗承受极大压力，应为患儿提供舒适护理和心理支持，帮助父母有效应对，做好沟通和信息支持。

八、健康教育

1.患儿及家属对急性肾损伤有恐惧感，给予心理护理，教育其积极配合治疗，解释患儿实行早期透析的目的和重要性。

2.告知患儿家长并发症的观察，防治感染，定期随访。

第七节　心跳呼吸骤停

心跳呼吸骤停是指患儿突然发生呼吸及循环功能停止，心搏骤停与呼吸骤停可先后发生，互为因果，如不及时处理可迅速死亡，或由于随后发生的多脏器功能衰竭而死亡。心肺复苏（cardiopulmonary resuscitation，CPR）是指在心跳呼吸骤停的情况下所采取的一系列急救措施，旨在使心脏、肺脏恢复正常功能，使生命得以维持。

一、病因与发病机制

（一）病因
呼吸衰竭是导致心跳、呼吸骤停最常见的原因，如窒息、溺水、气道梗阻、严重肺组织疾患等。

（二）发病机制
缺氧、心肌缺血和心律失常是心跳骤停最常见的3种机制。

二、病理生理

心跳呼吸骤停可分为4个阶段：

1. 心搏骤停前期　指心跳停止前的一段时间，应早期识别。
2. 无血流灌注期　心搏停止、未开始CPR时，此期血流完全中断。
3. 低血流灌注期　即CPR期间，此期心排血量取决于胸外按压深度和按压频率。
4. 复苏后阶段　成功复苏后会发生一系列独特而复杂的病理生理过程，如心搏骤停后脑损伤、心肌功能不全、全身性缺血再灌注损伤等。

三、临床表现

1. 突然昏迷　一般心脏停搏8～12秒后出现，可有一过性抽搐。
2. 瞳孔扩大　心脏停搏30～40秒瞳孔开始扩大，对光反射消失。
3. 大动脉搏动消失　心搏呼吸骤停后颈动脉、股动脉搏动消失。
4. 心音消失　心脏停搏时心音消失。
5. 呼吸停止　心脏停搏30～40秒后呼吸停止，面色灰暗或发绀。

四、辅助检查

心电图可见等电位线、电机械分离或心室颤动等。心电机械分离系指心肌完全停止收缩，而心电图仍显示心电活动。

五、治疗要点

对于心跳呼吸骤停，现场抢救非常重要，强调黄金4分钟，超过这个时限易导致脑功能不可逆损害，复苏过程如下。

1.基础生命支持（basic life support，BLS）

（1）迅速评估和启动急救医疗服务系统：迅速评估现场环境是否安全。检查患儿反应，无呼吸或仅是喘息、不能在10秒内明确感觉到脉搏即可确认心跳骤停，立即叫人拨打120、取得自动体外除颤器（automated external defibrillator，AED）。

（2）实施 CPR：2010年版国际心肺复苏指南推荐心肺复苏顺序由ABC改为CAB，但新生儿心脏骤停多为呼吸因素所致，其CPR程序仍为ABC。

1）胸外按压（chest compression/circulation，C）：将患儿置于硬板上，通过向脊柱方向挤压胸骨，使心脏内血液被动排出。儿童可采用单手或双手按压两乳头连线中点（图17-3），施救者肘关节呈伸直位，借助体重及肩臂之力垂直按压；而婴儿胸外心脏按压可采用双指按压法和双手环抱按压法（图17-3），按压部位为两乳头连线中点下，拇指置于按压点，其余四指分开并环绕胸廓，拇指用力按压胸骨的同时，其余四指给予反压力以按压胸廓。按压深度至少为胸廓前后径的1/3（婴儿约4cm，儿童约5cm，不超过6cm），按压频率100~120次/分。每次按压后使胸廓充分回弹，保持按压连续性（中断时间限制在10秒以内）。

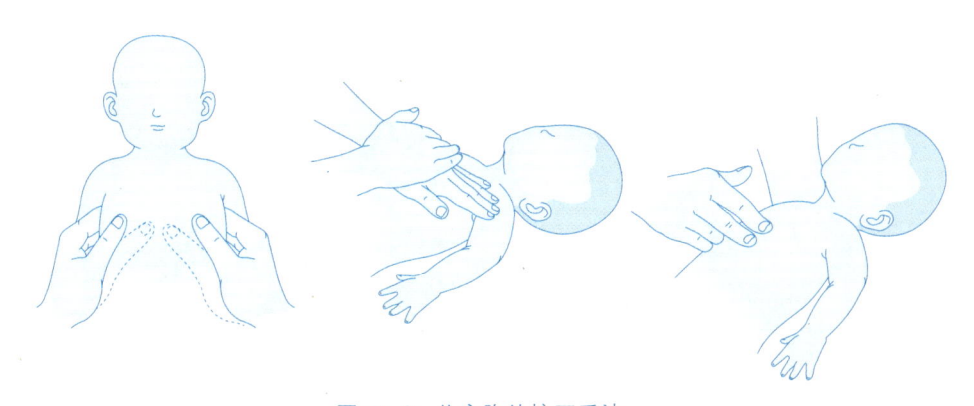

图17-3 儿童胸外按压手法

2）开放气道（airway，A）：首先清除口咽部分泌物、异物或呕吐物。开放气道多采取仰头抬颏法，用一只手的小鱼际（手掌外侧缘）置于患儿前额，另一手的示指和中指置于下颏将下颌骨上提，使下颌角与耳垂的连线和地面垂直。疑有颈椎损伤者则不应伸展颈部，可使用托颌法，将双手放置于患儿头部两侧，握住下颌角向上托下颌，使头部后仰程度为下颌角与耳垂连线和地面呈60°（儿童）或30°（婴儿），见图17-4、图17-5。

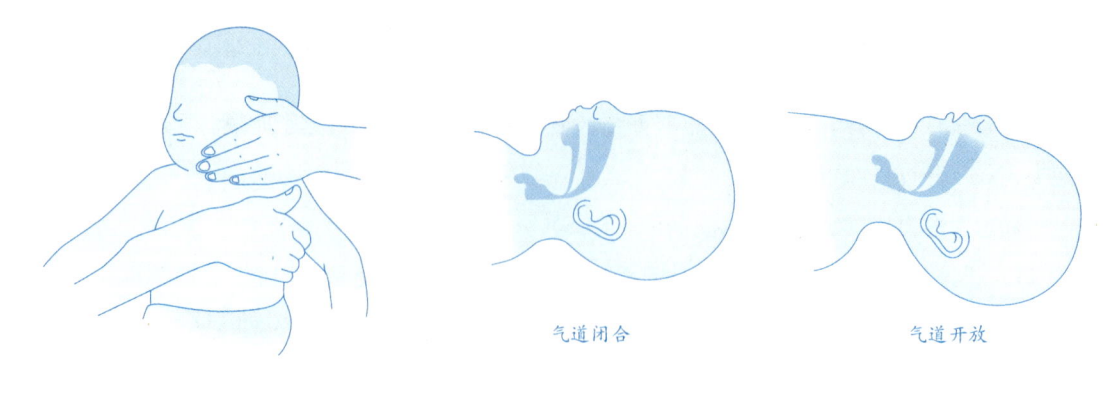

图17-4　检查颈部有无损伤　　　　　　　　图17-5　仰头抬颏法

3) 人工呼吸（breathing，B）：口对口人工呼吸适合于现场急救，婴儿采用口对口鼻，儿童采用口对口。条件允许时可采用辅助呼吸的方法，如使用球囊面罩，采取E-C手法进行通气（图17-6）。注意观察患儿的胸廓起伏情况，了解辅助通气的效果。单人复苏婴儿和儿童时胸外按压与人工呼吸比例为30∶2，若双人复苏则为15∶2。儿童呼吸频率18~20次/分，婴儿可稍加快。心肺复苏的有效指征包括扪及大动脉搏动、口唇及甲床颜色转红、出现自主呼吸、扩大的瞳孔缩小及对光反射恢复、肌张力恢复。

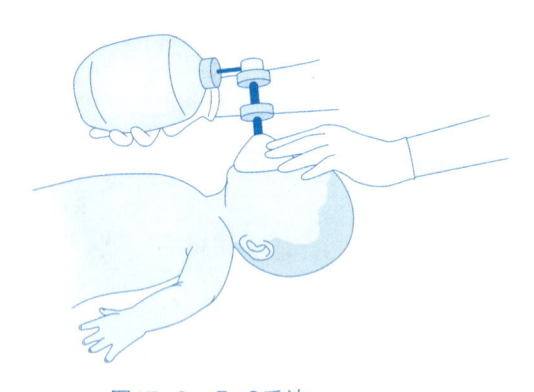

图17-6　E-C手法

（3）除颤：在复苏过程中出现心室颤动、室性心动过速和室上性心动过速时可进行电复律。使用AED时，儿童初始除颤能量2J/kg，若需第2次除颤，则电击能量至少升至4J/kg，但不超过10J/kg。除颤后应立即恢复CPR，2分钟后重新评估心律，但需注意无论除颤是否成功都应进行5个循环的CPR。要尽量减少除颤对CPR的干扰。

2.高级生命支持（advanced life support，ALS）

（1）给氧与通气：可通过各种形式给患儿吸氧，如鼻导管、面罩、球囊面罩正压通气、气管插管正压通气等。CPR时可100%纯氧供给，一旦恢复自主循环后，可逐步调整供氧，保证动脉血氧饱和度≥94%即可。

（2）维持和改善循环：继续高质量的胸部按压，只要自主循环未恢复就应持续按压。并使用复苏药物及抗心律失常药物治疗。药物治疗主要作用包括抗心律失常、纠正休克、纠正电解质及酸碱失衡、维持心排血量和复苏后稳定等。①肾上腺素：是心肺复苏时最常应用的药物。②阿托品：用于心动过缓或Ⅲ度房室传导阻滞，有机磷中毒。③危重患儿应床旁监测血糖浓度，及时给予葡萄糖。其他急救药物还包括纳洛酮、腺苷、胺碘酮等。

3.延续生命支持（prolonged life support，PLS） 即复苏后稳定处理，旨在保护脑功能，为脑组织创造低温、低压的颅内环境，防止脑水肿加重和颅内压增高，减少脑的氧耗及代谢，消除一切不利于脑功能恢复的内环境紊乱如低血糖、离子紊乱等。亚低温治疗是积极控制惊厥、减轻继发损害的重要策略。另外，还需进行其他脏器功能支持，并治疗原发病，防止再次发生呼吸、心搏骤停。

六、学科前沿

2020年CPR与ECC指南对有关成人基础生命支持（BLS）和高级心血管生命支持（ACLS）的建议予以合并。新变化主要包括：

1.强化流程图和视觉辅助工具，为BLS和ACLS复苏场景提供易于记忆的指导。

2.再次强调非专业施救者尽早启动CPR的重要性。

3.再次确认先前有关肾上腺素给药的建议，重点突出早期肾上腺素给药。

4.建议利用实时视听反馈作为保持CPR质量的方法。

5.在ACLS复苏期间持续测量动脉血压和呼气末二氧化碳（ETCO$_2$）的做法可能有利于提高CPR质量。

6.根据最新证据，不建议常规使用双重连续除颤。

7.静脉（IV）通路是ACLS复苏期间给药的首选路径。如果不可建立静脉通路，也可接受骨内（IO）通路。

8.自主循环恢复（ROSC）后的患者救治需要密切注意氧合情况、血压控制、经皮冠状动脉介入评估、目标体温管理以及多模式神经预测。

9.心脏骤停患者在初次住院后需经过较长恢复期，因此应正式评估其生理、认知和社会心理需求并给予相应支持。

10.复苏过后，组织非专业施救者、EMS急救人员和医院医护人员进行分析总结，可能有益于呵护他们的身心健康。

11.孕妇心脏骤停管理以孕产妇复苏为重点，必要时准备及早实行围死亡期剖宫产，以挽救婴儿生命并提高母体复苏成功率。

案例回顾

本章节教学案例中的患儿存在高热，伴寒战与抽搐表现，护士需结合惊厥病因的知识点进行分析。惊厥发作时，立即使患儿平卧、头偏向一侧，以防止发生误吸，及时给予吸氧，密切观察患儿体温变化，根据患儿体温采取正确的降温措施，指导家长惊厥发作时的紧急处理，取得患儿及家长的信任，减少恐惧的心理。

第十八章
儿科常见护理技术

章前引言

护理工作是医疗卫生事业的重要组成部分,随着医学科学的发展,护理新理论、新技术和新方法在临床实践中得到推广和应用,而护理操作技术是临床护士在实践中必须熟练掌握和临床应用的重要内容和技能,只有掌握科学规范的儿科常见护理技术操作,才能利于提高儿科护理质量,保证患者的安全,进而改善儿童健康结局。

学习目标

1. 理解儿科常见护理技术操作的注意事项和原理。
2. 识记儿科常见护理操作技术的目的和定义。
3. 掌握对婴儿实施皮肤护理、沐浴护理和婴儿抚触。
4. 掌握对婴儿实施正确的喂养。
5. 掌握暖箱使用方法、光照疗法。
6. 掌握对儿童实施静脉留置针置管术、头皮静脉输液法、肌内注射、雾化吸入及小儿口服给药等给药治疗方法；在指导老师的帮助下，辅助完成外周导入中心静脉置管。
7. 掌握对儿童实施灌肠操作。
8. 掌握合理的采用有效的约束保护方法。

思政目标

培养良好的儿科护士临床操作技能，能够规范科学地实施儿科常见护理操作技术，提高儿科护理质量，保证患者安全。

案例导入

李女士，26岁，21天前剖宫产娩出一胎龄为31周的男婴，出生体重1 610g，出生后男婴入住新生儿重症监护病房。近日李女士准备接小婴儿出院，向护士咨询如何护理新生儿。

思考题

1. 护士应如何向家属示范更换尿布法和母乳喂养和（或）奶瓶喂养？
2. 护士应如何对李女士进行更换尿布法和母乳喂养和（或）奶瓶喂养的健康教育？

第一节　皮肤护理

一、更换尿布法

（一）定义
更换尿布法是指为保护小儿臀部皮肤达到清洁干燥舒适的目的，为小儿更换尿布的方法。

（二）目的
保持臀部皮肤的清洁、干燥、舒适，预防尿布皮炎或使原有的尿布皮炎逐步痊愈。

（三）健康教育
1. 根据小儿情况选择合适的尿布。
2. 动作轻柔敏捷，小儿不过度暴露。
3. 尿布包裹松紧适宜。
4. 换尿布前询问喂养情况，每日排便排尿规律，排泄后的卫生习惯。
5. 观察小儿臀部皮肤的颜色、完整性、有无疱疹、潮湿、压痕等。
6. 尽量不要将尿布堆挤在两腿中间，以免摩擦到皮肤，对于脐带尚未脱落的小儿，尿布不要盖住肚脐。
7. 尿布更换过程中注意保暖。

（四）简易操作流程

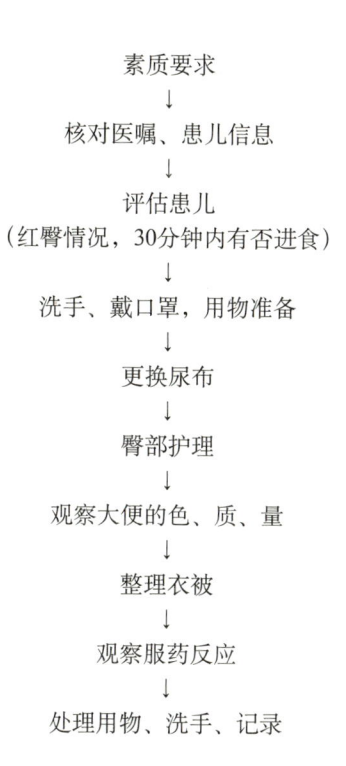

素质要求
↓
核对医嘱、患儿信息
↓
评估患儿
（红臀情况，30分钟内有否进食）
↓
洗手、戴口罩，用物准备
↓
更换尿布
↓
臀部护理
↓
观察大便的色、质、量
↓
整理衣被
↓
观察服药反应
↓
处理用物、洗手、记录

（五）操作流程与评分标准

详见表18-1。

表18-1　更换尿布流程与评分

项目		操作要领	原理及注意事项	分值
目的		保持臀部清洁干燥预防尿布疹；观察大便情况了解病情变化		4
素质要求		着装整齐，精神饱满		2
操作前	评估	核对医嘱		2
		核对信息	床头卡、腕带	2
		观察是否有红臀		5
		30分钟内是否喝过奶		5
	用物准备	擦盘、车		2
		洗手、戴口罩		2
		尿布、湿巾纸、棉签、氧化锌软膏、污物桶、笔、护理记录单、快速手消毒液	检查所有用物在有效期内缺1项扣1分	8
操作中		携用物至患者床旁		4
		再次核对		4
		解开污湿尿布	掀开小儿下半身被褥	6
		轻提小儿两足		5
		将污湿尿布对折垫于臀下，抽取湿巾纸擦净会阴及臀部		10
		外用氧化锌软膏	用棉签蘸取均匀涂抹于臀部，湿疹可遵医嘱涂相应软膏	5
		观察大便的色质量及臀部皮肤	将污尿布及棉签丢入尿布桶，称重、计量	5
		垫干净尿布于腰下放下两足		4
		两侧腰贴搭好	松紧度适宜	4
		整理衣被		2
操作后		洗手，记录		4
提问		三查七对	三查操作前、中、后；七对：床号、姓名、药名、剂量、浓度、时间、用法	5
动手能力		操作娴熟，动作连贯		5
沟通能力		良好沟通，语言通俗易懂		5
应变能力		处理应急事件反应灵敏		5
总分				100

二、婴儿沐浴法

（一）定义

婴儿沐浴法是指为出生4周至2周岁的儿童，通过水温和水的机械作用，对身体进行刺激，达到清洁皮肤和锻炼的目的。

（二）目的

使患儿皮肤清洁，协助皮肤排泄和散热，预防皮肤感染，促进血液循环，活动患儿肢体，使之感到舒适，并可观察全身皮肤情况。

（三）健康教育

1. 洗澡的时间不宜太久，不宜超过10分钟。
2. 洗澡时间一般为吃奶前后1小时以上，防止吃奶后的误吸。
3. 注意室温、水温，室温一般选择在26~28℃，水温38~40℃。
4. 沐浴过程中要观察婴儿的面色、反应，动作要敏捷而轻柔。
5. 注意特殊部位的清洗，包括颈部、腋下、腹股沟、生殖部位等，因为这些部位容易堆积污渍，但也不能太刻意去揉搓，因为婴儿皮肤娇嫩，以免皮肤破损。
6. 沐浴时选择婴儿专用沐浴液。

（四）简易操作流程

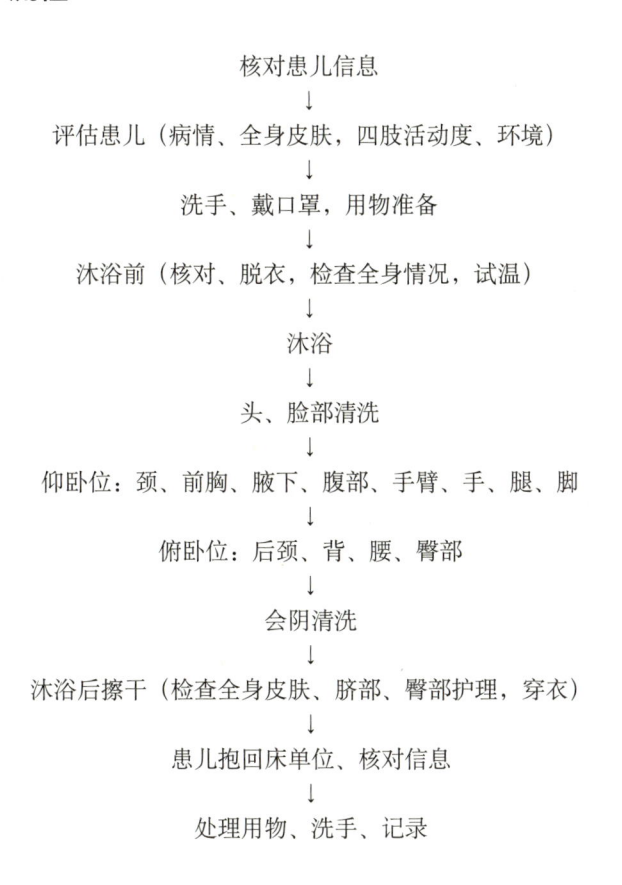

核对患儿信息
↓
评估患儿（病情、全身皮肤，四肢活动度、环境）
↓
洗手、戴口罩，用物准备
↓
沐浴前（核对、脱衣，检查全身情况，试温）
↓
沐浴
↓
头、脸部清洗
↓
仰卧位：颈、前胸、腋下、腹部、手臂、手、腿、脚
↓
俯卧位：后颈、背、腰、臀部
↓
会阴清洗
↓
沐浴后擦干（检查全身皮肤、脐部、臀部护理，穿衣）
↓
患儿抱回床单位、核对信息
↓
处理用物、洗手、记录

（五）操作流程与评分标准

详见表18-2。

表18-2 沐浴流程与评分

项目		操作要领	原理及注意事项	分值
目的		保持患儿皮肤清洁，促进全身血液循环，使患儿舒适；观察全身皮肤情况		3
素质要求		着装整齐，精神饱满	洗手	2
评估		核对患儿信息	腕带2个，床头牌（PDA扫描核对）	2
		病情：有无气促、发绀、精神委靡	有颅内出血需制动等病情危重患儿不宜沐浴	2
		全身皮肤完整情况、有无感染、四肢活动度	沐浴时间宜在奶前或喂奶后1小时，以防呕吐和溢奶	2
		浴室环境：清洁、光线适宜、调节室温	室温26~28℃，关闭门窗	2
用物准备		磅秤、浴盆、一次性浴罩、纱布、沐浴露、浴巾、被服、尿布、水温计		3
		治疗盘：75%酒精、氧化锌软膏、棉签、弯盘、指甲刀等护理用品	根据评估结果准备用物、物品按需摆放	3
沐浴前		洗手	将一次性浴罩套住浴盆	2
		调试水温至所需温度、放半盆水	手臂内侧试温、以热而不烫为宜，水温38~40℃（或水温计试温）	2
		核对患儿信息，将患儿抱入浴室，放置于沐浴台上		2
		脱衣，检查全身情况		2
沐浴中		再次确认水温		2
		将患儿抱起，夹于左腋下，左手掌托住患儿的头颈肩部	严格执行一人一巾一盆，一用一消毒，防止交叉感染	3
	面部	用纱布擦拭眼睛（由内眦到外眦；先对侧后同侧）	注意保暖，并观察新生儿面色、呼吸、精神反应等情况	4
		洗脸	额部—鼻翼—面颊—下颌	4
		左手拇指和中指将患儿的耳廓折向前方、堵住外耳道，右手取沐浴露涂于患儿头上，用清水洗净并擦干	防止水进入耳道引起中耳炎	4
	躯体胸腹面	将患儿置于浴盆中，左手掌指握住患儿的右肩和腋下，使患儿适宜地枕于操作者的前臂	皮肤皱褶处特别注意清洗，新生儿新陈代谢快，汗渍容易在此处积聚，沐浴时注意避免污染脐带	4
		用纱布淋湿患儿全身，涂抹沐浴露，清洗干净	顺序：颈下、前胸、腋下、腹部、手臂、手、腿、脚	4
	躯体背面	用手固定患儿的肩部及腋下，使患儿伏于操作者的手臂上	患儿伏在手臂上时注意避免其颜面部接触水和浴盆，以免喝入污水；操作者手腕避免压迫患儿的颈部	4
		用同样方法清洗患儿的后颈、背、腰及臀部		4
	会阴	恢复仰卧位，更换纱布，清洗会阴部	由前向后清洗，避免肛周污物流入阴道	4

（续表）

项目	操作要领	原理及注意事项	分值
沐浴后	将患儿抱起至浴浴台上，用浴巾从上至下依次擦干	将患儿抱起至浴浴台上，用浴巾从上至下依次擦干	2
	检查全身皮肤情况，必要时清洁女婴阴唇及男婴包皮处污垢	女婴：分开阴唇，先后用石蜡油及清水棉签，轻轻自上而下擦洗；男婴：将包皮往上推，先后用石蜡油及清水棉签将污垢洗净，再将包皮推回	3
	脐部护理：75%乙醇干燥	如有异常按脐部护理常规	3
	臀部护理：涂氧化锌软膏、处理异常情况，兜尿布	如有异常按臀部护理常规	3
	必要时，称体重，记录		2
	抽去浴巾、穿衣、视情况修剪指甲		2
	将患儿抱回床单位		2
	核对（腕带2个，床头牌，必要时，PDA扫描）	按医疗废弃物分类处理	2
	整理用物，物归原处，洗手	按医疗废弃物分类处理	2
动手能力	操作娴熟，动作连贯		5
沟通能力	良好沟通，语言通俗易懂		5
应变能力	处理应急事件反应灵敏		5
总分			100

第二节　婴儿抚触

一、定义

婴儿抚触是指通过抚触者的双手对婴儿皮肤各部位进行有秩序有手法技巧的抚摩，让大量温暖良好的刺激通过皮肤感受器传到中枢神经系统，从而产生良好的生理效应。

二、目的

1. 促进婴儿体重增加。
2. 促进婴儿的神经行为发育。
3. 有助于提高婴儿的免疫功能。
4. 有助于婴儿的睡眠和降低痛阈。

三、健康教育

1.婴儿抚触时需将婴儿全身裸露，适当保温，力度适中。

2.婴儿显得疲累、烦躁时，不再刺激他，应让他休息，等睡醒后再进行按摩。

3.开始时轻轻按摩，逐渐增加压力，让宝宝慢慢适应。

4.抚触时，边做边望着婴儿进行眼神交流，说些亲切的话语与婴儿交流，使婴儿始终处于愉快的状态。

5.进食后1小时内及脐孔尚未闭锁的婴儿，不能接受抚触。

6.不要强迫宝宝保持固定姿势，抚触过程中如出现哭闹、肌张力增高、神经质、活动兴奋性增加、肤色出现变化或出现呕吐等，应停止抚触，若以上症状持续1分钟以上，应完全停止。

7.不要让宝宝的眼睛接触婴儿润肤油。

四、简易操作流程

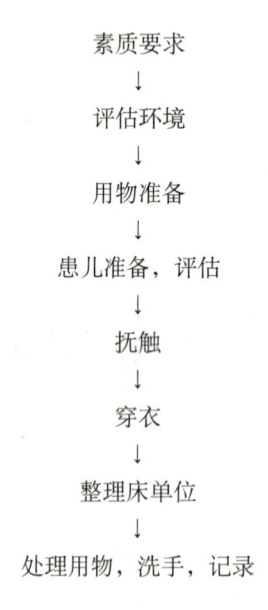

素质要求
↓
评估环境
↓
用物准备
↓
患儿准备，评估
↓
抚触
↓
穿衣
↓
整理床单位
↓
处理用物，洗手，记录

五、操作流程与评分标准

详见表18-3。

表18-3 抚摸流程与评分

项目	操作要领	原理及注意事项	分值
目的	促进新生儿生长发育（体格、智力）		2
	改善新生儿睡眠		2
	增加机体抵抗力，刺激消化功能，减少焦虑		2

（续表）

项目	操作要领	原理及注意事项	分值
素质要求	护士服装、鞋帽整洁，可由护士或者护士指导家长进行新生儿抚触，操作前严格按照七步洗手法进行手卫生消毒		3
核对	核对（医嘱与治疗卡）		2
评估	环境：选择安静、清洁的房间，保持适宜的房间温度（26~28℃），光线柔和，放一些轻柔有节奏的音乐作背景		2
	时间：选择两餐进食之间，婴儿不宜太饱或太饿。抚触最好在婴儿沐浴后，婴儿清醒时进行		2
用物准备	备好所需用品并有序放置在抚触台上，必要时准备婴儿油		5
操作前	洗手		1
	核对（腕带、床头卡）	核对：婴儿姓名、住院号、性别	2
	抱婴儿至抚触台，注意保暖		2
	评估婴儿全身皮肤完整性，脐部情况，健康状况和行为反应		2
操作后	脸部（舒缓脸部紧绷）：取适量抚触油，从前额中心处用双手拇指往外推压，划出一个微笑状。眉头、眼窝、人中、下巴，同样用双手拇指往外推压，划出一个微笑状	双手捧起头部时，要注意脊柱和颈部的安全。不要把润肤油滴到宝宝眼睛里，抚触过程中需观察婴儿体温、心率、呼吸、肤色；婴儿哭闹时，应暂停抚触，查找原因	8
	胸部（顺畅呼吸循环）：双手放在两侧肋缘，右手向上滑向婴儿右肩，复原；左手以同样方法进行		8
	腹部（有助于肠胃活动）：按顺时针方向按摩腹部，用手指尖在婴儿腹部从操作者的左方向右按摩，操作者可能会感觉气泡在指下移动。可做"I LOVE YOU"亲情体验，用右手在婴儿的左腹由上往下画一个英文字母"I"，再依操作者的方向由左至右画一个倒写的"L"，最后由左至右画一个倒写的"U"。在做上述动作时要用关爱的语调说"我爱你"，传递爱和关怀	按照顺时针的方向按摩，利于胃肠消化。脐带还未脱落时，尽量不要碰到脐带	8
	手部（增加灵活反应）： 1.两手交替，从上臂至腕部轻轻地挤捏新生儿的手臂 2.两手挟着手臂，上下轻轻搓滚肌肉群至手腕 3.从近端至远端抚触手掌，逐渐抚触；捏拿婴儿手指 4.同样方法抚触另一上肢	自如地转动婴儿的手腕、肘部和肩部的关节。不要在关节部位施加压力	10
	腿部（增加运动协调功能）： 1.双手交替握住新生儿一侧下肢，从近端到远端轻轻挤捏 2.双手挟着下肢，上下轻轻搓滚肌肉群至脚踝 3.从近端到远端抚触脚掌，逐指抚触、捏拿婴儿脚趾 4.同样方法抚触另一下肢		8
	背部（舒缓背部肌肉） 1.双手与脊椎成直角，往相反方向移动双手，从背部上端开始移向臀部 2.用示指和中指从尾骨部位沿脊椎向上抚触到颈椎部位 3.双手在两侧臀部做环形抚触		8

（续表）

项目	操作要领	原理及注意事项	分值
操作后	穿衣，安置婴儿于舒适体位并保持整齐、清洁		2
	用物：分类处理，洗手		3
	观察及记录：婴儿体温、心率、呼吸、肤色		3
动手能力	操作娴熟，动作连贯		5
沟通能力	良好沟通，语言通俗易懂		5
应变能力	处理应急事件反应灵敏		5
总分			100

第三节 儿童喂养

一、奶瓶喂养

（一）定义

用奶瓶通过口腔向胃内输送流质或匀浆饮食或口服药，以维持必需的营养或达到治疗目的的措施。

（二）目的

通过奶瓶喂给，经过胃肠道吸收和利用，达到维持必需的营养或达到治疗目的。

（三）健康教育

1. 选择合适的奶瓶，接近母乳的奶瓶。

2. 清洗奶瓶时注意选择专业的清洗器和专业的清洗剂。

3. 清洗奶瓶后需控水晾干，清洗过程中注意死角的清洁。

4. 喂奶前必须洗净双手，消毒奶瓶、奶嘴。

5. 喂奶前需试温。

6. 不能让婴儿独自吃奶，以免呛奶引起窒息。

（四）简易操作流程

素质要求
↓
洗手、戴口罩，备齐用物
↓
核对患儿信息，PDA 扫描；牛奶的种类、量及时间
↓

洗手、套乳头
↓
喂奶
（斜抱患儿，颈部围小毛巾，试温，乳液充满乳头，喂奶）
↓
喂奶后防溢奶
（轻擦患儿口角，竖抱患儿，轻拍背部，取右侧卧位）
↓
处理用物、洗手、记录

（五）操作流程与评分标准

详见表18-4。

表18-4 奶瓶喂养流程与评分

项目	操作要领	原理及注意事项	分值
目的	营养和水分摄入		3
素质要求	着装整齐，精神饱满		3
操作前	洗手，戴口罩		3
	备齐用物	奶、无菌乳头、纸巾、记录单	4
	核对信息	使用PDA核对奶的种类、量、时间	5
	洗手		3
	选择合适的乳头套于瓶口	乳头开口大小合适	5
操作中	携用物至患儿床旁、核对		3
	斜抱患儿，患儿头部枕于喂奶者的肘窝处，呈半卧位	注意保暖	5
	纸巾围于患儿颈部	防止污染，以防引起皮肤炎症	3
	再次检查奶头孔大小是否合适		3
	试奶温	滴1~2滴奶液于手腕内侧试温	5
	右手将奶瓶倾斜	奶头内充满乳液	5
	喂奶	应注意观察患儿的吸吮力、面色、呼吸状态、有无呛咳、恶心、呕吐。有咳嗽、面色改变时，将乳头拔出，轻拍背部，休息片刻后再喂	10
	喂奶后擦拭	用纸巾一角轻擦患儿口角	5
	竖抱患儿，轻拍患儿背部，以便排出胃内空气	拍背时动作轻柔，防止呕吐	5

(续表)

项目	操作要领	原理及注意事项	分值
操作后	患儿右侧卧位并抬高床头30°，喂奶后半小时内勤巡回	观察喂奶后有无溢奶、呕吐、腹胀等情况，防止呕吐后引起误吸	5
	整理用物		5
	洗手、记录		5
动手能力	操作娴熟，动作连贯		5
沟通能力	良好沟通，语言通俗易懂		5
应变能力	处理应急事件反应灵敏		5
总分			100

二、鼻饲喂养

（一）定义

用导管通过鼻腔、咽和食管向胃内输送流质或匀浆饮食或口服药，以维持必需的营养或达到治疗目的的措施。

（二）目的

对不能由口进食且胃肠功能正常的患儿，可通过口、鼻导管至胃部供给营养丰富的流质，保证蛋白质与热量的摄入。

（三）健康教育

1.鼻饲的食物存放不能超过24小时。

2.鼻饲食物开始需量少清淡，逐渐增多。

3.鼻饲液温度需控制在38～40℃。

4.鼻饲时注意是重力滴注，禁止人为压力打入。

5.鼻饲过程中需观察患儿面色，注意体位，以免出现呛咳窒息。

（四）简易操作流程

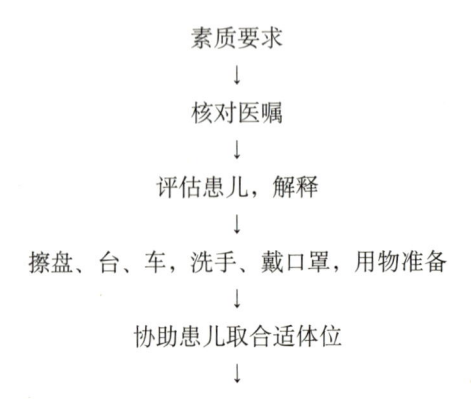

素质要求
↓
核对医嘱
↓
评估患儿，解释
↓
擦盘、台、车，洗手、戴口罩，用物准备
↓
协助患儿取合适体位
↓

垫巾，置弯盘于口角旁
↓
检查胃管通畅度，确定插入胃管长度，作标记
↓
生理盐水浸润胃管前端，插胃管，观察患儿
↓
确定胃管是否在胃内（3种方法）
↓
固定导管，注明插入时间，导管名称
↓
试温，抽取鼻饲流质
↓
缓慢注入，温水冲洗，夹管
↓
宣教
↓
处理用物，记录

（五）操作流程与评分标准

详见表18-5。

表18-5 鼻饲喂养流程与评分

项目		操作要领	原理及注意事项	分值
目的		对不能由口进食且胃肠道功能正常的患儿，可通过口、鼻导管至胃部供给营养丰富的流质，保证蛋白质与热量的摄入		2
素质要求		着装整齐，精神饱满	自我介绍	1
操作前	核对	核对医嘱，床旁核对	腕带、反向核对、PDA扫描手腕带	2
	评估	病室环境		2
		鼻部有无肿痛、有无鼻部手术、鼻中隔是否居中，有无鼻息肉、鼻黏膜是否完整（手电筒查看），有无消化道狭窄或食管静脉曲张，以往是否有过插胃管的经历，评估患儿的配合程度	携手电筒、病历牌，核对患儿信息（反向，注意保护），已留置胃管的患儿，需评估胃管位置、刻度或标识，判断是否滑脱	2
		评估导管分值	根据导管分值是否准备导管护理标识	2
		协助排尿（更换尿布）		1
		汇报评估结果	评估内容、评估结果与医嘱相符	2
		洗手、戴口罩，擦盘、台、车		2
	用物准备	治疗车、治疗盘、手电筒、一次性胃管、一次性手套、弯盘两个、治疗巾、无菌注射器1副、生理盐水棉球、棉签、无菌透明敷贴、胶布、听诊器、记号笔、鼻饲液、pH试纸、PDA、导管护理标识	一次性胃管选择与患儿年龄、体重的关系：6F:2kg；8F:3～9kg；10F:10～20kg；12F:20～30kg 鼻饲流质，维持温热（38～40℃），以手腕内侧试温度	7

（续表）

项目		操作要领	原理及注意事项	分值
操作中	置管过程 约束衣	携用物至患儿床旁，将治疗盘置于床头柜上	核对患儿信息，做好解释，再次评估病室环境	2
		合适体位，床头抬高 30°～60°	避免食物和药物反流，以防吸入气管内	1
		倒温开水，清洁鼻腔	棉签蘸温开水（勿过湿）	2
		打开无菌包铺无菌巾于颌下		2
		弯盘置口角旁		2
		打开无菌注射器及胃管的外包装		1
		查胃管长度标记及是否通畅	插入长度以患儿发际到剑突的长度；或鼻尖至耳垂再到剑突的长度，做好标记	2
		持生理盐水棉球润滑胃管前端	勿使用石蜡油润滑胃管，以免误入气管造成坠积性肺炎的危险	2
		从鼻部插管，清醒者头稍后仰吞咽、昏迷者应先将头向后仰，插入至咽喉处，托起患儿头部，让患儿的下颌贴近胸骨	插管动作轻稳，以免损伤食道黏膜	2
		观察患儿情况	如有恶心，稍等片刻再插；如盘在口腔内或误插气管，立即拔出重新置管	1
		检查胃管是否在胃内	1.抽胃液，并用 pH 试纸确证为酸性胃液（pH＜5 提示在胃内）	2
			2.注入空气 10mL，胃部听气过水声	2
			3.胃管末端置盛水杯中，无气泡溢出	2
		固定胃管	鼻翼部、面颊部	2
		胃管夹紧，末端开口处关闭		2
		在胃管末端贴好标识	注明时间、日期、操作者姓名、导管名称；评估患儿意识，必要时给予约束	2
	鼻饲	抽吸胃液	每次鼻饲前，均需证实胃管在胃内方可注入，确定胃内是否有胃潴留，潴留量超过鼻饲液量的 1/4 时，应通知医生，若出现咖啡色样液体应警惕消化性溃疡及消化道出血，及时告知医生	2
		试温，注射器抽取鼻饲流质	温度：38～40℃，避免空气，引起胀气	2
		连接胃管接口，缓慢注入	新生儿及小婴儿鼻饲时，不宜推注，应撤去针栓，将鼻饲液注入注射器以自然引力灌入胃内	3
		总量完成后温水冲洗	5～10mL	5
		反折胃管开口，夹紧		3
操作后		安置患儿，告知家长注意事项	防止牵拉	3
		记录	导管风险评分	3
		整理用物，洗手		2

(续表)

项目	操作要领	原理及注意事项	分值
提问	鼻饲的注意事项	1.每次确定鼻饲前，均需证实胃管在胃内，方可注入。鼻饲温度38~40℃，每次量<250mL，间隔>2小时，或根据医嘱注入 2.抽取鼻饲液时，要将空气排出。全部食物或药物鼻饲完后，再注入5~15mL温水 3.饮食与药物须分开注入 4.长期鼻饲应每日2次口腔护理 5.一次性鼻胃管每周更换一次，常规交替选择鼻孔插入	10
动手能力	操作娴熟，动作连贯		5
沟通能力	良好沟通，语言通俗易懂		5
应变能力	处理应急事件反应灵敏		5
总分			100

三、母乳喂养

（一）定义

是指用母亲的乳汁喂养婴儿的方式。

（二）目的

加强产妇对母乳喂养的认识；增进母乳喂养的知识水平；改善产妇熟练掌握母乳喂养的技巧；提高母乳喂养率和其成功率。

（三）健康教育

1.保持乳房卫生，特别是乳头。

2.防止乳房挤压，损伤。

3.产后宜用温开水清洗乳头乳房，切忌使用肥皂、乙醇、洗剂等，以免造成乳头皲裂。

4.对于乳汁分泌不足或乳房胀痛不适者可轻轻按摩以促进乳房血液循环和乳汁分泌。

（四）简易操作流程

素质要求
↓
洗手、戴口罩，备齐用物
↓
患儿取舒适体位
↓
洗手、擦拭乳头、母亲准备
↓
喂奶
（斜抱患儿，颈部围小毛巾，母亲采取便捷舒适体位，喂奶）
↓

喂奶后防溢奶
（轻擦患儿口角，竖抱患儿，轻拍背部，取右侧卧位）
↓
处理用物、洗手、记录

（五）操作流程与评分标准

详见表18-6。

表18-6 母乳喂养流程与评分

项目		操作要领	原理及注意事项	分值
目的		加强产妇对母乳喂养的认识		2
		增进母乳喂养的知识水平		2
		改善产妇熟练掌握母乳喂养的技巧		2
		提高母乳喂养率和其成功率		2
素质要求		仪表端庄，服装整洁，洗手，戴口罩		4
操作前	评估	核对新生儿和产妇信息	双向核对	2
		口述产妇喂奶前注意事项：洗净双手，擦净乳头	观察奶头情况，有无破损、皲裂	4
		新生儿准备：换尿布		4
		环境评估	准备屏风	2
	用物准备	清洁毛巾，靠背椅，脚踏板	用物准备是否齐全	3
操作中		1 指导产妇洗净双手，用湿毛巾擦净乳头，并观察乳头的分泌情况	是否进行指导 是否进行观察	5
		2 协助产妇选择舒适的喂养姿势，帮助产妇掌握以下技巧 ①新生儿的头与身体成一条直线（头和颈得到支撑） ②新生儿的脸对着乳房，鼻尖对着乳头 ③母亲抱着新生儿贴近自己（胸贴胸，腹贴腹）	姿势是否舒适 头与身体是否在一直线上 新生儿的脸是否对着乳房，鼻尖是否对着乳头 母亲抱着新生儿是否贴近自己	10
		3 口述加演示：哺乳的正确姿势 ①将大拇指与其他四指分开 ②示指至小指四指并拢，并紧贴在乳房下的胸壁上 ③用示指托住乳房的底部 ④用大拇指轻压乳房上部，改变乳房形态，以免堵住婴儿鼻孔而影响呼吸，拖乳房的手不要离乳头太近，以免影响婴儿含接	大拇指与其他四指是否分开 示指至小指四指是否靠在乳房下的胸壁上 示指是否托住乳房底部 大拇指压乳房是否过重	10

（续表）

项目	操作要领	原理及注意事项	分值
操作中	4 口述加演示：婴儿正确含接姿势 ①母亲用乳头刺激新生儿嘴唇，以便婴儿张嘴 ②待新生儿把嘴巴张大再把乳头和大部分乳晕放入新生儿口中	乳头是否刺激新生儿嘴唇 是否待新生儿把嘴巴张大再把乳头和乳晕放入新生儿口中	10
	喂奶	注意观察新生儿的吸吮力、面色、呼吸状态、有无呛咳、恶心、呕吐。有咳嗽、面色改变时，停止喂养。轻拍背部，休息片刻后再喂	5
	喂奶后擦拭		3
操作后	竖抱患儿，轻拍新生儿背部，以便排出胃内空气	拍背时动作轻柔，防止呕吐	5
	协助母亲与新生儿取舒适卧位，整理床单位	乳头是否变形，是否有疼痛感	4
	整理用物，洗手		2
提问	产妇常用的喂奶姿势	摇篮式、交叉式、橄榄球式、侧卧式	4
	哺乳后如何拍背	手屈曲成杯状 腕关节自然弯曲运动 力度根据宝宝的耐受度 由下往上拍 听到打嗝声即可	5
动手能力	操作娴熟，动作连贯		5
沟通能力	良好沟通，语言通俗易懂		5
总分			100

第四节　暖箱使用方法

一、定义

暖箱使用技术是为新生儿创造一个温度和湿度均适宜的环境，维持体温稳定，促进新生儿生长发育。

二、目的

1.为患儿提供适宜的温湿度环境，以保持其体温的恒定。

2.促进新生儿生长发育，提高早产儿存活率。

3.尿布疹、烫伤等皮肤受损的患儿暴露皮肤，保持干燥，减少摩擦，促进愈合。

三、健康教育

1. 向家属解释使用暖箱的目的，取得配合。
2. 讲解预防坠床的重要性及方法，关好暖箱门。

四、简易操作流程

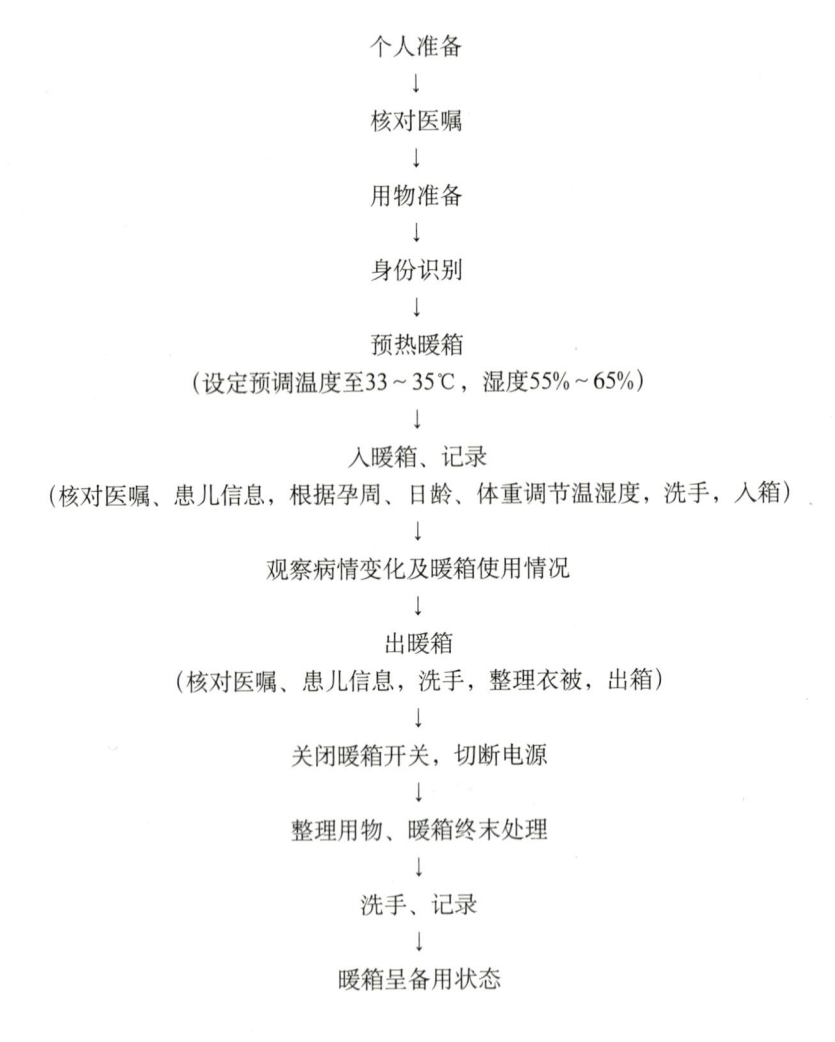

个人准备
↓
核对医嘱
↓
用物准备
↓
身份识别
↓
预热暖箱
（设定预调温度至33~35℃，湿度55%~65%）
↓
入暖箱、记录
（核对医嘱、患儿信息，根据孕周、日龄、体重调节温湿度，洗手，入箱）
↓
观察病情变化及暖箱使用情况
↓
出暖箱
（核对医嘱、患儿信息，洗手，整理衣被，出箱）
↓
关闭暖箱开关，切断电源
↓
整理用物、暖箱终末处理
↓
洗手、记录
↓
暖箱呈备用状态

五、操作流程与评分标准

详见表18-7。

表18-7 暖箱使用流程与评分

项目	操作要领	原理及注意事项	分值
素质要求	着装整齐，精神饱满，洗手，戴口罩		3

（续表）

项目		操作要领	原理及注意事项	分值
用物准备		核对医嘱		3
		适宜的暖箱、温湿度表、无菌注射用水		3
操作前	暖箱准备	检查电线接头有无漏电、各项显示是否正常		2
		开启无菌注射用水		4
		加无菌注射用水	加入暖箱水槽中至水位指示线	4
		接通电源，打开暖箱开关	做好暖箱的使用登记	4
		设定温、湿度	①温度预调至 33~35℃；②湿度 55%~65%	4
		调节暖箱温度	根据患儿的孕周、日龄、体重调节合适的温湿度	4
		调节室温	24~26℃	4
		推暖箱至合理位置	不应放置在取暖器、排风口、风口、阳光直射处	5
		准备好包被，待暖箱升至所需要温度	严禁骤然提高温箱，以免因体温上升而造成不良后果；做任何操作前均要洗手以免交叉感染；定时观察暖箱温度和湿度，有报警，应及时查找原因；用皮肤探头来测量体温的新生儿，应注意探头位置是否正确、是否有松脱；操作中注意安全，每次操作后及时关闭暖箱门；暖箱内体位应保持15°~30°的倾斜；应避免室内光线过强；在暖箱旁说话，开、关暖箱门应轻柔；与患儿交流，抚慰其情绪	3
操作中	入暖箱	洗手		2
		核对医嘱、患儿信息		2
		将患儿放入暖箱，并根据病情选择合适的体位，可置侧卧、仰卧和俯卧位	注意为新生儿提供"鸟巢"式体位等体位支持，提供边界感，促进新生儿发育	4
操作中	出暖箱	洗手		2
		核对医嘱、患儿信息		3
		穿衣	注意保暖（早产儿包好棉斗篷）	3
		放入小床		3
操作后		关闭暖箱开关，切断电源		5
		处理用物		5
		暖箱终末处理	暖箱消毒水擦拭、水槽消毒水浸泡、床垫臭氧消毒；使用中暖箱每天消毒水擦拭、每周更换 1 次暖箱	5
		洗手、记录	暖箱消毒登记记录本、护理记录单	3
		检查暖箱功能	有异常及时报修	3
		暖箱处于备用状态		2

（续表）

项目	操作要领	原理及注意事项	分值
动手能力	操作娴熟，动作连贯		5
沟通能力	良好沟通，语言通俗易懂		5
应变能力	处理应急事件反应灵敏		5
总分			100

第五节　光照疗法

一、定义

光照疗法（phototherapy），简称光疗，是一种降低血清未结合胆红素的简单易行的方法，指通过蓝光或绿光照射产生光能量，使胆红素形态与结构发生变化，由脂溶性变为水溶性，经胆汁或尿排出体外。蓝光是降低胆红素最有效的光源，临床上多用蓝光照射治疗。

二、目的

治疗新生儿高胆红素血症，降低血清胆红素。

三、健康教育

1.向家属解释光疗的目的和必要性，取得配合。
2.讲解对眼睛、生殖器的保护措施和光照疗法的并发症。

四、简易操作流程

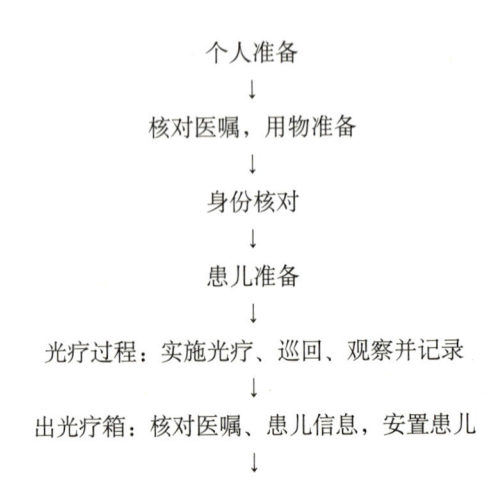

个人准备
↓
核对医嘱，用物准备
↓
身份核对
↓
患儿准备
↓
光疗过程：实施光疗、巡回、观察并记录
↓
出光疗箱：核对医嘱、患儿信息，安置患儿
↓

操作后：光疗箱终末处理
↓
洗手、记录
↓
检查光疗箱功能，处于备用状态

五、操作流程与评分标准

详见表18-8。

表18-8 光照方法流程与评分

项目		操作要领	原理及注意事项	分值
素质要求		服装鞋帽整洁；仪表大方，举止端庄；态度和蔼可亲，洗手、戴口罩		4
用物准备		核对医嘱、患儿信息	2个手腕带；必要时使用PDA	2
		备齐用物（适宜的蓝光箱、温湿度表）		2
光疗前	光疗箱的准备	检查光疗箱有无损坏、漏电、松脱，或荧光灯有无破损、灯管有无不亮		4
		接上电源，预热箱温至30~32℃（早产儿32~35℃），相对湿度55%~65%		4
		检查实际箱温与预热温度是否相符，洗手		4
	患儿的准备	剪短指甲	光疗时患儿较哭吵易抓伤皮肤	3
		观察、清洁皮肤	粉剂和油剂可以阻碍光线的穿透，影响治疗效果	5
		双手、肘关节、膝关节、腘窝、双足用纱布或美肤保护性粘贴	防止损伤	5
		患儿双眼戴黑眼罩	光线进入眼睛易引起损伤	5
		更换避光尿布，以最小面积遮盖会阴部		3
		脱去患儿衣裤，使其裸体		3
		将患儿放于光疗箱的中央或蓝光灯下	患儿光疗时较烦躁，容易移动体位，因此在光疗过程中，注意观察患儿在光疗箱中的位置，及时纠正不良体位	3
光疗中		开启光源，记录		3
		每4小时测体温1次	新生儿体温调节中枢未发育完善，易受外界环境的影响，有高热和体温不升的可能	3
		更换体位，仰卧与俯卧交替（单面蓝光），常巡视，防止窒息		3
		按时巡回，保持光疗箱的清洁	一旦被汗水、呕吐物、大小便污染应立即清理干净，保持其通透度。以免影响光疗效果	3
		观察患儿情况	呼吸暂停、腹泻、皮疹	3

（续表）

项目	操作要领	原理及注意事项	分值
光疗中	核对医嘱、患儿信息、洗手		3
	脱下眼罩、更换尿布、清洁全身皮肤	光疗可能会产生一过性的皮疹或红斑，因此必须检查患儿皮肤情况，观察有无皮疹、有无皮肤破损及黄疸情况	3
	给患儿穿衣并妥善安置		3
	核对患儿信息		3
	关闭光疗箱，切断电源，终末处理后备用	妥善固定	3
操作后	处理用物		2
	洗手、记录（光疗箱使用记录本、护理记录单）		2
	检查光疗箱功能，如有异常及时报修		2
	光疗箱处于备用状态		2
动手能力	操作娴熟，前后动作连贯		5
沟通能力	良好沟通，语言通俗易懂		5
应变能力	处理应急事件反应灵敏		5
总分			100

第六节 静脉输液

一、定义

密闭式静脉输液法（intravenous infusion medication）是一种利用液体静压的物理原理，经静脉输入无菌溶液或药物，以达到治疗目的的方法。

二、目的

1. 输入药物，治疗疾病。
2. 恢复和维持患儿的体液电解质平衡。
3. 补充营养，维持热量。
4. 增加循环血量，维持血压。

三、健康教育

1. 不要随意调节滴速。
2. 导管留置一侧衣物不可过紧，穿衣时先穿穿刺侧，脱衣服时后脱穿刺侧。
3. 穿刺部位尽量不要受潮；穿刺肢体避免用力活动，必要时进行局部约束。
4. 按不同导管要求进行定期维护。

四、静脉留置针置管术

（一）简易操作流程

素质要求
↓
评估患儿、环境，核对、解释、嘱排尿
↓
擦盘、台、车，洗手，戴口罩，用物准备
↓
至床旁，核对信息、解释
↓
挂输液袋、排气
↓
取舒适卧位，选择穿刺部位
↓
扎止血带、消毒，待干
↓
再核对，进针，见回血松拳、松止血带
↓
退针芯，接无针输液接头
↓
透明敷贴固定，做标识
↓
消毒肝素帽（无针输液接头），观察静脉通畅
↓
调节滴速，记录补液单
↓
核对信息，安置患儿，宣教
↓
用物处理，洗手

（二）操作流程与评分标准

详见表18-9。

表18-9 静脉留置针流程与评分

项目		操作说明	要点及注意事项	分值
素质要求		着装整齐，精神饱满，洗手，戴口罩		4
操作前	评估	核对患儿信息	腕带、反向核对、PDA扫描手腕带	2
		评估患儿的病情、做好解释		2
		询问静脉留置针使用史	若从未使用，告知家长其优点	2
		评估患儿局部皮肤及血管情况，评估患儿的病情、年龄、意识、心肺功能、过敏史、用药史	静脉的选择：粗、直、弹性好；避开静脉结节处及皮肤有感染处，与患儿或家属沟通静脉选择的部位；根据年龄和静脉的选择来确定静脉留置针使用的型号，避开关节，下肢静脉不应作为年长儿穿刺常规部位	3
		嘱患儿排尿		2
		评估周围环境	无人清扫房间，周围环境清洁	1
		汇报评估结果		2
	用物准备	擦洗盘、台、车，洗手、戴口罩		4
		治疗车、配置好的液体、一次性输液器、安尔碘棉签、含0.5%葡萄糖氯乙定的酒精棉片（备用）、小垫枕、止血带、留置针、无针输液接头、透明敷贴、胶带、笔、手表、5mL针筒（备用）、生理盐水（备用）、PDA	少1项扣0.5分；用物检查、核对，呈备用状态；患儿穿刺处皮肤需要清洁，带酒精棉球；输液若不通畅，予生理盐水通管；静脉用药应由具备条件的静脉配置中心配置；化疗和毒性药物尤其应在安全环境下配置	8
		插输液器	检查药液、有无配伍禁忌，输液器插入输液袋或输液瓶至根部	2
操作中		携用物至患儿床旁，核对患儿信息并解释，核对药物、挂输液袋、排气	核对床号、姓名、药名、浓度、剂量、用法、用药时间、药物有效期；检查药液有无浑浊、沉淀，包装袋有无破损、特殊药物须经双人核对 排气正确，不污染、浪费药液	5
		协助患儿取舒适体位，垫小垫枕		2
		在已选择好穿刺部位上方扎止血带（头部除外），确定穿刺部位，松止血带，消毒局部皮肤，待干	穿刺点上方6cm处扎止血带，以穿刺点为中心螺旋式消毒、不留空隙，消毒直径≥透明敷贴的范围	5
		拆一次性静脉留置针、无针输液接头、透明敷贴外包装	根据患儿年龄及静脉条件选择合适的留置针	2
		再次消毒，待干，扎止血带，嘱患儿握拳，进针	与皮肤表面成15°～30°进针见回血后再平行进针少许	5
		松止血带，松拳，抽出针芯少许，用透明敷贴作封闭固定，方法正确	敷贴无张力的粘贴	5

（续表）

项目	操作说明	要点及注意事项	分值
操作中	连接无针输液接头	左手中指按压穿刺处前端的静脉示指拇指固定套管，右手抽出针芯，连接无针输液接头，胶布蝶形交叉固定	2
	胶带上注明穿刺日期、时间及穿刺者，竖贴透明敷贴旁	需注明注射具体时间（如9：00）	2
	酒精棉片消毒接头，待干	若患儿已有静脉留置针，每次给药时需抽回血，确定管道在血管内方可给药	2
	核对医嘱		2
	连接输液器，调节输液滴数（根据年龄、病情、药物或遵医嘱）	婴幼儿：20~40滴/分；年长儿：40~60滴/分；有心脏疾病的患儿滴速宜慢	2
	根据患儿的情况胶带固定	固定时高举平台法	2
操作后	PDA确认输液滴速和液量		2
	告知注意事项	不要随意调节滴数，穿刺部位肢体避免用力或剧烈活动	2
	再次核对患儿信息、解释	腕带、反向核对	2
	观察患儿静脉输液局部情况及全身反应	有无输液反应	2
	协助患儿取舒适卧位	整理床单位	2
	处理用物、洗手、记录		2
	静脉炎的分级	0级：无症状；1级：输液部位发红、伴或不伴有疼痛、伴或不伴有条索状改变；2级：输液部位疼痛伴发红和（或）水肿；3级：输液部位疼痛伴有发红和（或）水肿，条索状物形成，可触摸到条索状静脉；4级：输液部位疼痛伴发红和（或）水肿，条索物形成，可触及的静脉条索状物长度大于2.5 cm，有脓液流出	5
动手能力		操作娴熟，动作连贯	5
沟通能力		良好沟通，语言通俗易懂	5
应变能力		处理应急事件反应灵敏	5
总分			100

五、小儿头皮静脉输液

（一）简易操作流程

素质要求
↓
评估患儿、环境、核对、解释、换尿布
↓

擦盘、台、车，洗手，戴口罩，用物准备
↓
至床旁，核对信息、解释
↓
挂输液袋、排气
↓
取舒适卧位，选择穿刺血管，必要时剔除头发
↓
消毒，待干
↓
再核对，进针
↓
退针芯，接无针输液接头
↓
透明敷贴固定，做标识
↓
消毒肝素帽（无针输液接头），观察静脉通畅
↓
调节滴速，记录补液单
↓
核对信息，安置患儿，宣教
↓
用物处理，洗手

（二）操作流程与评分标准

详见表18-10。

表18-10 头皮静脉输液流程与评分

项目		操作说明	要点及注意事项	分值
素质要求		着装整齐，精神饱满，洗手、戴口罩		4
操作前	评估	核对患儿信息	腕带、反向核对、PDA扫描手腕带	2
		评估患儿的病情、做好解释		2
		询问静脉留置针使用史	若从未使用，告知家长其优点	2
		评估患儿头部皮肤及血管情况，评估患儿的病情、年龄、意识、心肺功能、过敏史、用药史	静脉的选择：常用的静脉有额上静脉、颞浅静脉、耳后静脉、枕后静脉等；需注意与动脉鉴别，并避开感染灶；根据月龄和静脉条件来选择合适的静脉留置针	3
		按需协助更换尿布		2
		评估周围环境	无人清扫房间，周围环境清洁	1
		汇报评估结果		2

（续表）

项目		操作说明	要点及注意事项	分值
操作前	用物准备	擦洗盘、台、车，洗手、戴口罩		4
		治疗车、配置好的液体、输液器、安尔碘棉签、含0.5%葡萄糖氯乙定的酒精棉片（备用）、留置针、无针输液接头、透明敷贴、胶带、笔、手表、5mL针筒（备用）、生理盐水（备用）、PDA、剃毛器（按需）	少1项扣0.5分；用物检查、核对，呈备用状态；患儿穿刺处皮肤需要清洁，带酒精棉球；输液若不通畅，予生理盐水通管；静脉用药应由具备条件的静脉配置中心配置；化疗和毒性药物尤其应在安全环境下配置	8
		插输液器	检查药液、有无配伍禁忌，输液器插入输液袋或输液瓶至根部	2
操作中		核对患儿信息并解释，核对药物、挂输液袋，排气	核对床号、姓名、药名、浓度、剂量、用法、用药时间、药物有效期；检查药液有无浑浊、沉淀，包装袋有无破损，特殊药物须经双人核对 排气正确，不污染、浪费药液	5
		将患儿放在操作台上，取仰卧位，固定头部、躯干及四肢，操作者站于患儿头侧	根据选择的静脉适当调整体位	2
		确定穿刺部位，消毒局部皮肤，待干	操作者示指轻按血管，如感觉有搏动者为小动脉，不可进行穿刺；以穿刺点为中心螺旋式消毒、不留空隙，消毒直径≥透明敷贴的范围；需剔除头发者，剃头范围应大于消毒范围，注意美观	5
操作中		拆一次性静脉留置针、无针输液接头、透明敷贴外包装	按使用次序放置于合适位置，注意无菌	2
		再次消毒，待干，进针	左手拇指与示指固定绷紧穿刺点前后皮肤，15°~20°进针见回血后再平行进针少许	5
		抽出针芯少许，用透明敷贴作封闭固定，方法正确	敷贴无张力的粘贴	5
		连接无针输液接头	左手中指按压穿刺处前端的静脉示指拇指固定套管，右手抽针芯，连接无针输液接头，胶布蝶形交叉固定	2
		胶带上注明穿刺日期、时间及穿刺者，竖贴透明敷贴旁	需注明注射具体时间（如9：00）	2
		酒精棉片消毒接头，待干		2
		核对医嘱		2
		连接输液器，调节输液滴数（根据年龄、病情、药物或遵医嘱）	有心脏疾病的患儿滴速宜慢 观察：如输注时血管发白，即误入小动脉，应立即拔针，穿刺点局部按压，防止血肿	2
		根据患儿的情况胶带固定	固定时高举平台法	2
操作后		PDA确认输液滴速和液量		2
		告知注意事项	不要随意调节滴数，穿刺部位避免碰触，防止患儿将针意外拔掉	2
		再次核对患儿信息、解释	腕带、反向核对	2
		观察患儿静脉输液局部情况及全身反应	有无输液反应	2

（续表）

项目		操作说明	要点及注意事项	分值
操作后		协助患儿取舒适卧位	整理床单位	2
		处理用物、洗手、记录		2
		静脉炎的分级	0级：没有症状；1级：输液部位发红、伴有或不伴有疼痛、伴有或不伴有条索状改变；2级：输液部位疼痛伴有发红和（或）水肿；3级：输液部位疼痛伴有发红和（或）水肿，条索状物形成，可触摸到条索状静脉；4级：输液部位疼痛伴发红和（或）水肿，条索物形成，可触及的静脉条索状物长度大于2.5 cm，有脓液流出	5
动手能力		操作娴熟，动作连贯		5
沟通能力		良好沟通，语言通俗易懂		5
应变能力		处理应急事件反应灵敏		5
总分				100

六、外周导入中心静脉置管（PICC）

（一）简易操作流程

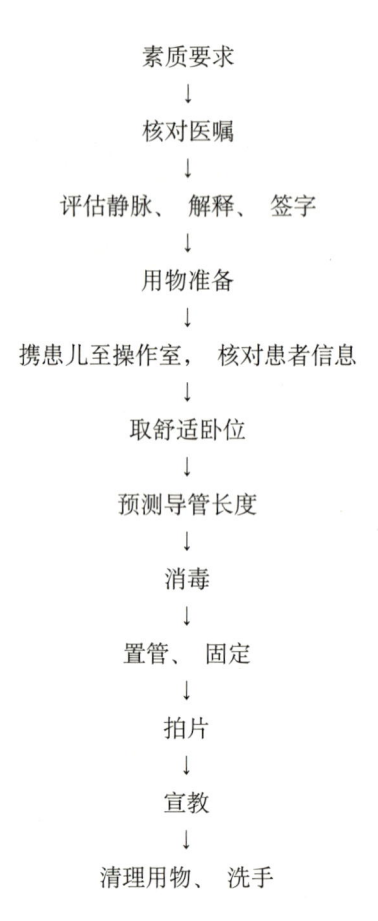

素质要求
↓
核对医嘱
↓
评估静脉、解释、签字
↓
用物准备
↓
携患儿至操作室，核对患者信息
↓
取舒适卧位
↓
预测导管长度
↓
消毒
↓
置管、固定
↓
拍片
↓
宣教
↓
清理用物、洗手

（二）操作流程与评分标准

详见表18-11。

表18-11 PICC流程与评分

项目		操作要领	原理及注意事项	分值
素质要求		着装整齐，精神饱满，仪表端庄，态度和蔼可亲		2
操作前	评估	核对患儿信息、解释	腕带、反向核对、PDA核对	2
		评估患儿局部皮肤和血管情况、血常规、凝血指标	预备的穿刺点周围皮肤有无红、肿、热、痛等症状，是否有皮疹，有无分泌物等感染，血管有无损伤；血常规、凝血在正常范围内	4
		置管前需家长签署知情同意书	告知家长置管的风险、注意事项、费用问题	2
		置管房间（操作室）环境	半小时内无人清扫房间，已紫外线消毒	2
		汇报评估结果		2
	用物准备	擦盘、车		2
		洗手、戴口罩	七步洗手法	2
		PICC导管、血管鞘、22G留置针、置管包、10cm×12cm无菌透明敷料、无针输液接头1个、20mL注射器2支、5mL注射器1支、1mL注射器1支、血培养瓶1个、0.9%氯化钠注射液250mL、利多卡因、胶布、消毒剂：2%葡萄糖酸氯已定乙醇溶液、有效碘不低0.5%的碘伏和75%乙醇棉球、无菌无粉手套、明胶海绵、维护记录本、皮尺、导管标签、纱布	视情况备B超仪	5
操作中		携患儿至操作室，核对，解释	双向核对，腕带信息	2
		仰卧平躺在治疗台上，充分暴露手臂	之前评估过的手臂、外展呈90°	2
		测量臂围、预测导管长度	臂围：用皮尺先测量患儿的掌围，沿患儿肘横纹上测量出来的掌围的距离位置的臂围（双手） 导管长度：从预穿刺点沿静脉走向到右胸锁关节+5cm（可视患儿年龄大小，增减长度）	5
		打开导管包、血管鞘，戴无菌手套	让助手配合20mL注射器抽取生理盐水、抽取利多卡因、倒消毒液（把所有东西都拆包）	4
		穿刺点消毒	让助手用酒精棉球消毒，穿刺者使用善佰利消毒，消毒范围为预穿刺点上下10×10cm（全手臂消毒），消毒3遍（顺时针—逆时针—顺时针方向）	4
		铺巾	放好止血带，建立最大的无菌面	1
		穿隔离衣、更换无菌无粉手套		1
		打留置针	避开关节	2
		送导丝、撤出留置针		1
		局麻	若事先涂利多卡因软膏可以省略	1

339

(续表)

项目	操作要领	原理及注意事项	分值
操作中	括皮	刀片的1/3处	2
	送血管鞘	注意动作轻柔，使用巧劲，	2
	预冲导管	使用生理盐水预冲导管，轻捏导管前端	2
	准备送导管	嘱助手帮助患儿做转头＋低头的动作，均速送管，	4
	抽回血	做血培养	1
	判断导管是否送入颈内静脉	可使用B超仪，边推注生理盐水，边看颈内静脉内是否有水花或者询问年长儿耳边是否有流水声	2
	撤出导丝	不要弃去	2
	按照预测长度进行修剪	测量出的长度+7cm	2
	连接连接器	务必听到搭扣声	2
	清理穿刺点		2
	固定导管、贴好导管标签	在穿刺点上方放一块明胶海绵和纱布止血	2
操作后	脱手套，脱隔离衣		1
	嘱家长带患儿拍胸片	最终确定体内位置	2
	告知注意事项		1
	再次核对患儿信息、解释	腕带、反向核对	1
	处理用物、洗手、记录		1
提问	摄片后体内PICC位置在什么地方最佳？	前肋第6、7肋	2
	术前谈话涉及的内容有哪些？	置管的费用、成功率、并发症、维护的时间	2
动手能力	操作娴熟，动作连贯		5
沟通能力	良好沟通，语言通俗易懂		5
应变能力	处理应急事件反应灵敏		5
总分			100

第七节 婴幼儿灌肠法

一、定义

灌肠是讲液体经肛门灌入直肠和结肠内，以达到清洁灌肠或给药目的的一种治疗方法。

二、目的

1. 不保留灌肠

（1）软化和清除粪便，解除便秘。

（2）排除肠内积气，减轻腹胀。

（3）应用低温溶液为高温患者降温。

（4）稀释和清除肠道内的有害物质，减轻中毒。

（5）清洁肠道，为手术、检查做准备。

2. 保留灌肠

（1）镇静、催眠、抗惊厥。

（2）治疗肠道感染。

三、健康教育

1. 灌肠前应先排尿，取左侧卧位，双腿屈曲，脱裤至膝部，使臀部与床边齐，注意保暖。

2. 灌肠过程中如有腹胀或便意时，深呼吸。

3. 灌肠完毕不要立即排便，使液体保留5～10分钟，以利粪便软化，降温可保留30分钟再排出，便后隔半小时再测体温（指导家属捏紧患儿两侧臀部，闭紧肛门，使药物保留）。

4. 灌肠过程中应注意观察患者面色，呼吸等生命体征有无异常。排便后观察患儿粪便的色、质、量。

四、简易操作流程

素质要求
↓
核对医嘱
↓
评估患儿，解释
↓
擦盘、台、车，洗手，戴口罩
↓
用物准备
↓
至床旁，核对信息、解释
↓
调室温、保暖、遮挡患者
↓
取合适体位，垫巾，灌肠
↓

观察患者面色、呼吸
↓
再次核对患儿信息
↓
安置患儿，宣教
↓
处理用物，记录

五、操作流程与评分标准

详见表18-12。

表18-12 灌肠流程与评分

项目	操作要领	原理及注意事项	分值
目的	促进肠蠕动，清除积存粪便，减轻腹胀，促进食欲，改善全身营养状况		2
	减轻炎症对肠道黏膜的刺激及水肿减少手术中粪便的污染，进而降低并发症的发生		2
	利于肠道特殊检查		2
素质要求	着装整齐，精神饱满	自我介绍	2
操作前	双人核对医嘱		2
	用物准备：治疗盘：肛管、水温计、一次性清洁手套、凡士林油罐、甘油等渗氯化钠注射液或肥皂水（遵医嘱）、便盆、一次性中单、隔离衣、尿布、纸巾、绒毯		10
操作中	核对医嘱，准备用物，根据患儿的年龄选择合适的肛管	在灌肠前，要了解病变的部位及肠道的状况，根据患儿的年龄选择适宜的柔软的肛管 <18月　　10~12 F 18月至5岁　14~16 F 5~12岁　　16~18 F >12岁　　　18~22 F	12
	环境准备：灌肠室温度调到25℃，在治疗床上铺好一次性中单，将准备好的用物合理放置		4
	核对，解释	减少患儿及家长的恐惧，取得合作	2
	将患儿带入灌肠室		2
	洗手，戴口罩，挂灌肠器于输液架上，排气。液面距肛门40~60cm，穿隔离衣，戴手套	在灌肠过程中应注意灌肠液的温度（37~40℃）	4
	帮助患儿脱去右裤腿盖到左腿，用绒毯盖好右腿	注意保暖	4
	患儿采取屈膝仰卧位，上半身抬高15°~20°		4
	凡士林润滑肛管前端，标记插入深度	<18月　　　3~5cm 18月至5岁　5cm 5~12岁　　5~7cm	4

（续表）

项目	操作要领	原理及注意事项	分值
	用左手拨开臀部的肌肉，暴露出肛门，右手持肛管轻插入。全部溶液在5~10分钟灌注完毕（或遵医嘱）	插管动作要轻柔，避免损伤黏膜，如插入受阻，或患儿难受时，嘱大口哈气，稍停片刻继续，同时观察液面。若受阻转动或挤压肛管	10
	夹闭管道拔出用卫生纸包住肛管放置弯盘放于治疗车下层（双手协调）		4
	擦净肛门。患者取平卧位，嘱5~10分钟后排便。放置便盆。屈膝。注意保暖。清理用物，核对	在灌肠过程中，应随时注意患儿的情况，如面色异常、腹痛、出血，应停止操作	4
操作后	注意排出粪便的颜色、量、性质、如有异常取标本送检并通知主治医生		4
	脱手套，合理安置患儿		4
	用物处理		4
	洗手，记录		2
态度沟通	态度认真 沟通技巧		4
相关知识	1.大便记录有3种方式，O/E,灌肠后无排便。1/E 灌肠后排便一次。1又1/E 灌肠前一次后一次 2.出现哪些表现应停止灌肠 脉速、面色苍白、出冷汗、腹痛、心慌气急		8
总分			100

第八节 小儿肌内注射

一、定义

肌内注射（intramuscular injection）是一种常用的药物治疗方法，指将药液注入肌肉组织内，达到治疗的目的。

二、目的

1.需要一定时间产生药效，不宜口服及静脉注射的药物治疗。
2.注射刺激性大或药量大的药物治疗。

三、健康教育

1.注射一侧肢体避免剧烈运动，以免加重疼痛。

2.合理更换注射部位,避免出现硬结。

3.长期肌内注射或注射刺激性药物,可在注射间期进行局部热敷或按摩,以促进吸收,防止硬结产生。

四、简易操作流程

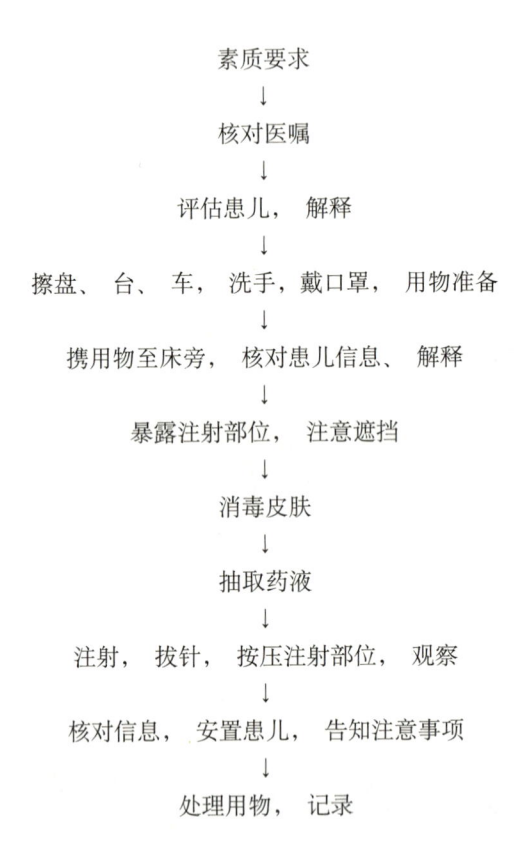

素质要求
↓
核对医嘱
↓
评估患儿,解释
↓
擦盘、台、车,洗手,戴口罩,用物准备
↓
携用物至床旁,核对患儿信息、解释
↓
暴露注射部位,注意遮挡
↓
消毒皮肤
↓
抽取药液
↓
注射,拔针,按压注射部位,观察
↓
核对信息,安置患儿,告知注意事项
↓
处理用物,记录

五、操作流程与评分标准

详见表18-13。

表18-13 肌内注射流程与评分

项目		操作要领	原理及注意事项	分值
素质要求		着装整齐,精神饱满	自我介绍	2
操作前	核对	核对医嘱		4
	评估	至患者床旁,核对、解释、询问药物过敏史,使用PDA扫描腕带	反向核对,注意保护	3
		患者病情及合作程度	年龄、意识、病情、生命体征	2
		注射部位皮肤情况	局部皮肤有无破损、发炎、感染化脓、硬结、瘢痕等	2

（续表）

项目		操作要领	原理及注意事项	分值
操作前	评估	病室、操作室环境		2
		协助排尿（更换尿布）		1
		汇报评估结果		1
	用物准备	擦盘、台、车		1
		洗手、戴口罩		1
		无菌注射器（选择合适针筒）、安尔碘棉签、干棉签、酒精棉球、弯盘、注射单或医嘱、砂轮、注射药物、PDA	视情况铺无菌盘	6
		核对药液	药名、剂量、浓度、有效期；检查瓶身、安瓿有无破损，配伍禁忌，药液有无变质	2
		准备药液	安瓿：直接到患儿床边抽取药液	4
		粉剂：治疗室溶解药液后床边抽取药液	注意配伍禁忌，粉剂药物稀释后若有正常沉淀的药物，于抽药前需充分摇匀；置于无菌盘内	4
操作中	注射前	携用物至患者床旁，PDA扫描患儿腕带，再扫描药物标贴二维码	核对患者信息，做好解释	2
		拉床帘，安置体位	如患儿不配合，另一人协助	2
		安尔碘棉签消毒皮肤，待干	消毒以注射点为圆心，螺旋式由内至外，直径5cm以上	3
		取一干棉签夹于手指间		2
		再次核对PDA上医嘱，抽取药液，排尽空气		3
	注射中	左手绷紧皮肤	2岁以下避免臀大肌注射，以免损伤坐骨神经	3
		右手持注射器，示指固定针栓，针头与皮肤成90°	进针深度为针体的2/3	2
		固定针栓，回抽无回血	若有回血，可拔出少许再试抽；若无回血，方可注药；仍有回血，须拔出后另行注射	2
		将药液推入，观察反应	婴幼儿：三快（进针快，推药快，拔针快）；年长儿：二快一慢（进针快，拔针快，推药慢），观察患儿病情变化	5
		用干棉球按压针眼，拔针		2
操作后		安置体位，整理床单位		4
		再次核对PDA上的信息，点击确认执行医嘱	床号、姓名，PDA上药名与空安瓿核对	4

（续表）

项目	操作要领	原理及注意事项	分值
操作后	做好健康教育	观察用药后反应，如患者无不适方可离开	2
	清理用物，洗手		2
	医嘱签名；护理记录单书写		2
提问	肌内注射姿势	侧卧：上腿伸直，下腿屈膝； 俯卧：足尖相对，足跟分开； 坐位：坐直，放松局部肌肉	3
	小儿定位方法	臀小肌注射定位法：以示指尖和中指尖分别置于髂前上棘和髂脊下缘外，髂脊、示指、中指，便构成1个三角形，注射部位在示指和中指构成的角内三指法：以髂前上棘外侧三横指处（病儿以自己手指宽度为标准）股外侧肌注射法定位：部位为大腿中段外侧，膝上10cm、髋关节下10cm左右，宽约7.5cm	5
动手能力	操作娴熟，动作连贯		5
沟通能力	良好沟通，语言通俗易懂		5
应变能力	处理应急事件反应灵敏		5
总分			100

第九节 约束保护法

一、定义

约束是一种暂时性的辅助性医疗措施，而并非惩罚患儿的手段。是指住院患儿在医疗机构任何场所，使用任何物理或机械设备、材料或工具附加在或临近于患儿的身体，患儿不能轻易将其移除，限制患儿的自由活动或使患儿不能正常接近自己的身体。从而保护患儿安全，达到治疗目的。

二、目的

1. 防止患儿发生坠床、撞伤、抓伤等意外，以确保治疗，护理顺利进行。
2. 为了防止精神障碍患儿的兴奋，冲动行为或严重消极等导致个人或他人的伤害。
3. 为了保证不合作患儿的治疗和护理操作能顺利进行。

三、健康教育

1. 每2小时解开1次约束用物，观察约束部位，避免血液循环受影响，根据情况约束部位松懈，时间5~10分钟。

2. 被约束的肢体至少每4小时被动活动一次，教会家长约束肢体清洁，肢体被动运动或按摩的方法。及时观察并了解被约束患儿的皮肤温度、颜色、感觉和活动状况。

3. 烦躁患儿应增加观察频度，对患儿和约束具必须反复检查，以保证约束使用的安全性及有效性。

4. 每班重新评估以停止或减少约束的可能性。

四、简易操作流程

素质要求
↓
评估环境，评估患儿，备齐用物
↓
PDA核对信息
↓
约束带包裹约束部位，固定约束带
↓
检查患儿肢体活动程度，调节约束带的松紧度
（穿约束衣，绑约束衣绑带，松紧适宜）
↓
向家属解释约束的注意事项
↓
及时观察，记录
↓
整理用物，洗手

五、操作流程与评分标准

详见表18-14。

表18-14 约束保护流程与评分

项目	操作要领	原理及注意事项	分值
目的	控制患儿危险行为的发生，避免患儿伤害他人或自伤		2
	防止患儿谵妄躁动意识不清等发生的坠床、撞伤等。确保治疗、护理的顺利进行		2

（续表）

项目		操作要领	原理及注意事项	分值
素质要求		仪表端庄，服装整洁		2
操作前	评估	PDA核对患儿信息及医嘱	双向核对	2
		环境评估	与患儿家属的沟通，家属的心理状况，对使用约束带的认识和接受程度，约束告知书签字	10
		患儿病情	全身活动情况和约束部位的活动情况和皮肤情况	5
	用物准备	约束带若干，约束衣		2
操作中	约束带	携用物至患儿床旁，协助患儿做好准备	核对，解释	5
		将约束带包裹约束部位，固定约束带，检查患儿肢体活动程度与范围，以及约束带的松紧度	松紧度以患儿活动时肢体不宜脱出、不影响血液循环为宜	20
		调整约束带		
	约束衣	将患儿穿于约束衣内，绑约束衣绑带，松紧适宜		5
		固定约束带	以患儿不宜坐起为宜	5
		向家属解释约束的注意事项		5
操作后		观察并记录患儿的一般情况，局部皮肤、肢体末端循环情况及约束效果		5
		30分钟巡视一次，约束带2小时松解一次，翻或搬动患儿时应松解约束 记录约束原因及部位及时间		10
提问		5P征	持续性疼痛（pain），患肢苍白（pallor），无脉（pulselessness），感觉异常（paresthesia）和运动障碍（paralysis）	5
动手能力		操作娴熟，动作连贯		5
沟通能力		良好沟通，语言通俗易懂		5
应变能力		处理应急事件反应灵敏		5
总分				100

第十节　雾化吸入法

一、定义

雾化吸入法（nebulized inhalation）是利用高速气流，使药液形成雾状，再由呼吸道吸入，达到治疗的目的。

二、目的

1. 预防呼吸道感染　湿化痰液，帮助祛痰。常用于胸部手术前后。
2. 治疗呼吸道感染　消除炎症，减轻咳嗽，减轻呼吸道黏膜充血、水肿。
3. 改善通气功能　减轻支气管痉挛性收缩，解除平滑肌痉挛，使气道通畅。

三、健康教育

1. 氧气雾化时，病房内不可吸烟，并远离火源。
2. 雾化前后1小时内不宜饮食，避免雾化过程中气流刺激引起呕吐。
3. 雾化体位：一般采取坐位或半坐卧位，雾化器与地面垂直。婴儿可抱起，用面罩罩住口鼻。用口吸气，由鼻呼气，呼吸宜深而慢，以使药液充到达支气管和肺泡。不宜采取仰卧位，因其较坐位潮气量降低，幼儿横膈位置高，胸廓活动度小，肺活量较低，患儿易出现呼吸困难、烦躁等缺氧情况。
4. 雾化后需清洁口腔及面部，防止残留药物刺激，且年幼儿面部皮肤薄，血管丰富，残留药液更容易被吸收。
5. 雾化治疗后雾化装置清洗晾干备用。
6. 雾化后拍背：手心空掌，在后背脊柱两侧从下至上、由外向内。拍背能促使患儿肺部和支气管内的痰液松动易于排出，且可促进心脏和肺部的血液循环，有利于炎症的吸收。

四、简易操作流程

素质要求
↓
核对医嘱
↓
擦盘、车，洗手、检查用物
↓
评估患儿，解释
↓
洗手，戴口罩，用物准备
↓
至床旁，核对信息、解释
↓
协助患儿安置合适体位
↓
安装氧气表头
（压缩空气雾化器连接电源）
↓

按医嘱加药
↓
打开氧气流量，雾化
↓
观察患儿情况，健康教育
↓
雾化结束，用物处理
↓
洗手，记录

五、操作流程与评分标准

详见表18-15。

表18-15 雾化吸入流程与评分

项目	操作要领	原理及注意事项	分值
素质要求	仪表端庄，服装整洁		2
评估	核对医嘱		2
	PDA核对患儿信息，解释	腕带、反向核对	3
	评估患儿	不配合患儿，需另一名护士协助	3
	病房环境	病房安静、整洁，无人员打扫，无明火	3
操作前	用物准备：治疗车、治疗盘、治疗单、墙式氧气流量表、雾化喷雾器、无菌注射器、雾化药物	1.核对治疗单及医嘱、核对药物名称、剂量、浓度、时间、用法 2.检查氧气表头是否完好 3.检查喷雾器装置是否完好：年长及合作患儿用咬嘴式雾化吸入器；婴幼儿及不合作患儿用面罩式雾化吸入器	7
	擦洗盘、台、车，洗手，戴口罩		2
操作中	携用物至患儿床边		2
	再次核对患儿信息，解释	腕带、反向核对；解释雾化目的，取得家属合作	3
	取合适体位	根据患儿的年龄、病情选择合适的体位	3
	安装墙式氧气流量表		3
	核对治疗卡，正确抽取雾化药液至雾化喷雾器装置内		4
	连接雾化喷雾器与墙式氧气流量表，先调节氧流量，再固定雾化面罩	雾化喷雾器一端连接墙式氧气流量表，连接雾化吸入装置，注入药液，氧流量调至4-6L/min，待雾化喷出后用雾化面罩罩住婴幼儿口鼻，并用松紧带固定；如年长患儿用雾化咬嘴，嘱用嘴呼吸	8
	指导患儿正确呼吸	用嘴深吸气	5

（续表）

项目		操作要领	原理及注意事项	分值
操作中		雾化结束后，先取下面罩或咬嘴，再关闭氧气开关		5
		遵医嘱予翻身、拍背，鼓励咳嗽	拍背时掌心呈空心掌，由下而上、由外向内，轻拍患儿背部，雾化过程中观察患儿神志、面色、呼吸情况	5
		帮助患儿擦干面部，漱口		3
操作后		取下氧气流量表，安置患儿舒适体位	雾化吸入装置温水清洗、晾干备用	2
		再次核对	腕带、反向核对	3
		观察疗效	紫绀、咳嗽是否改善，胸闷、气急是否缓解；如发现仍没有好转，及时与医生沟通	5
		清理用物，洗手	氧气流量表使用含氯消毒液擦拭 医疗废弃物统一规范处理	2
		记录并签名		2
提问		氧气雾化后漱口、擦脸的原因	雾化结束后及时用清水洗脸，以清除残留在脸部的药物，同时也要及时漱口或喝水，减少咽部不适或药物在口咽部停留而造成口腔念珠菌感染	5
动手能力		操作娴熟，动作连贯		4
沟通能力		良好沟通，语言通俗易懂		4
应变能力		处理应急事件反应灵敏		4
总分				100

第十一节　小儿口服给药

一、定义

小儿口服给药是最常用、最方便、又比较安全的给药方法，药物经口服后被胃肠道吸收入血，通过血液循环到达局部或全身组织，达到治疗疾病的目的。

二、目的

药物通过正确口服喂给，经过胃肠道吸收和利用，达到减轻症状、治疗疾病、维持正常生理功能、协助诊断、预防疾病的目的。

三、健康教育

1. 给药先后顺序及禁忌

（1）抗生素及磺胺类药物应准时服药。

（2）健胃药应在饭前服用。

（3）帮助消化或对胃肠道有刺激作用的药物应饭后服用。

（4）对呼吸道有安抚作用的，服用后不宜立即饮水。止咳糖浆对呼吸道黏膜起安抚作用，服后不宜饮水以免冲淡药物，降低疗效。同时服用多种药物则最后服用止咳糖浆。

（5）对牙齿有腐蚀作用的应用吸管服用，服药后应漱口。

（6）服用某些磺胺类的药物后应大量饮水：磺胺类药和发汗药服后宜多饮水，前者由肾脏排出，尿少时易析出结晶，引起肾小管堵塞。后者起发汗降温，增强药物疗效的作用。

（7）强心苷药物应在服用前测量患儿的脉率：强心苷类药物如洋地黄、奎尼丁服前应先测脉率、心率，注意其节律变化，如果脉率低于特定数值或脉律不齐，应停服药并报告医生。

（8）有拮抗作用的药物应分时服用。

（9）中药服用也要根据其不同的治疗作用在不同的时间服用。

2. 给药方法

（1）婴幼儿可用滴管或去掉针头的注射器给药。

（2）用小药匙喂药时，则从婴儿的口角处顺口颊方向慢慢倒入药液，待药液咽下后方将药匙拿开，以防婴儿将药液吐出。

（3）可用拇指和示指轻捏双颊，使之吞咽。

（4）喂药时最好将婴儿抱起或抬高头部，不要让婴儿完全平卧或在其哽咽时给药，以防呛咳。

（5）婴儿喂药应在喂奶前或两次喂奶间进行，以免因服药时呕吐而将奶吐出引起误吸。

（6）药物尽量避免混于奶中哺喂，若情况允许，要用温水化开药物再混于奶中。

3. 药物保管

（1）容易挥发、潮解、风化的药物如糖衣片等应装密封瓶并盖紧；容易氧化和遇光变质的药物如维生素C等应装在深色密闭瓶中。

（2）药品应放在患儿拿不到的地方。

（3）药物若有变色、混浊、发霉等均不可使用。

四、简易操作流程

素质要求
↓
核对医嘱
↓
评估患儿，解释
↓
擦盘、台、车，洗手，戴口罩，用物准备
↓
药物准备
↓
至床旁，核对信息、解释
↓
取合适卧位，垫巾
↓
轻捏双颊，喂药
↓
观察服药反应
↓
再次核对药物，患儿信息
↓
安置患儿，健康教育
↓
处理用物，记录

五、操作流程与评分标准

详见表18-16。

表18-16 口服给药流程与评分

项目	操作要领	原理及注意事项	分值
目的	治疗疾病或减轻症状		1
	协助诊断（如胃肠道摄影时口服钡剂）		1
	维持正常生理功能（如补充体液、补充电解质）		1
素质要求	仪表端庄、服装整洁		2
评估	核对医嘱	双人核对、PDA扫描核对	2
	病室环境	清洁，无人打扫卫生	2

(续表)

项目		操作要领	原理及注意事项	分值
评估		核对患儿信息，做好沟通解释工作，询问患儿有无过敏史	因故不能服药，应取回，并作交班，患儿家属对药物有疑问时，应再次询问医生，确定无误后再给药	2
		患儿的意识，年龄，配合程度，是否有用药史、过敏史、不良反应，有无口腔或食管疾患	年长儿：倒温水协助患儿喂药	2
用物准备		治疗车、药盘、口服药、2个药杯、水杯、小水壶内盛温开水、碾钵、搅棒、小毛巾、PDA	物品摆放有序（少1样扣0.5分）	5
操作前	核对	核对医嘱、口服药	了解药物的性能，注意服药的方法和时间，有无特殊储存要求	2
		擦盘、台、车		2
		洗手，戴口罩		2
	取药	片剂：用药匙从药瓶中取药，将药片放入研钵中；将药片研碎，用药匙将药粉倒入小药杯中，不残留，加少许温水，用搅拌棒搅匀		6
		溶液：用针筒抽取正确药液量，加入小药杯；		
		粉剂：外包装撕开倒入药杯中，加少许温水用搅拌棒搅匀		
操作中		携物（治疗车、药盘、准备好的口服药、PDA、水杯、药物原包装、小毛巾）推车至病房	喂药车与床尾45°，物品少1件扣0.5分	4
		核对，解释	反向核对，药物核对	2
		患儿头部抬高，头侧位	患儿头不能腾空，通常取半卧位或头偏向一侧，可以避免呕吐窒息	3
		用小毛巾围于患儿颈部		3
		轻捏其双颊	操作者左手固定患儿前额	5
		右手拿药杯从患儿口角顺口颊方向慢慢倒入药液，药杯在患儿口角旁停留片刻，直至其咽下药物，观察用药中的反应	喂药过程中观察患儿反应，有无呛咳，停止片刻，轻拍患儿背部	5
		小药杯中有残留药液者，倒入少许温水，将剩余药液继续喂服		5
		喂药完毕仍使患儿头侧位，擦净口角，撤小毛巾		3
操作后		操作后检查药物、核对患儿信息	核对药物外包装	3
		整理用物及床单位，安置舒适的体位		3
		观察服药后反应，告之家长注意事项	有无恶心、呕吐等不良反应	4
		洗手，污物分类处理		3
		记录及签名	有药物反应，告知医生，及时记录	2

（续表）

项目	操作要领	原理及注意事项	分值
提问	三查七对	三查操作前、中、后； 七对：床号、姓名、药名、剂量、浓度、时间、用法	5
	口服地高辛中毒表现	胃肠道：恶心、呕吐； 神经系统：黄绿视、嗜睡； 心血管系统：心律失常； 过敏反应	5
动手能力	操作娴熟，动作连贯		5
沟通能力	良好沟通，语言通俗易懂		5
应变能力	处理应急事件反应灵敏		5
总分			100

案例回顾

更换尿布法、母乳喂养以及奶瓶喂养是新生儿期常见的护理操作技术，具体操作步骤及健康教育见本章第一节和第三节。

参考文献

[1]崔焱，张玉侠.儿科护理学[M].7版.北京：人民卫生出版社，2021.

[2]张梅珍，王敬华.儿科护理[M].2版.北京：科学出版社，2018.

[3]张玉兰，卢敏芳.儿科护理[M].2版.北京：人民卫生出版社，2020.

[4]范玲.儿童护理学[M].3版.北京：人民卫生出版社，2021.

[5]张玉兰，王玉香，施龙华，等.儿科护理学[M].4版.北京：人民卫生出版社，2021.

[6]崔焱，张玉侠.儿科护理学实践与学习指导[M].北京：人民卫生出版社，2021.

[7]张琳琪，王天有.实用儿科护理学[M].北京：人民卫生出版社，2018.

[8]王卫平，孙锟，常立文.儿科学[M].9版.北京：人民卫生出版社，2020.

[9]王天有，申昆玲，沈颖.福堂实用儿科学[M].9版.北京：人民卫生出版社，2022.

[10]邵小平，黄海燕，胡三莲.实用危重症护理学[M].上海：上海科学技术出版社，2021.

[11]金明星，静进.发育与行为儿科学[M].北京：人民卫生出版社，2014.

[12]刘金花.儿童发展心理学[M].3版.上海：华东师范大学出版社，2022.

[13]陆群峰，等.幼儿疾病预防与照护[M].武汉：华中师范大学出版社，2022.

[14]尤黎明，吴瑛.内科护理学[M].北京：人民卫生出版社，2017.

[15]孙宁，郑珊.小儿外科学[M].北京：人民卫生出版社，2017.

[16]李志刚.急危重症诊断与处理[M].长春：吉林科学技术出版社，2019.

[17]逯萍.现代临床急危重症学[M].上海：上海交通大学出版社，2018.

[18]赵海霞，王云霞，朱国超.实用急危重症学[M].上海：上海交通大学出版社，2018.

[19]周秀荣.急危重症患者护理常规[M].长春：吉林科学技术出版社，2019.

[20]张素芳.儿童危重症临床治疗[M].武汉：湖北科学技术出版社，2019.

[21]（德）尼古劳斯·A·哈斯，乌尔里克·克莱戴特编；董念国，陈思，曾珠，译.小儿心脏病学症状、诊断与治疗[M].北京：科学出版社，2021.

[22]程晓静.实用心脏病诊断与治疗[M].北京：科学出版社，2020.

[23]陈灏珠.Braunwald心脏病学 心内科[M].9版.北京：人民卫生出版社，2019.

[24]童丽娜，汪凌霄.儿童先天性甲状腺功能减低症发生的影响因素分析[J].中国妇幼保健，2020（11）：2026-2028.

[25]中国儿童1型糖尿病标准化诊断与治疗专家共识（2020版）[J].中华儿科杂志，2020（06）．

[26]黄蓉，邹福兰，李茂军．《2020～2021年欧洲内分泌参考网共识指南：先天性甲状腺功能减低症》解读[J].中国当代儿科杂志，2021，23（11）：1075-1079．

[27]陈建军，张大华．儿科专科护士培养现状与展望[J].中华现代护理杂志，2019，25（33）：4265-4268．

[28]郑彤，陈京立．治疗性游戏在儿科护理中的应用进展[J].护理研究，2021，35（7）：1222-1225．

[29]中国医师协会儿科医师分会，中国儿童体检专家共识小组，《中国实用儿科杂志》编辑委员会．中国儿童健康体检专家共识[J].中国实用儿科杂志，2022，37（8）：561-566,574．

[30]张娜，朱丽辉，罗听薇，等．儿童安宁疗护应用研究进展[J].护理学报，2022，29（4）：12-16．

[31]王芳，徐可．儿童肾病综合征水肿的管理[J].中国小儿急救医学，2021，28（7）：571-575．

[32]郝志宏，于力．利妥昔单抗治疗儿童原发性肾病综合征的临床研究进展[J].中华实用儿科临床杂志，2020，35（17）：1303-1309．

[33]中国医师协会儿科医师分会风湿免疫学组．儿童风湿性疾病相关巨噬细胞活化综合征诊断与治疗专家共识之二——全身型幼年特发性关节炎篇[J].中国实用儿科杂志，2020，35（11）：831-834．

[34]黎书，王峥．儿童过敏性紫癜诊疗指南解读[J].中华妇幼临床医学杂志，2014，10（6）：733-736．

[35]中国医师协会儿科医师分会风湿免疫学组．儿童风湿性疾病相关巨噬细胞活化综合征诊断与治疗专家共识之五——川崎病篇[J].中国实用儿科杂志，2020，35（11）：841-845．

[36]张志勇，赵晓东．儿童免疫系统疾病研究进展[J].中国实用儿科杂志，2013，28（5）：337-340．

[37]高怡瑾，汤静燕．儿童免疫性血小板减少症和噬血性淋巴组织细胞增生症国际指南进展[J].中国实用儿科杂志，2013，28（5）：341-345．

[38]黎小芹，陈雪兰．儿童原发性免疫缺陷病的护理[J].护理实践与研究，2012，9（15）上半月版：57-58．

[39]段玉会，苏萍．新生儿遗传代谢性疾病诊治进展[J].中国医学创新，2021，18（27）：165-168．

[40]袁琳，邱正庆，李融融，等．基于最佳实践证据Ⅰ型糖原累积症患儿饮食管理方案的制定[J].护理学报，2021，28（16）：52-57．

[41]牛瑞青，冯文化．苯丙酮尿症及相关治疗方法研究进展[J].中国新药杂志，2018，27（2）：154-158．

[42]孙素霞．2014年5例苯丙酮尿症患儿的综合护理体会[J].当代临床医刊，2016，29（6）：2633转2670．

[43]沈咏梅.15例苯丙酮尿症患儿的护理[J].全科护理，2012，10（4）上旬版：897-898.

[44]韩宗兰，王兰英，王海楠，等.影响苯丙酮尿症患儿生活质量的相关因素及干预措施[J].中国医药导报，2019，16（6）：90-93.

[45]陈谦明.常见传染病的口腔表征[C]//.第二十四届中国国际口腔器材展览会暨学术研讨会展会会刊，2020：102.DOI:10.26914/c.cnkihy.2020.022784.

[46]刘娟丽.学生传染病的防治与护理方法探究——评《学生常见传染病防治》[J].中国学校卫生，2021，42（01）：161.

[47]王佳丽，夏爱梅.78例新生儿水痘的护理[J].中华护理杂志，2018，53（09）：1092-1095.

[48]朱未未，周丽娜，蓝秋晔，等.感染传染性单核细胞增多症患儿的临床特征与护理[J].中华医院感染学杂志，2017，27（23）：5480-5483.

[49]沈晓雯，周红花，郑小芬，等.运动干预对化疗期急性白血病患儿癌因性疲乏的影响[J].护理学杂志，2022，37（12）：72-74.

[50]聂第敏，袁晴，俞燕，等.中国儿童霍奇金淋巴瘤方案（HL-2013）多中心临床诊治报告[J].中华儿科杂志，2022，60（11）：1172-1177.

[51]Topjian AA, Raymond TT, Atkins D, et al. Part 4：Pediatric Basic and Advanced Life Support：2020 American Heart Association Guidelines for Cardiopulmonary Resuscitation and Emergency Cardiovascular Care. Circulation. 2020;142(16_suppl_2);S469-S523. doi;10.1161/CIR.000000000 0000901.